203 Anaesthesiologie und Intensivmedizin
Anaesthesiology and Intensive Care Medicine

vormals „Anaesthesiologie und Wiederbelebung"
begründet von R. Frey, F. Kern und O. Mayrhofer

Herausgeber:

H. Bergmann · Linz (Schriftleiter)

J. B. Brückner · Berlin   M. Gemperle · Genève

W. F. Henschel · Bremen   O. Mayrhofer · Wien

K. Meßmer · Heidelberg   K. Peter · München

E. Pfenninger

Das Schädel-Hirn-Trauma

Klinische und tierexperimentelle
Untersuchungen zur Pathogenese sowie
zu neuen Behandlungsansätzen

Mit 96 Abbildungen und 49 Tabellen

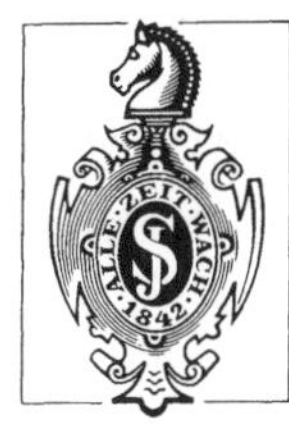

Springer-Verlag
Berlin Heidelberg New York
London Paris Tokyo

Priv.-Doz. Dr. med. Ernst Pfenninger
Oberarzt, Abteilung für experimentelle Anästhesiologie der
Universität Ulm, Oberer Eselsberg – M 23, D-7900 Ulm

ISBN-13:978-3-540-18862-9   e-ISBN-13:978-3-642-73387-1
DOI:10.1007/978-3-642-73387-1

CIP-Kurztitelaufnahme der Deutschen Bibliothek
Pfenninger, Ernst: Das Schädel-Hirn-Trauma: klin. u. tierexperimentelle
Unters. zur Pathogenese sowie zu neuen Behandlungsansätzen/E. Pfenninger.
Berlin; Heidelberg; New York; London; Paris; Tokyo: Springer, 1988
(Anaesthesiologie und Intensivmedizin; 203)

NE: GT

2119/3140-543210

Danksagung

Meinen ganz herzlichen Dank möchte ich allen denen gegenüber zum Ausdruck bringen, die mich bei der Vorbereitung, Durchführung sowie Abfassung dieser Arbeit unterstützt haben, insbesondere

Herrn Prof. Dr. F. W. Ahnefeld dafür, daß er mir die Durchführung der Arbeit ermöglichte sowie für seine umfassende Unterstützung in jedem Stadium des Projektes; Herrn Prof. Dr. Dr. A. Grünert für die vielfältigen Diskussionen und Anregungen; Herrn Prof. Dr. J. Kilian für die fruchtbare kritische Würdigung der Versuchsansätze sowie der dargestellten Ergebnisse.

Insbesondere danke ich allen Mitarbeitern der Abteilung für Experimentelle Anästhesie sowie allen Kollegen des Notarztdienstes und der Intensivstation.

Daß eine umfangreiche wissenschaftliche Fragestellung nur durch die Mithilfe aller Kollegen beantwortet werden kann, sei es durch aktive Unterstützung oder passiv in der Weise, daß durch Übernahme von Aufgaben Freiräume für die Durchführung der Arbeit geschaffen wurden, ist allgemein bekannt. Ihnen allen sei hier ebenfalls ganz herzlich gedankt.

Mein Dank gilt nicht zuletzt Frau Demmel für die redaktionelle Zusammenstellung der Arbeit.

Inhaltsverzeichnis

Anhang

1 Einleitung und Zielsetzung

Nach Angaben des statistischen Bundesamtes ereigneten sich 1982 in der Bundesrepublik Deutschland 1 692 000 Verkehrsunfälle, bei denen insgesamt 500 942 Personen verletzt wurden, 145 090 davon wurden als schwerverletzt eingestuft [218].

Nach Schiefer [267] erleiden 30% aller Verletzten Schädel-Hirn-Traumen, die einer stationären Behandlung oder Abklärung bedürfen. Insgesamt muß jährlich bei jeglicher Art von Unfällen mit ca. 150 000 Schädel-Hirn-Traumen (SHT) gerechnet werden, die Zahl der Todesfälle in dieser Gruppe liegt bei ca. 14 000 [105].

Primäre Substanzschäden am Gehirn sind und bleiben irreparabel, aber nur in seltenen Fällen ist durch sie der Ausgang deletär. Vielmehr hängen Morbidität und Mortalität ganz wesentlich vom Entstehen sowie Ausmaß sekundärer zerebraler Schäden ab [201, 232, 234]. Jede schwere Traumatisierung des Gehirns kann einen potentiell vermeidbaren Prozeß der Sekundärschädigung des Zerebrums einleiten. Die Schwere der Sekundärschäden hängt wesentlich von der Pathogenese sowie der Zeitdauer ab, die die Noxe unerkannt und somit untherapiert auf die neuronalen Strukturen einwirken kann. Ätiologisch finden sich als Einzelfaktoren oder Kombinationen Hypoxie, Hyperkapnie, Perfusionsstörungen sowie intrazerebrale mechanische Verlagerungen, bedingt durch einen erhöhten intrakraniellen Druck. Alle Mechanismen führen letztendlich zu einer Reduktion der Sauerstoffversorgung und damit zur Schädigung der sehr vulnerablen zerebralen Zellstrukturen.

Da trotz erheblich verbesserter intensivtherapeutischer Möglichkeiten jedoch in den letzten 25 Jahren die Prognose der Schädel-Hirn-Verletzungen in Bezug auf ihre Schwere fast unverändert geblieben ist (zitiert nach [116]), muß nach Meinung namhafter Autoren die Genese sekundärer zerebraler Schäden oftmals in der Prähospitalphase vermutet werden [116, 148, 158, 201, 229, 230, 285, 286, 310]. Nach Angaben der WHO könnte die Letalität Schädel-Hirn-verletzter Patienten mit den heute zur Verfügung stehenden therapeutischen Möglichkeiten um ca. 20% gesenkt werden, wenn alle Mittel frühzeitig und suffizient eingesetzt würden (zitiert nach [286]).

Um diese therapeutischen Möglichkeiten aber schon in der Prähospitalphase nutzen zu können, müssen die pathophysiologischen und pathobiochemischen Abläufe unmittelbar nach der Traumatisierung bekannt sein. Über diese Frühphase beim akuten SHT liegen bisher jedoch kaum Untersuchungen vor.

Hauptaufgabe dieser Studie ist es, eine Statusdefinition des akuten Schädel-Hirn-Traumas für die Zeit unmittelbar nach dem Trauma zu erstellen sowie aus dieser Statusdefinition Ansatzpunkte für therapeutische Möglichkeiten aufzuzeigen.

1.1 Historische Entwicklung

Seit Anbeginn der Menschheitsgeschichte traten Schädel-Hirn-Traumen auf, sei es durch Unfälle oder durch bewußt zugefügte Verletzungen in kriegerischen Auseinandersetzungen. Schon in der Steinzeit, und dies auf fast allen Kontinenten [304], beschäftigten sich Heilkundige mit der Behandlung von Kopfverletzungen. Wie aus Knochenfunden bekannt, ist hier vor allem die Schädeltrepanation zu therapeutischen Zwecken hervorzuheben. Sie wurde offensichtlich nicht nur aus kultischen Gründen an Toten vorgenommen, sondern auch z. B. zur Hebung von Impressionsfrakturen an Lebenden [304]. Erstaunlicherweise überlebten viele Patienten diese heroischen Eingriffe, wie vielfach an der fortgeschrittenen Heilung der Knochendefekte abgelesen werden kann.

Erhalten gebliebene Instrumente wie auch bildliche Darstellungen aus dem Mittelalter belegen, daß man auch in dieser Zeit nicht vor Schädeltrepanationen zurückschreckte. Abbildung 1 zeigt einen Ausschnitt aus einem Votivaltar (1586) in der Wallfahrtskirche von Tundenhausen. Der bayerische Ritter, Andreas von Ettlingen, mußte sich einer Schädeloperation nach einer im Kriege von 1584 erlittenen Verwundung unterziehen (aus [96]). Es ist allerdings anzunehmen, daß sich alle therapeutischen Bemühungen bis in die Neuzeit hinein nur auf diejenigen Patienten beschränkten, die die akute Traumatisierung fürs Erste überlebt hatten.

Erst mit dem Aufbau eines modernen Rettungswesens, einhergehend mit der Erweiterung intensivtherapeutischer Möglichkeiten, rückte die Akutversorgung sowie früh einsetzende therapeutische Maßnahmen ins Blickfeld ärztlicher Bemühungen.

1.2 Definitionen

Versuche, das Schädel-Hirn-Trauma zu klassifizieren, reichen schon bis vor die Zeitenwende zurück. Angeführt seien nur klinische Einteilungen von Hippokrates bishin zu den klassischen Unterscheidungen zwischen Commotio und Compressio cerebri von Boirel, Petit und Dupuytren im 17. bis 19. Jahrhundert [203]. Es zeigte sich dabei, daß eine alle Gesichtspunkte berücksichtigende Einteilung nicht möglich ist, so daß Klassifizierungen sowohl hinsichtlich Anatomie, Physiologie als auch des Funktionszustandes getroffen werden müssen.

Bewährt hat sich eine Unterscheidung in *offene* und *geschlossene* (gedeckte) Schädel-Hirn-Verletzungen. Unter „offen" werden alle Verletzungen verstanden, bei denen die Dura mater eröffnet ist und das Gehirn über diese Öffnung mit der Außenwelt in Verbindung steht. Dies können sowohl penetrierende Verletzungen durch stumpfe Gegenstände oder Schußprojektile sein als auch Zerreißungen der Dura bei Schädel-Basis-Brüchen, wobei das Gehirn über den Nasen-

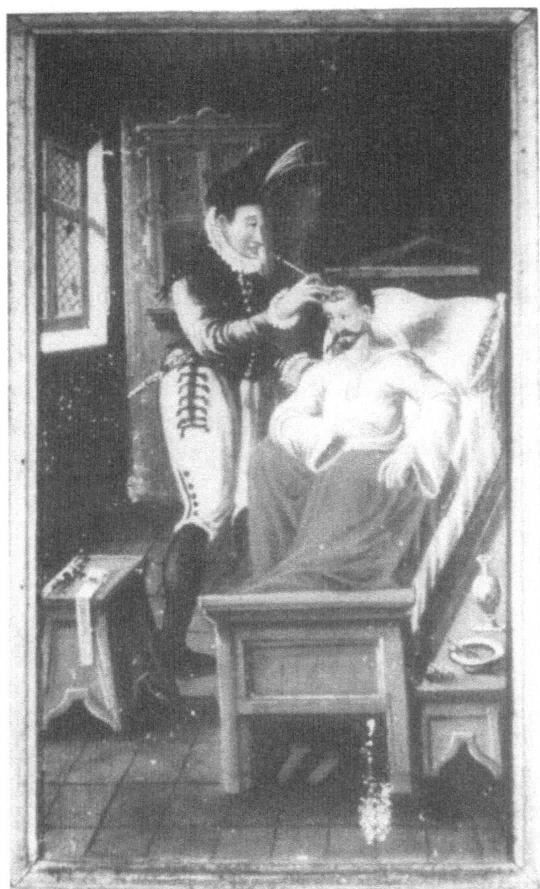

Abb. 1

Rachen-Raum oder den äußeren Gehörgang mit der Umgebung kommuniziert. Die Unterscheidung zwischen offener und geschlossener Hirnverletzung ist insofern von Wichtigkeit, als die Intaktheit der Dura mater weitgehend Schutz gegenüber bakterieller Kontamination des Liquorraumes und des Gehirnes gewährleistet [300].

Sowohl bei offenem als auch bei geschlossenem SHT können *umschriebene* oder *diffuse* Läsionen des Zerebrums unterschieden werden. Eine umschriebene Läsion würde z. B. ein streng begrenzter Kontusionsherd unter einer Impressionsfraktur darstellen. Die Mehrzahl der Kopfverletzten erleidet ein diffuses, das ganze Hirn betreffendes Trauma [300], wobei es zu einer sofort auftretenden, mehr oder minder langandauernden Dysfunktion mehrerer oder aller zerebraler Funktionen kommt.

Eine auf anatomischen Kriterien basierende Einteilung läßt natürlich nur sehr eingeschränkt eine Aussage zu über den Schweregrad der Hirnfunktionsstörung, der nach Tönnis und Loew [301] wesentlich für das endgültige Überleben des Patienten entscheidend ist. Der Einteilung nach Schweregraden liegt die Dauer des Bewußtseinsverlustes sowie das Vorliegen oder Fehlen einer Hirnstamm-funktionsstörung zugrunde. Nach Todorow und Oldenkott [300] ist das *leichte SHT* durch kurzdauernde Bewußtlosigkeit und Bewußtseinstrübung bis zu einer Stunde Dauer mit völliger funktioneller Wiederherstellung gekennzeichnet, während das *mittelschwere SHT* als Bewußtlosigkeit und Bewußtseinstrübung bis zu 24 h definiert ist. Ein *schweres SHT* liegt dann vor, wenn die Bewußtlosigkeit über 24 h oder über 6 h mit Zeichen einer Hirnstammdysfunktion anhält.

Allen vorgestellten Klassifizierungen haftet jedoch das Manko an, daß sie nicht zwischen *primärer* und *sekundärer* Hirnschädigung unterscheiden können, ja zumeist nur die primäre Schädigung erfassen. Wie jedoch Graham [102] zeigen konnte, sind in über 90% aller Patienten, die an einem akuten Schädel-Hirn-Trauma verstarben, sekundäre, ischämische Läsionen nachweisbar. Inwieweit Sekundärschäden die primäre Klassifizierung, insbesondere die der Schweregradeinteilung modifizieren, ist beim heutigen Kenntnisstand über das akute Schädel-Hirn-Trauma nicht bekannt, es können nur Mutmaßungen angestellt werden.

2 Problemstellung

2.1 Morphologische Veränderungen nach Schädel-Hirn-Trauma

Die Primärschädigung des Gehirns hängt von Richtung und Ausmaß der einwirkenden Kräfte ab. Die auf die Gehirnmasse übertragene Energie ergibt sich dabei aus der auf den Kopf als Ganzes applizierten Kraft multipliziert mit der Einwirkdauer minus der durch die Schädigung von Kopfschwarte und Knochen aufgebrauchten Energie. Einwirkende Kräfte sind vor allem Akzelerations-Dezelerationsbewegungen, die auf das Gehirn übertragen werden; komplizierte Rotationsbewegungen, Zug- und Kompressionseffekte treten dabei auf [114].

Anatomisch ist der Hirnstamm relativ fest durch umgebende Knochen fixiert, während das Großhirn beweglich gelagert ist und durch einwirkende Kräfte somit um den oberen Hirnstamm rotieren kann. Abhängig von Lokalisation und Richtung der beschleunigten Kraft sowie der Möglichkeit der Kopfbewegung werden strukturelle Läsionen an bestimmten Prädilektionsstellen hervorgerufen [300]. Makroskopisch imponieren dabei die Kontusionsherde an der Stelle der einwirkenden Kraft (Coup) sowie an gegenüberliegenden Gehirnteilen (Contrecoup). Ebenso sind häufig die Unterseiten der Frontallappen sowie die Enden der Temporallappen betroffen, teils durch Abschürfungen und Einrisse, teils durch Quetschungen. Direkte Substanzdefekte ergeben sich aus Impressionsfrakturen, Schußwunden und anderen penetrierenden Verletzungen. In etwa 30–50% der Fälle nach schwerem SHT sind intrakranielle Hämatome zu finden – epidural, subdural oder intrazerebral [201]. Außerdem findet man häufig diffus verteilte Mikrohämorrhagien [91] sowie Kontusionen und Einblutungen im Bereich des Hirnstammes [255]. Verletzungen sind nicht auf den Ort der Krafteinwirkung beschränkt, sondern Druck-, Zug- und Scherkräfte können sich wellenförmig, wie bei einem ins Wasser geworfenen Stein, ausbreiten.

Die beschriebenen Schädigungen – vor allem wenn sie lokaler Art sind – müssen nicht unbedingt mit einem Bewußtseinsverlust einhergehen. Für diesen sind vielmehr mikroskopische Läsionen verantwortlich, die in der weißen Substanz der Subkortikalregion, den langen Bahnen des Hirnstammes und der Formatio reticularis auftreten [230, 300]. Bei allen Oberflächenverletzungen des Gehirns treten außerdem mehr oder minder ausgeprägte Eröffnungen von Arteriolen, Kapillaren und Venolen auf, die neben den gar nicht so seltenen raumfordernden Blutungen zumindest zu Oberflächenhämorrhagien mit ausgedehnten Störungen der Vasomotorik und Autoregulation und somit zum Bewußtseinsverlust führen können [136, 175, 219, 221, 317]. Häufig, gerade nach subduralen Einblutungen, sind ischämische Hirnschädigungen neuropathophysiologische Befunde, die in jeder Phase nach dem Trauma auftreten können [201]. Graham et al. [102] wiesen in 91% bei Patienten, die infolge SHT verstarben, ischämische Hirnläsionen nach. Nach Meinung dieser Autoren sind die Läsionen zu einem beträchtlichen Teil erst nach einem freien Intervall von unterschiedlicher Dauer entstanden und sind deshalb somit als sekundäre Hirnschädigungen zu werten; über Zeit, Zuordnung sowie Ursachen solcher sekundärer Schäden gehen die Meinungen jedoch in der Literatur weit auseinander [69, 101, 175, 219, 221, 317]. Zumindest scheint hierfür aber die Störung der Autoregulation sowie das Verhalten des intrakraniellen Druckes ganz entscheidend zu sein.

2.2 Spezielle pathophysiologische Aspekte des Zerebrums nach akutem Schädel-Hirn-Trauma

Intrakranieller Druck (ICP): Nach einem akuten Schädel-Hirn-Trauma sind mannigfache intrakranielle Alterationen zu finden. Sie betreffen vor allem den intrakraniellen Druck, die zerebrale Durchblutung sowie auch den zerebralen Stoffwechsel.

Klinisch werden in den meisten Fällen nach schwerem SHT Hirndruckerhöhungen gemessen [92, 200, 201], doch gestaltet sich der Verlauf und auch die Höhe des ICP sehr variabel. Nach Miller et al. [199] sowie Narajen et al. [208] haben etwa die Hälfte der Patienten mit schwerer Schädel-Hirn-Verletzung bei der Klinikaufnahme Schädelinnendrücke über 20–25 mm Hg. Hierbei ist jedoch zu bedenken, daß in vielen Fällen diese Patienten erst im Zuge einer Sekundärverlegung in eine neurochirurgische Klinik verlegt werden [144, 267], so daß die „Klinikaufnahme" Stunden bis Tage nach dem Akutereignis angesetzt werden muß.

Über das Verhalten des Hirndruckes in der Frühphase nach einem SHT, d. h. bis zur Klinikaufnahme, liegen aus verständlichen Gründen keine Werte vor, so daß eine Orientierung nur durch Rückgriff auf tierexperimentelle Befunde möglich ist. Hierbei waren unmittelbar nach dem Trauma sowohl fehlende, moderate wie auch ganz erhebliche ICP-Anstiege zu verzeichnen [175, 176, 195, 257].

Für den ICP-Anstieg nach einem SHT werden, je nach zeitlichem Auftreten, verschiedene ursächliche Faktoren diskutiert. Es sind dies zum einen epidurale, subdurale und intrazerebrale Blutungen, Blutvolumenvermehrung, Hirnödem und Liquorabflußbehinderungen [300]. Allen Ursachen gemeinsam ist, daß sich die Überlebenschance, vor allem das Überleben ohne schwere Dauerschäden, bei denjenigen Patienten erheblich vermindert, bei denen der intrakranielle Druck längere Zeit über 50 mm Hg liegt [23]. Brock [23] konstruierte aus der Literatur eine theoretische „Druck-Mortalitäts-Kurve", die diesen Tatbestand anschaulich verdeutlicht (Abb. 2).

Pathomechanisch gefährdet ein erhöhter ICP die Patienten nicht nur durch die Abnahme der zerebralen Perfusion mit möglicher lokaler Ischämie, sondern in ausgeprägten Fällen durch eine Massenverschiebung, die zur Herniation sowie Einklemmung bestimmter Hirnareale an präformierten Stellen führt und häufig letal endet [201, 230]. Natürlich hängt die zerebrale Perfusion nicht nur von der Höhe des intrakraniellen Druckes ab, der dem zerebralen Perfusions-

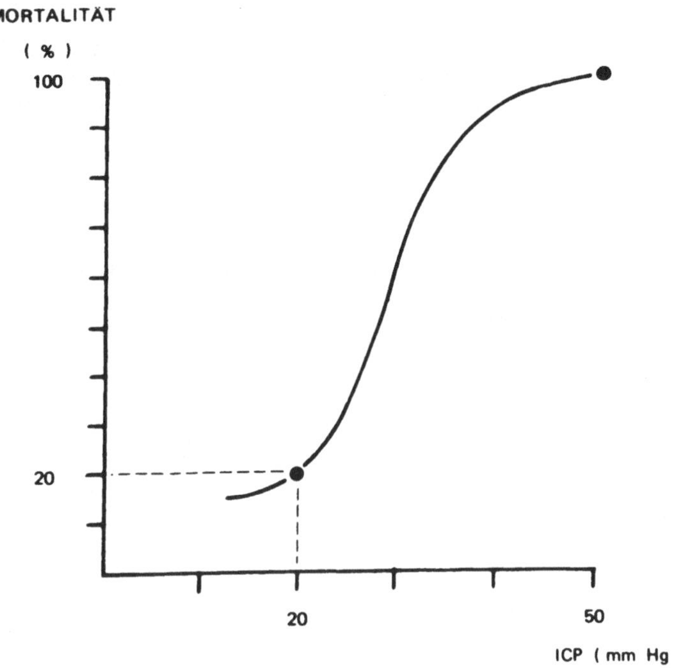

Abb. 2. Abhängigkeit zwischen Mortalität und intrakraniellem Druck. (Nach [23])

druck entgegen wirkt, sondern wird auch ganz wesentlich vom arteriellen Blutdruck als treibende Kraft bestimmt [231].

Uns interessierten deshalb folgende Fragen:

- Wie verhält sich der intrakranielle Druck und der zerebrale Perfusionsdruck im Verlaufe eines experimentell erzeugten Schädel-Hirn-Traumas und durch welche Faktoren von seiten des Kreislaufes werden beide Größen beeinflußt?
- Gibt es neue therapeutische Ansatzpunkte, die in der Frühphase nach einem akuten Schädel-Hirn-Trauma einen intrakraniellen Druckanstieg reduzieren oder gar verhindern können?

Zerebrale Durchblutung: Wie schon betont, muß nach einem akuten Schädel-Hirn-Trauma mit dem Verlust der zerebralen Autoregulation gerechnet werden, wobei dies sowohl nur für einzelne Areale als auch für das Zerebrum als Ganzes zutreffen kann. So sahen Gobiet et al. [93] bei 39 Patienten eine positive lineare Korrelation zwischen ICP und mittlerem arteriellen Druck (MAP) in einem Bereich bis zu 90 mm Hg. Erst oberhalb eines mittleren arteriellen Druckes von 90–140 mm Hg war kein Zusammenhang mehr zwischen beiden Größen feststellbar. Die Autoren mutmaßen deshalb, daß die Untergrenze der Autoregulation, die im ungeschädigten Gehirn bei ca. 60 mm Hg liegt, bis auf ca. 110 mm Hg angehoben sei. Andererseits bewirkte eine Reduktion des zerebralen Perfusionsdruckes unter 50 mm Hg, sei es durch einen Abfall des arteriellen Mitteldruckes oder durch eine Erhöhung des intrakraniellen Druckes, eine Reduktion der zerebralen Durchblutung auf 50% oder weniger der Kontrollwerte [93]. Bruce et al. [26] konnten diese drastische Reduktion der zerbralen Druchblutung bei Erhöhung des ICP im Tierexperiment ebenfalls eindrucksvoll nachweisen. Ebenfalls im Tierexperiment beobachteten Lewelt, Jenkins und Miller [175] nach akutem SHT eine gestörte Autoregulation auch in den tiefen Regionen des Gehirns, dort wo keinerlei sichtbare morphologische Schäden zu finden waren. Miller [201] glaubt deshalb: "Loss of autoregulation may therefore be a widespread phenomenon in the brain after blunt head injury".

Vor diesem Hintergrund wird die enorme Bedeutung der Kontrolle sowohl des Blutdruckes als auch des intrakraniellen Druckes für die Genese bzw. die Verhinderung einer sekundären zerebralen Ischämie nach akutem SHT verständlich: Ein erniedrigter mittlerer arterieller Druck führt schon bei Werten, die für das gesunde Gehirn völlig unproblematisch sind, zu einer Minderperfusion. Auf der anderen Seite droht durch den Verlust der Autoregulation bei erhöhtem MAP durch die passive Dehnung der zerebralen Gefäße und dem damit vermehrten intrakraniellen Blutvolumen ein bedrohlicher ICP-Anstieg. Die Blutvolumenvermehrung wird vor allem bei Jugendlichen [29], aber auch bei Erwachsenen beschrieben [219]. Betont werden muß auch, daß die Gefahr der Blutüberschwemmung des Gehirns noch durch die fehlende oder verminderte pCO_2-Ansprechbarkeit der zerebralen Gefäße akzentuiert wird. Hier kann insbesondere die häufig vorhandene Hyperkapnie nach einem SHT [214, 310] in weniger geschädigten Hirnarealen als Vasodilatationsstimulans zu einer relativen Hyperämie führen, wobei stärker geschädigte Areale mit nicht mehr erhaltener pCO_2-Reagibilität im Sinne eines sogenannten „Steel-Phänomens" minderperfundiert werden [169].

Jede auch nur kurzfristige kritisch reduzierte Perfusion von Hirngewebe führt zu einer intensiven Laktatproduktion mit entsprechender Gewebsazidose [282, 283]. Liquoruntersuchungen [103, 152, 220] ergaben, daß eine Laktazidose des Gehirns, und damit eine mögliche ischämische Schädigung, sehr viel häufiger anzutreffen ist, als dies pH- und Laktat-Werte im systemischen Kreislauf vermuten lassen.

Mannigfache Anstrengungen wurden unternommen, um die zerebrale Durchblutung (CBF) nach einem akuten Schädel-Hirn-Trauma zu quantifizieren. Naturgemäß können hier Untersuchungen erst nach Sicherung der Vitalfunktionen, Durchführung eventueller unaufschiebbarer Notoperationen sowie nach restloser Abklärung der Verletzungen erfolgen. So sind in der Literatur Messungen der zerebralen Durchblutung erst innerhalb der ersten Tage nach dem Akutereignis zu finden [27, 219, 221, 223]; die frühesten verfügbaren Werte stammen von Overgaard et al. [221], auch sie wurden jedoch im Mittel erst 64 h nach dem Trauma erhoben. Soweit aus den vorhandenen Daten ersichtlich, zeichnet sich ab, daß die zerebrale Durchblutung im Mittel eine Reduktion auf ca. 50% der Norm zeigt. Bei diffuser Schädigung erstreckt sich die CBF-Reduktion gleichmäßig auf alle Gehirnanteile [27]; bei einer umschriebenen intrakraniellen Raumforderung oder nach chirurgischer therapeutischer Intervention ist ein sehr inhomogenes Verhalten zu beobachten: sowohl Areale mit verminderter als auch mit vermehrter Durchblutung sind zu finden [219]. Dieselben Autoren [219] beschreiben auch eine deutliche Abhängigkeit von der Tiefe der Bewußtlosigkeit.

Allgemeine Übereinstimmung herrscht über die Wertigkeit und die eventuell fatalen Folgen einer kritischen Verminderung der Blutversorgung des Zerebrums und der darausfolgenden ischämischen Schädigung, wenn auch durch klinische Messungen der zeitliche Ablauf noch nicht geklärt werden konnte. So resümieren Overgaard et al. [223]:

> "Therefore, the precise time of onset of neurological deterioration leading to death or vegetative survival, and of the boundary-zone flow pattern characteristic of those patients, could not be determined. While the former probably occured prior to hospital admission, the latter may have occured at any time between trauma and the flow study. The practical conclusion is that modification of either would require intervention at an early stage, probably within the first few hours or even minutes after trauma".

Ein Hauptziel der Studie war es deshalb:

- den zerebralen Blutfluß in der Frühphase nach einem akuten Schädel-Hirn-Trauma zu charakterisieren und
- therapeutische Prinzipien zu suchen, um pathologische Alterationen so früh wie möglich zu normalisieren.

Zerebraler Blutfluß und Metabolismus: Enevoldsen et al. [69] berichteten über 23 Schädel-Hirn-verletzte Patienten und resümierten:

> „Wahrscheinlich ist weder eine globale noch eine größere regionale zerebrale Ischämie zu finden ... der niedrige Flow, der in vielen Fällen zu sehen ist, scheint viel wahrscheinlicher eine Folge des erniedrigten metabolischen Bedarfs zu sein, als der Grund für die Reduktion der zerebralen Funktion".

Wie jedoch schon ausgeführt, haben Studien des zerebralen Blutflusses bei akutem Schädel-Hirn-Trauma eine große Variabilität im Sinne sowohl einer Erhöhung als auch Erniedrigung ergeben [27, 69, 221, 222, 223]. Im Gegensatz dazu scheint der zerebrale Sauerstoffverbrauch nach akutem SHT generell vermindert zu sein [27, 221, 223, 226], wobei nach Obrist et al. [219] das Ausmaß der Verminderung vom Grad der Bewußtseinsstörung abhängt. Pappius [226] wies nach, daß der lokale zerebrale Glukoseumsatz, der in direkter Beziehung zum Sauerstoffverbrauch steht, stärker erniedrigt ist, als die zerebrale Durchblutung. Während bei einer umschriebenen Läsion die Durchblutung nur in der näheren Umgebung vermindert ist, betrifft die Reduktion des Glukoseumsatzes sogar die gegenüberliegende Hirnhälfte. Dies würde bedeuten, daß die eigentlich geregelte Größe nicht der CBF, sondern der Sauerstoffverbrauch ist. Ein solches Auseinanderklaffen von CBF und Metabolismus wurde 1966 schon von Lassen [168] postuliert. Er beschrieb eine „Luxusperfusion", die er als zerebrale Hyperämie mit exzessivem Blutfluß bei vermindertem Metabolismus definierte. Hervorgerufen werden soll diese Dissoziation durch lokale Gewebeischämie, die über eine erhöhte Laktatproduktion zu einer gestörten oder „falschen" Autoregulation mit entsprechendem Anstieg des zerebralen Blutflusses führt.

Andererseits könnte aber auch der zerebrale Blutfluß die geregelte Größe darstellen, die den wahren Bedarf wiederspiegelt und der Sauerstoffverbrauch würde nur auf pathologische Werte vermindert sein. Dies könnte durch den Untergang von Neuronen und damit vermindertem Verbrauch bedingt sein [222]. Dafür sprechen würde, daß nach Überzeugung einiger Autoren auch eine „relative Luxusperfusion" ein ungünstiges Zeichen für das endgültige Überleben des Patienten darstelle [219, 221]. Bruce und Langfitt [28] vermuteten, daß ein Sauerstoffverbrauchs-Durchblutungs-Quotient von unter 30% der Norm eine kortikale Schädigung signalisiere. Im Gegensatz dazu glauben Obrist et al. [219] nicht an die prognostische Aussagekraft eines reduzierten Sauerstoffverbrauchs. Sie zeigten, daß Patienten mit akutem SHT einerseits in solche mit reduziertem zerebralen Flow, andererseits in Patienten mit „Hyperämie" eingeteilt werden können. Zwischen reduziertem Flow (CBF) und Sauerstoffverbrauch ($CMRO_2$) bestand ein linearer Zusammenhang, während die „hyperämischen" Patienten eine Entkopplung beider Größen zeigten. Overgaard et al. [223] meinen: "The $CMRO_2$ is consistently reduced in early traumatic coma ..., even in those patients who eventually make a good recovery".

Diese teils widersprüchlichen Aussagen müssen noch weiter relativiert werden, wenn man bedenkt, daß sie sich auf ganz unterschiedliche Zeitpunkte nach Eintritt der Schädigung beziehen. Insgesamt ist das Wissen um die Zusammenhänge zwischen zerebralem Blutfluß und Metabolismus nach akutem SHT noch sehr lückenhaft und weit von einer völligen Aufklärung entfernt. Auch hier gilt wieder, daß für die präklinische Phase nur Spekulationen angestellt werden können, da so gut wie keine Daten zur Verfügung stehen.

Ein weiteres Anliegen dieser Studie ist deshalb in folgender Fragestellung zu sehen:

– Wie verhält sich der zerebrale Metabolismus im Vergleich zum zerebralen Blutfluß nach einem akuten SHT?
– Gibt es Möglichkeiten einer ungünstigen Entwicklung des Sauerstoffverbrauches im Sinne einer Ischämie entgegenzuwirken?

2.3 Spezielle pathobiochemische Aspekte des Zerebrums nach akutem Schädel-Hirn-Trauma

Über zerebrale pathobiochemische Veränderungen ist nach akutem Schädel-Hirn-Trauma weit weniger bekannt als bei ischämischen Schädigungen. Dies betrifft insbesondere natürlich die Frühphase unmittelbar nach dem Trauma. So liegen z. B. überhaupt keine Untersuchungen zu Alterationen des Aminosäurenstoffwechsels vor, auf Gewebe-pH-Veränderungen kann nur indirekt aus dem Verhalten des Liquor-pH geschlossen werden. Zwar wurde vielfach nach einem SHT eine ausgeprägte Liquorazidose nachgewiesen und auch erhöhte Laktatspiegel im Liquor festgestellt [69, 152, 220, 277], da der Diffusionsweg von weiter entfernten Schädigungsgebieten aber sehr variieren kann, ist eine zeitliche Quantifizierung der erhobenen Befunde sowie deren kritische Würdigung erschwert.

Befunde aus den wenigen vorliegenden tierexperimentellen Untersuchungen sind zwar z. T. schon früh publiziert worden [112], sie sind aber sehr widersprüchlich. Verständlich wird dies, wenn man sich vor Augen führt, daß sowohl die Art des Traumas, der Entnahmeort der untersuchten Gewebe wie auch der zeitliche Abstand zum Trauma ganz verschieden sind [112, 215, 312, 329]. So konnten Yang et al. [329] 1 h nach dem Trauma nur einen Abfall des Kreatinphosphats verbunden mit einem Laktatanstieg beobachten, während Wagner et al. [312] sowohl bei allen energiereichen Phosphaten wie auch bei Gewebeglukose und Glykogen einen Abfall beschrieben. Auch Nilsson und Pontén [215] beobachteten bei Ratten frühe metabolische Veränderungen im Hirnstamm nach einem akuten SHT, die allerdings häufig nach 15 min nicht mehr nachweisbar waren. Gurdjian et al. [112], die bei Hunden die Konzentration zerebraler Metabolite kurz nach einem Trauma bestimmten, sahen zum Teil sehr große regionale Unterschiede und vermuteten, daß Veränderungen des zerebralen Stoffwechsels auf die Regionen mit direkter Schädigung begrenzt seien. Dem steht entgegen, daß Pappius et al. [226] nach einer Kälteläsion nicht nur in der betroffenen Hemisphäre, sondern auch in der kontralateralen eine deutliche Depression des Glukoseumsatzes fanden.

Die Arbeitsgruppe um Wei [68, 161, 317, 318] berichtete über eine ausgedehnte Dilatation zerebraler Pialgefäße nach einem experimentellen SHT und führten dies auf das Entstehen von Abbauprodukten des Arachidonsäurestoffwechsels, wie Prostacycline und Thromboxan A_2 zurück. Diese würden nicht nur eine Gefäßerweiterung bewirken, sondern zusammen mit den dabei entstehenden freien Radikalen für Membranschädigungen, intravasale Sludge-Phänomene, Gerinnungsstörungen und verminderten Sauerstoffverbrauch der Gefäßmuskelzellen verantwortlich sein [162]. Die von den Autoren beschriebenen pathobiochemischen Abläufe erinnern sehr stark an die zentrale Rolle, die Siesjö [282–284] der Freisetzung freier Fettsäuren bei der Genese ischämischer Folgeschäden einräumt. Dem steht entgegen, daß Yang et al. [329] glauben, ein Laktatanstieg im Hirngewebe sei nach einem akuten SHT nicht durch eine verminderte Blutversorgung bedingt, sondern durch eine direkte Schädigung des Gewebes.

Insgesamt ist das Wissen um pathobiochemische Vorgänge in der Frühphase nach einem akuten Schädel-Hirn-Trauma nur sehr bruchstückhaft und die vorhandenen, teils widersprüchlichen Erkenntnisse können nur sehr schwer zu einem einheitlichen Konzept zusammengefügt werden.

Die vorliegende Untersuchung soll dazu beitragen, das Wissen um pathobiochemische Vorgänge nach einer Schädeltraumatisierung zu erweitern und abzurunden.

2.4 Kardiovaskuläre und pulmonale Veränderungen

Nach einem schweren Schädel-Hirn-Trauma werden vielfältige vegetative Störungen, vermutlich durch Schädigung und Irritation des Hirnstammes und der entsprechenden vegetativen Zentren, beobachtet [95]. Dies führt mitunter sowohl zu typischen kardialen als auch pulmonalen Veränderungen. Nicht nur, daß bei schwerem SHT nach Einlieferung in die Klinik erhöhte Herzzeitvolumina, ein deutlicher Anstieg des pulmonalarteriellen Druckes sowie des linksventrikulären Füllungsdruckes beobachtet wurden [272], sondern bei letalem Ausgang konnten autoptisch subendokardiale Einblutungen und Myokardnekrosen nachgewiesen werden [46]. Es ist zu vermuten, daß eine traumabedingte massive Katecholaminausschüttung initial eine hyperdyname Kreislaufreaktion bewirkt [38, 259], die sich aber auch im Sinne einer Myokardschädigung bishin zum Kreislaufzusammenbruch auswirken kann [24]. Allerdings vermitteln die bislang vorliegenden klinischen Studien nur ein sehr bruchstückhaftes Verständnis der hämodynamischen Alterationen in der Akutphase nach einem SHT, da eine fundierte Überwachung hämodynamischer Größen frühestens nach der Klinikaufnahme möglich ist.

Tierexperimentelle Untersuchungen lassen vermuten, daß unmittelbar nach der Traumatisierung ein exzessiver, jedoch kurzdauernder Katecholaminspiegelanstieg profunde kardiovaskuläre und pulmonale Veränderungen bewirkt [15, 119, 176, 195, 196, 257, 259, 317]. Dabei ist offensichtlich nicht nur das kardiozirkulatorische System betroffen, sondern die alpha-adrenerge Stimulation und die damit verbundene starke Konstriktion pulmonaler und systemischer Gefäße verursacht eine Blutumverteilung vom großen Kreislauf in den Pulmonalkreislauf [52, 182, 224, 254, 316], verbunden mit einer Erhöhung des hydrostatischen Druckes [19, 35, 65, 87, 131, 174, 176, 180, 182, 188, 189, 257, 293, 307, 308, 316]. Ein erhöhter hydrostatischer Druck, besonders bei stärker ausgeprägter pulmonal-venöser als pulmonal-arterieller Vasokonstriktion, verursacht eine ausgedehnte Schädigung des Kapillarendothels mit konsekutiver Erhöhung des extravaskulären Lungenwassers [49, 65]. Abrams et al. [2] konnten bei 20% der nach einem akuten Schädel-Hirn-Trauma Verstorbenen ein Lungenödem nachweisen, nach McKersic [185] läßt sich ein Lungenödem sogar in 34% der Schädel-Hirn-Traumen nachweisen.

Erschwerend zu den direkten pulmonalen Schädigungen kommen Alterationen des Atemzentrums, die sich als Cheyne-Stokes-Atmung, Biot-Atmung bis hin zur Schnappatmung mit apnoischen Pausen oder gar als ein kompletter Atemstillstand äußern können [78, 217, 293].

Ein weiteres Ziel dieser Arbeit war es aufzuzeigen, *ob die bisher nur im Tierexperiment nachgewiesenen Störungen des Gasstoffwechsels auch in der Prähospitalphase zu finden sind. Im Tierexperiment sollten außerdem die Wechselwirkungen zwischen kardiovaskulären, pulmonalen und zerebralen Störungen evaluiert werden.*

2.5 Bisherige therapeutische Ansatzpunkte

Neben Empfehlungen zur Kreislaufstabilisierung, adäquater Schmerztherapie, ausreichender Sedierung sowie einer frühzeitigen Beatmung [230, 231, 236] sind zur Erstversorgung des Akutschädelverletzten auch medikamentöse Therapieschemata entwickelt worden. Weite Verbreitung fanden dabei die hochdosierte Glukokortikoidgabe schon am Notfallort [94, 95, 164] sowie Überlegungen zur zerebralen Protektion mit Barbituraten [210, 231, 322, 323].

2.5.1 Beatmung

Eine ausreichende Atemtätigkeit ist an die Funktionsfähigkeit zerebraler Strukturen gebunden und zirkumskripte oder allgemeine Läsionen des Gehirns drohen zu schwerwiegenden Alterationen der Atemfunktion zu führen. Betroffen sind Atemform und -rhythmik, Atemzeitvolumen sowie chemische Steuermechanismen der Atmung. Komplizierend können periphere Verletzungen die Atemtätigkeit einschränken oder zentrale Läsionen eine Verlegung der Atemwege herbeiführen [178, 253].

Daß ein Patient mit Schädel-Hirn-Trauma, der komatös ist und eine unzureichende Spontanatmung aufweist, unverzüglich intubiert und beatmet werden muß, braucht nicht besonders betont zu werden [230, 231, 236, 275]. Aber nicht nur Patienten mit klinisch erkennbaren Störungen der Atmung weisen Alterationen der Blutgase auf, sondern gerade bei scheinbar unauffälligen Patienten verkennen auch erfahrene erstversorgende Ärzte gar nicht so selten das Ausmaß einer Hypoxie oder Hyperkapnie [56, 268]. Die Verlegung freier Atemwege nach akutem SHT ist ein wesentlicher Faktor längerdauernder intrakranieller Drucksteigerungen, wie Gobiet [95] nachweisen konnte. Da außerdem gezeigt wurde, daß eine arterielle Hypoxämie meist im Zusammenhang mit einer Hyper- oder Hypokapnie auch bei Patienten mit isoliertem Schädeltrauma ein häufig zu beobachtendes Symptom darstellt [77, 79, 148, 158, 204, 285, 310], bewahren den Verunfallten nur die sofortige Behebung dieses Zustandes vor Sekundärschäden. Untersuchungen an einem größeren Patientengut ergaben eine deutliche Senkung der Mortalität bei großzügiger Indikation zur Intubation [97, 98, 147].

2.5.2 Glukokortikoide

Unzweifelhaft gelten heute Steroide als die am besten wirkenden Medikamente bei bestimmten Formen des Hirnödems, allerdings wird die Wirksamkeit im wesentlichen von der Art der Genese des Hirnödems bestimmt. So nimmt nach Reulen [250] die Ödemreduktion in der Reihenfolge Hirntumor, Hirnabszeß, Markenzephalitis, spontanes intrazerebrales Hämatom, Schädel-Hirn-Trauma ab. Neben gut dokumentierten Studien mit positiven Ergebnissen beim akuten SHT sind aber auch ebensoviele kritische Statistiken veröffentlicht worden, die den Wert einer Steroidtherapie grundsätzlich in Frage stellen (Übersicht bei [164]). Während Gobiet [95] zeigte, daß durch Dexamethason in sehr hohen Dosierungen bei Patienten mit Schädel-Hirn-Verletzungen die Häufigkeit der intrakraniellen Druckanstiege, die Gesamtmortalität sowie eine Reihe von Sekundärkomplikationen signifikant gesenkt werden konnte, und Brock [23] von einer „Barostabilisierung" des Gehirns spricht, werteten Braakman et al. [21] den Effekt der Glukokortikoide beim akuten SHT insgesamt negativ.

Als mögliche Effekte werden folgende Wirkmechanismen diskutiert (Übersicht bei [164]):

- Stabilisierung der Blut-Hirn-Schranke;

- Verbesserung der intrakraniellen Compliance durch vermehrte Proteinphagozytose und dadurch bedingter Verminderung des Hirnödems;
- „Barostabilisierung" des intrakraniellen Druckes;
- Normalisierung des zerebralen Blutflusses;
- Senkung der Liquorproduktion.

Da der Wert einer Steroidtherapie beim akuten Schädel-Hirn-Trauma immer
mehr umstritten ist und insgesamt konstatiert werden muß, daß der Beweis einer
Wirksamkeit nicht sicher erbracht werden konnte, entschließen sich immer mehr
Zentren von einer Glukokortikoidgabe beim akuten SHT Abstand zu nehmen
[84].

2.5.3 Barbiturate

Besondere Aufmerksamkeit haben in den letzten Jahren Barbiturate gefunden.
Nachdem bereits 1970 [193] über hirnprotektive Effekte des Thiopentals berichtet wurde, widmeten sich in der Folgezeit mehrere Arbeitsgruppen dieser Thematik. Es ging dabei vor allem um den Einsatz der Barbiturate zur längerfristigen Behandlung des akuten Schädel-Hirn-Traumas.
    Über den Wirkungsmechanismus der Barbiturate gibt es verschiedene Vorstellungen, von denen aber eine ganze Reihe bisher nur als Hypothesen anzusehen
sind [122].

Im einzelnen sind dies (zitiert nach [266]):

- Verminderung des zerebralen Stoffwechsels [48];
- verbesserte Reperfusion ischämischer Areale durch einen negativen Steal-Effekt;
- Reduktion des postischämischen, katecholamininduzierten Hypermetabolismus;
- Bindung zelltoxischer freier Radikale und damit membranschützende Wirkung;
- Schutz vor Ödembildung [48, 287];
- antikonvulsive Wirkung und damit Verhinderung einer exzessiven CBF-Steigerung [22];
- Senkung des Hirndruckes [83, 322];
- Reduktion des Gesamtkörpersauerstoffverbrauchs durch Sedierung [181].

Die meisten Ergebnisse wurden im Tierexperiment gewonnen. Über die Wirkung beim Menschen, vor allem im Sinne einer „Zerebroprotektion" liegen fast
nur Fallberichte vor, eine multizentrische kontrollierte Studie zur Barbituratmedikation nach globaler zerebraler Ischämie beim Menschen nach Herzkreislaufstillstand zeigte keine Verbesserung des neurologischen Zustandsbildes gegenüber einer Therapie ohne Barbiturate [1]. Unzweifelhaft dagegen vermögen Barbiturate zumindest kurzfristig einen erhöhten intrakraniellen Druck zu senken
[238], wenn auch Miller et al. in einer randomisierten Studie an 53 Schädel-Hirn-
Traumen keinen Unterschied im „Outcome" der Patienten, in der Häufigkeit

intrakranieller Drucksteigerungen und im Bedarf an Osmotherapeutika zwischen Kontrollen und mit Pentobarbital behandelten Patienten sahen (zitiert nach [324]).

Da die Nachteile einer – vor allem hochdosierten – Barbituratverabreichung u. a. in schwerer Kreislaufdepression [129], Abnahme der pulmonalen Compliance und erhöhtem pulmonalen Shunt bestehen, ist eine hochdosierte Barbiturattherapie nur unter fortlaufender Kontrolle des intrakraniellen Druckes [238], fortlaufender EEG-Kontrolle und Bestimmung von Barbituratspiegeln [231] empfehlenswert. Dies impliziert, daß eine Barbiturattherapie nur unter den Überwachungsmöglichkeiten einer Intensivstation durchgeführt werden sollte, eine Frühbehandlung am Unfallort empfiehlt sich nicht [236].

2.6 Neue, theoretisch abgeleitete therapeutische Gesichtspunkte

Nachdem die bisherigen therapeutischen Maßnahmen – abgesehen von der frühzeitigen Beatmung – beim akuten SHT zu keiner weiteren Besserung der Überlebenschance des Verunfallten geführt haben, und wenn, dann gemutmaßt werden muß, daß dies weniger durch die angewandten Medikamente als vielmehr durch die vermehrte Überwachung und damit rechzeitigen Interventionen bei Gefahrensituationen bedingt ist [20, 191, 199], muß nach neuen Ansatzmöglichkeiten einer Therapie gesucht werden.

2.6.1 THAM (Theorie, Wirkweise, bisherige Untersuchungen)

Gobiet formulierte 1980 [95] empirisch:

> „Es kann davon ausgegangen werden, daß lokal in den geschädigten Hirnarealen – als Folge der gestörten Durchblutung – vermehrt saure Valenzen anfallen. Deswegen ist trotz normaler Blutgaswerte die Gabe von TRIS-Puffer ... als prophylaktische Maßnahme innerhalb der ersten 3–5 Tage nach dem Ereignis intrathekal oder systemisch zu erwägen".

1959–1961 wurde von Nahas et al. [205, 206, 207] Trishydroxymethylaminomethan (TRIS, THAM) in die Klinik eingeführt. In wässriger Lösung nimmt THAM Protonen auf und fungiert somit als schwache Base, wobei der undissoziierte Anteil die Zellmembran permeiert. Neben der Bindung von Protonen reagiert intravenös appliziertes THAM vor allem mit der freien Kohlensäure des Blutes [124] und verringert somit den pCO_2.

Schon bald nach der klinischen Einführung der Substanz wurden Anwendungsgebiete abgesteckt, die zwar heute zum großen Teil wieder verlassen sind, aber doch noch einige interessante Gesichtspunkte liefern. So wiesen 1962 Henschler et al. [123] nach, daß THAM bei toxischem Lungenödem die Mortalitätsrate senkte, die Überlebenszeit der Versuchstiere verlängerte und das akute Lungenödem stark und langanhaltend verminderte. Auch über eine Verbesserung lokalisierter Verbrennungsödeme wurde berichtet [123]. Henschler formulierte deshalb schon 1963: „Im Lichte der unspezifischen Ödemminderung durch

THAM scheint dessen Wirkung auf den gesteigerten intrakraniellen Druck einer Überprüfung wert".

In diese Zeit fiel auch die Beobachtung von Dos et al. [62], die darüber berichteten, daß durch THAM-Gabe ein intrakranieller Druckanstieg ausbleibe, der ansonsten bei apnoischer Oxygenierung durch den pCO_2-Anstieg hervorgerufen werde. Diese Beobachtung veranlaßte 1976 Akioka et al. [4], THAM bei einer tierexperimentell erzeugten Hirnschwellung einzusetzen. Mit 5 mmol/kg KG erreichten die Autoren nicht nur eine intrakranielle Drucksenkung, sondern auch eine Verbesserung des EEGs. Allerdings sind die Ergebnisse zum großen Teil nur deskriptiv mitgeteilt.

Dinitrophenol in vivo in die Arteria carotis injiziert, ergibt ein experimentelles Hirnödem mit intrazellulärer Wasseraufnahme und Natriumerhöhung. Dragomir et al. [63] zeigten, daß TRIS am Rattenhirn schon makroskopisch das durch Dinitrophenol induzierte Hirnödem vermindert. Auch blieb das Hirngewicht unter THAM nahezu unverändert. Knoblich et al. [156] wandten zur Erzeugung eines experimentellen Hirnödems bei Katzen die Kälteläsions-Technik an. Dabei steigt der intrakranielle Druck in der geschädigten Hirnhemisphäre in zeitlicher Abhängigkeit stark an. THAM senkte nun auch bei erheblichem Hirnödem den ICP rasch und deutlich bis auf 50% des Ausgangswertes [156]. Durch eine insbesondere im geschädigten Gebiet ausgeprägte ICP-Senkung wurde die Druckdifferenz zwischen beiden Hemisphären wieder weitgehend normalisiert. Dies hatte nicht nur eine Verbesserung der EEG-Intensität in allen Frequenzbändern zur Folge, sondern auch eine direkte Beeinflussung der Gewebsazidose des Gliastoffwechsels. Allerdings stieg durch die relativ hohe Dosierung (5 mmol/kg KG) auch die Serumosmolalität an. Die gleiche Arbeitsgruppe erzielte mit demselben Therapieansatz bei anderen Tierarten ähnliche Ergebnisse [81, 82, 126]. Auch hier zeigte sich, daß THAM sowohl den Wasser- als auch den Natriumgehalt in ödematösen Hirngebieten wesentlich zu senken vermag, wobei die Verminderung des Hirnödems nach 12 h am ausgeprägtesten war [126]. Unter Spontanatmung war jedoch wegen der atemdepressiven Eigenschaften der Substanz die Absterberate der verwendeten Ratten deutlich gesteigert.

Obwohl somit im Tierexperiment sich Hinweise finden, daß THAM-Gabe bei entsprechender Prädisposition entweder einen intrakraniellen Druckanstieg vermindern [81] oder aber einen schon eingetretenen Druckanstieg zu senken vermag [4, 82, 156], wurden hierfür problematisch hohe Dosen benötigt [4, 90, 126, 156]. Mit Bikarbonat liegen keine entsprechenden Erfahrungen vor. Da heute in der präklinischen und klinischen Praxis die antiazidotische Therapie zunehmend weniger großzügig gehandhabt wird, wollten wir anhand tierexperimenteller Studien sowie am therapeutischen Einsatz im Patienten klären,

– ob praxisorientierte Dosen von THAM und Natriumbikarbonat einen erhöhten intrakraniellen Druck zu senken vermögen und ob zwischen den beiden Substanzen ein quantitativer Wirkunterschied in Bezug auf den erhöhten ICP besteht, und
– ob THAM in der Frühphase nach einem akuten Schädel-Hirn-Trauma zerebrale metabolische, biochemische und elektrophysiologische Parameter günstig zu beeinflussen vermag.

2.6.2 Kalziumantagonisten (Theorie, Wirkweise, bisherige Ergebnisse)

Schon 1964 beschrieb Fleckenstein eine Senkung des Energieverbrauchs des Myokards durch Verapamil, dabei konnte er nachweisen, daß die kalziumabhängige elektromechanische Kopplung gehemmt wird (zitiert nach [133]). 1969 wurde dann vom selben Autor der Begriff „Kalzium-Antagonismus" geprägt [133], der als Wirkprinzip zu verstehen ist, ohne auf eine Substanzgruppe beschränkt zu sein [271]. Im Laufe der folgenden Jahre erschloß sich diesem Wirkprinzip ein immer breiteres Indikationsfeld, das sich von der koronaren Herzkrankheit, tachykarden Rhythmusstörungen, antihypertensiver Behandlung bis zu ganz neuen Indikationen in den 80er Jahren, wie Subarachnoidalblutung, Hirninfarkt und zerebrale Ischämie, erstreckt. Besonders interessant ist in diesem Zusammenhang die Hinwendung zur Therapie mit Kalziumblockern bei bestimmten zerebralen Schädigungen. Gerade Hirninfarkt und Subarachnoidalblutung sind Erkrankungen, die sich entweder durch eine primäre oder sekundäre Minderperfusion von Hirngewebe auszeichnen [134, 135, 136, 290].

Die Kalziumkonzentration der Extrazellulärflüssigkeit liegt 10 000fach höher als die des intrazellulären Raumes, der Gradient kann nur durch ATP-verbrauchende Prozesse aufrecht erhalten werden [271]. Bei der Zelldepolarisation kommt es nicht nur zu einem Natrium-, sondern auch zu einem Kalziumeinstrom ins Zellinnere, der über eine Kette von Reaktionen an der glatten Gefäßmuskelzelle letztendlich zu einer Kontraktion führt. Nach Casteels und Droogmans [36] ist für die Aufrechterhaltung des Gefäßtonus sogar ein kontinuierlicher Einstrom von Ca^{++} aus dem Extrazellulärraum erforderlich.

Eine regionale zerebrale Ischämie führt durch das Sistieren der Energieproduktion zu einem Ausstrom von Kalium aus dem Zellinneren [9, 11]. Nach Untersuchungen von Harris et al. [118] nimmt nach Überschreiten der extrazellulären Kaliumkonzentration von 13 mmol/l die Kalziumkonzentration schlagartig ab, es kommt zum Kalziumeinstrom und damit zu einer Gefäßkontraktion. Dies wiederum verstärkt im Sinne eines Circulus vitiosus das ischämische Geschehen. Auf der anderen Seite aktiviert eine erhöhte intrazelluläre Kalziumkonzentration die Enzyme Phospholipase A_2 und C, die die rasche Freisetzung insbesondere der Arachidonsäure aus Lipoproteinen katalysieren [136]. Über den Cyclooxygenase- und Lipoxygenase-Weg werden aus der Arachidonsäure Folgeprodukte generiert, von denen insbesondere Thromboxan A_2 und bestimmte Prostaglandine den Blutfluß in kleinen zerebralen Gefäßen durch die Aktivierung von Blutplättchen sowie durch das Auslösen eines Vasospasmus stark reduzieren können [134, 135, 136]. Als Verstärkerfaktoren sind Serotonin, Noradrenalin oder Dopamin anzusehen [271].

Kalziumantagonisten wirken über eine Verminderung des intrazellulär verfügbaren Kalziums, indem sie den Einstrom durch die Zellmembran aus dem Extrazellulärraum hemmen. Dies geschieht vor allem durch die Blockierung sog. „voltage operated channels", Kalziumkanäle, die durch eine ankommende elektrische Erregung geöffnet werden. Eine Wirkung innerhalb der Zelle, also ein Eingriff in metabolische oder mechanokontraktile Funktionen, ist dagegen nicht nachweisbar [271]. Kalziumantagonisten hemmen nicht nur die Kalzium- oder Kaliumvermittelte Kontraktion isolierter Hirngefäße, sondern auch die Spasmen, die durch Serotonin oder vasokonstriktorische Prostaglandine ausgelöst werden [281]. Somit ist nicht nur der direkte Angriffspunkt der Kalziumantagonisten an der zerebralen Gefäßmuskulatur bedeutsam, sondern ebenso die Hemmung destruierender Arachidonsäure-vermittelter Stoffwechselvorgänge.

Es sind somit 2 Angriffspunkte der Kalziumantagonisten von Interesse [134]:

1. Senkung der intrazellulären Kalziumkonzentration in der glatten Gefäßmuskelzelle der zerebralen Arterien und Venen;
2. Senkung der intrazellulären Kalziumkonzentration in den spezifischen Neuronen.

Da, wie schon mehrfach angeführt, von mehreren Autoren im Zusammenhang mit einem akuten Schädel-Hirn-Trauma ischämische Schädigungsmechanismen diskutiert werden [100–102, 219, 221, 222], *könnte durch die Anwendung von Kalziumantagonisten ein eventuelles pathogenetisches Grundprinzip im Ablauf nach einem akuten SHT erhellt werden. Zudem könnte damit ein eventueller Zugang zu einem Therapieansatz gewonnen werden.*

3 Präklinische Untersuchungen zur Patientencharakterisierung und Statusdefinition

Allgemeine Vorbemerkungen: Naturgemäß stehen zur Statusdefinition des akuten Schädel-Hirn-Traumas während der präklinischen und auch frühen klinischen Phase nur sehr beschränkte Meßmöglichkeiten zur Verfügung. Obwohl die Notfallmedizin nach Ahnefeld [3] als vorverlagerte Intensivmedizin zu sehen ist, muß sie doch unter „anderen Voraussetzungen und mit anderen Mitteln, d. h. generell unter erheblich erschwerten Bedingungen mit eingeschränkten Möglichkeiten der Diagnostik und Behandlung unter nur in sehr begrenztem Umfang verfügbarem Einsatz von Geräten und Medikamenten" gesehen werden. Neben dem „diagnostischen Blick" muß sich der Notfallmediziner mit so einfachen Hilfsmitteln wie Stethoskop, Blutdruckmeßgerät und EKG-Monitor begnügen. In keiner Weise ist an eine intrakranielle Druckbestimmung oder gar an die Möglichkeit zu denken, Aussagen über die zerebrale Durchblutung oder den zerebralen Stoffwechsel zu erlangen. Die Wiederherstellung oder die Erhaltung der Vitalfunktionen haben in diesem Abschnitt der Patientenversorgung absoluten Vorrang vor allen differentialdiagnostischen Erwägungen. Nur durch zusätzliches Personal und enormes Engagement aller am Rettungssystem Beteiligten kann mit den begrenzten Hilfsmitteln das Wissen um die Pathophysiologie in der Frühphase nach einem akuten Schädel-Hirn-Trauma erweitert werden. Die meisten Erkenntnisse über Schädigungsmechanismen, pathophysiologische und pathobiochemische Veränderungen sowie auch eventuelle therapeutische Ansatzpunkte können nur aus dem Tierexperiment gewonnen werden. Wobei wegen der Problematik der Übertragbarkeit eruierter Erkenntnisse auf den Patienten besondere Sorgfalt auf Auswahl und Anordnung des Versuchsmodells zu verwenden ist.

Das hier vorgestellte Datenmaterial zur Statusdefinition der präklinischen Phase nach akutem SHT wurde – soweit dies mit außerklinischen Mitteln möglich ist – an Patienten erhoben, die im Rahmen unseres Notarztsystems versorgt wurden. Weitergehende Untersuchungen zur Statusdefinition sowie vor allem zu therapeutischen Ansatzpunkten stammen aus tierexperimentellen Untersuchungen, die auf Erkenntnissen aufbauten, die wir aus der Versorgung der Patienten gewonnen hatten.

3.1 Statistische Charakterisierung des Patientengutes 1984/1985/1986 in der präklinischen Phase

Die notärztliche Tätigkeit beschränkt sich in der Regel auf die ersten 30–45 min nach Eintritt des Schadensereignisses [326]. Da Morbidität und Mortalität des Verunfallten nicht nur von der Schwere seiner Verletzungen, sondern ebenso von der Qualität der Erstversorgung abhängen, ist eine Optimierung der Therapie in dieser Phase unerläßlich. Naturgemäß erfordert die Versorgung des Schädel-Hirn-traumatisierten Patienten, zumal wenn er noch polytraumatisiert ist, die ganze Kraft und die gesamte Ausnutzung der Rettungsmöglichkeiten. Schwierige und unübersichtliche Unfallsituationen bergen jedoch häufig die Gefahr in sich, daß an der Notfallstelle eine gewisse Desorganisation entsteht, die im Nachhinein eine genaue Rekonstruktion des Erstzustandes sowie der unternommenen therapeutischen Maßnahmen, die für eine Statusdefinition unerläßlich sind, erschweren. Umso wichtiger ist für die Statusdefinition des Unfallpatienten eine sorgfältige Dokumentation [326].

Alle im präklinischen Bereich erhobenen Befunde müssen, da es durch die therapeutischen Maßnahmen während der Erstversorgung zu wesentlichen Befundänderungen kommen kann, schriftlich fixiert werden. Dies nicht nur, damit für nachfolgende Ärzte kein Informationsverlust entsteht, sondern auch aus medikolegalen Gründen. Diesem Grundsatz folgend werden seit 1984 alle Notarzteinsätze nach Abschluß des Einsatzes auf einem EDV-gerechten Dokumentationsbogen festgehalten.

Tabelle 1

Schweregrad I:	Verletzungen und Erkrankungen geringfügiger Art, die keiner akuten ärztlichen Therapie bedürfen
Schweregrad II:	Verletzungen und Erkrankungen, die zwar einer weiteren Abklärung bzw. Therapie bedürfen, aber in der Regel keines stationären Krankenhausaufenthaltes
Schweregrad III:	Verletzungen und Erkrankungen, die in der Regel einer stationären Abklärung bzw. Therapie bedürfen, bei denen jedoch keine Vitalgefährdung zu erwarten ist
Schweregrad IV:	Verletzungen und Erkrankungen ohne akute Lebensgefahr, die aber eine kurzfristige Entwicklung einer Vitalgefährdung nicht ausschließen
Schweregrad V:	Erkrankungen und Verletzungen mit akuter Vitalgefährdung, die ohne baldige Therapie wahrscheinlich letal enden. Transport in Reanimationsbereitschaft
Schweregrad VI:	Erkrankungen und Verletzungen, wo nach Wiederherstellung der Vitalfunktionen oder erfolgreicher Reanimation die Patienten im Krankenhaus eingeliefert werden
Schweregrad VII:	Tödliche Verletzungen und Erkrankungen; Tödliche Notfälle

Material und Methodik: Erfaßt werden neben Personalien des Patienten Einsatz-ort und -zeit, Erstbefunde, Verletzungslokalisationen und Verdachtsdiagnose. Der Schweregrad des Verletzten wird nach dem von Tryba et al. [306] modifizier-ten Schema des National Advisory Commitee of Aeronautics (NACA) in sieben Schweregrade eingeteilt (Tabelle 1).

Der Bewußtseinszustand des Patienten – der in diesem Zusammenhang be-sonders interessierte – wird nach der von Teasdale und Jennet [297] vorgeschla-genen Klassifizierung vorgenommen. In diesem sog. „Glasgow-Coma-Scale" (Abb. 3) werden das Öffnen der Augen, die verbale Antwort sowie die motori-schen Bewegungen auf Reiz beurteilt. Der wache, voll orientierte Patient erreicht 15 Punkte, der zu tiefst bewußtlose Patient ein Minimum von 3 Punkten.

Obwohl der Glasgow-Coma-Scale ursprünglich nur zur Charakterisierung des Bewußtseinszustandes Schädel-Hirn-traumatisierter Patienten frühestens 6 h nach dem Akutereignis konzipiert war, hat sich diese Beurteilung zur Beschrei-bung einer Bewußtseinsveränderung nicht nur bei traumatisierten Patienten, sondern allgemein in der Notfallmedizin durchgesetzt [237]. Auch die ursprüng-liche zeitliche Beschränkung [297] hat hierdurch ihre Gültigkeit verloren.

Die auf dem Dokumentationsbogen festgehaltenen Befunde sowie die durch-geführten Maßnahmen wurden in einem Großrechner gespeichert und dienten als Ausgangsmaterial für die statistische Charakterisierung der vom Notarzt-dienst versorgten Schädel-Hirn-Traumata.

GLASGOW - KOMA - INDEX		PUNKTE
1. Augen öffnen		
SPONTAN	4	
AUFFORDERUNG	3	
SCHMERZ	2	
NICHT	1	
2. Motorische Antwort		
GEZIELT (AUFFORDERUNG)	6	
GEZIELT (SCHMERZ)	5	
UNGEZIELT (SCHMERZ)	4	
BEUGEMECHANISMEN	3	
STRECKMECHANISMEN	2	
KEINE	1	
3. Verbale Antwort		
ORIENTIERT, PROMPT	5	
VERWIRRT	4	
INADÄQUAT	3	
UNVERSTÄNDLICH	2	
KEINE	1	
GESAMTPUNKTZAHL:		

Abb. 3. Glasgow-Coma-Scale zur Beurteilung der Bewußt-seinslage

Ergebnisse: Vom 01. 01. 1984 bis 10. 10. 1986 wurden jährlich durchschnittlich 1490 Patienten erstversorgt, insgesamt in diesem Zeitraum 4475 Notfälle. 351 Patienten oder 8,2% der Notfälle waren akute Schädel-Hirn-Traumen (Tabelle 2).

Dabei überwogen in allen 3 Jahren mit fast 72% die Leichtverletzten, d. h. Patienten mit einem Glasgow-Coma-Scale von 12–14 Punkten. Erstaunlicherweise waren über den ganzen Erfassungszeitraum mittelgradige Bewußtseinstrübungen am Unfallort am seltensten anzutreffen (im Schnitt 7,9%), während schwerste Traumatisierungen und damit tiefste Bewußtlosigkeit, d. h. 3–7 Punkte im Glasgow-Coma-Scale, in 20% vorgefunden wurden (Tabelle 3).

Es waren somit in diesem Zeitraum 70 Patienten mit schwersten Schädel-Hirn-Traumen zu versorgen.

Dabei imponiert weit weniger das isolierte Schädel-Hirn-Trauma als Erstbefund, sondern bei der gleichzeitigen Betrachtung der Begleitverletzungen war es bei den Weichteilverletzungen nur mit 5,6% und bei den Knochenverletzungen nur mit 22,1% vertreten (Tabelle 4). Als häufigster Zusatzbefund zum SHT fand

Tabelle 2. Notarzteinsätze (Auswertungszeitraum: 1. 1. 1984–10. 10. 1986)

Häufigkeit		1984	1985	1986
Primäreinsätze		1355	1571	1549
Anzahl der SHT	[n]	123	112	116
	[%]	9,1	7,2	7,5

Tabelle 3. SHT-GCS-Aufschlüsselung (Auswertezeitraum: 1. 1. 84–10. 10. 86)

	GCS	SHT	
		[n]	[%]
Leicht:	15	145	41,2
	14	66	18,8
	13	30	8,5
	12	12	3,5
			72,0
Mittel:	11	11	3,1
	10	5	1,4
	9	4	1,1
	8	8	2,3
			7,9
Schwer:	7	7	2,0
	6	22	6,3
	5	2	0,6
	4	3	0,9
	3	36	10,3
			20,1

Tabelle 4. Begleitverletzungen bei SHT (Auswertezeitraum: 1. 1. 84–10. 10.86)

	Weichteile		Knochen	
	[n]	[%]	[n]	[%]
Gesicht	114	26,6	37	14,3
Beine	84	19,6	43	16,7
Arme	68	15,9	42	16,3
Thorax	52	12,1	41	15,9
Abdomen	36	8,4	–	–
Becken	23	5,4	12	4,7
Hals	15	3,5	8	3,1
Wirbelsäule	11	2,6	18	7,0
Gefäße	2	0,5	–	–
Keine	24	5,6	57	22,1
Gesamt	429		258	

sich die gleichzeitige Gesichtsverletzung, wobei in 14,3% knöcherne Zerstörungen und in 26,6% Weichteilverletzungen vorlagen. Als zweithäufigste Begleitverletzung waren Extremitätenfrakturen zu verzeichnen, gefolgt von Verletzungen des Thorax.

Vergleicht man den Zustand der Patienten, beurteilt nach der NACA-Einteilung, mit dem Grad der Bewußtseinseinschränkung anhand der Glasgow-Coma-Scale, so ergibt sich eine deutliche Abhängigkeit beider Größen, die auf dem 1%-Niveau (Spearman's Rho) signifikant ist (Tabelle 5). Zwar sind auch schwerverletzte Patienten mit nur leichtem oder mittlerem SHT zu finden, auf der anderen Seite aber keine schwer Schädeltraumatisierten mit niedriger NACA-Einstufung. Dies wird verständlich, wenn man bedenkt, daß die NACA-Klassifizierung den Grad der Gefährdung der Vitalfunktionen signalisiert. Bei einem Patienten mit leichtem und bei 15 Patienten mit schwerem Schädel-Hirn-Trauma mußte schon am Notfallort der letale Ausgang diagnostiziert werden (NACA 7). Insgesamt muß aus der deutlichen Abhängigkeit zwischen NACA-Einteilung

Tabelle 5. Gegenüberstellung: NACA-Einteilung und Schweregrad des SHT (Auswertezeitraum: 1. 1. 84–10. 10. 86)

NACA	Leicht	Mittel	Schwer	Gesamt
1	2	–	–	2
2	12	–	–	12
3	155	–	–	155
4	57	19	1	77
5	29	11	33	73
6	3	4	11	18
7	1	–	15	16
Gesamt	259	34	60	353

p = 0,01

und Glasgow-Coma-Scale geschlossen werden, daß der Gesamtzustand des verletzten Patienten ganz wesentlich von der Schädelverletzung mitbestimmt wird.

NACA-Klassifizierung und Bewertung des Bewußtseinszustandes nach dem GCS stellen schnell erhebbare Befunde dar und sind somit adäquate Beurteilungskriterien zur präklinischen Klassifizierung von Verunfallten, sie lassen aber primär keine Schlüsse zu bezüglich pathophysiologischer Alteration respiratorischer, hämodynamischer und metabolischer Größen. Erst wenn es gelingen würde, zwischen schnell erhebbaren Kriterien und den an sich notwendigerweise zu messenden Parametern – die im wesentlichen für eventuelle Senkundarschäden nach einer akuten Traumatisierung verantwortlich sind – eine Verbindung herzustellen, könnten neben der Statusdefinition auch therapeutische Ansatzpunkte abgeleitet werden.

3.2 Untersuchungen der Blutgase am Notfallort und bei Klinikaufnahme

Seit langem ist bekannt, daß Atemstörungen nach einem akuten Schädel-Hirn-Trauma auftreten können [77, 121, 148, 158, 217, 285]. North und Jennet [217] wiesen bei 60% ihrer Patienten mit akuter zerebraler Schädigung abnorme Atemmuster nach. Untersuchungen haben weiter gezeigt, daß sowohl die Frühmortalität als auch das endgültige Überleben bei Patienten mit akutem Schädel-Hirn-Trauma (SHT) ganz wesentlich vom Ausmaß einer Hypoxie oder Hyperkapnie nach dem Trauma bestimmt werden [79, 158, 184]. So fanden Kohi et al. [158] eine deutlich erhöhte Sterblichkeit bei Patienten mit SHT, die zum Zeitpunkt der Klinikaufnahme eine Hypoxie aufwiesen, gegenüber Patienten mit derselben Komatiefe, aber ohne Hypoxie. Singbartl [286] diagnostizierte bei 52–78% aller komatösen Patienten bei Klinikaufnahme eine insuffiziente Spontanatmung und/oder Aspiration.

Hypoxie und Hyperkapnie lassen sich aber gerade am Notfallort ohne apparative Meßmöglichkeiten nur schwer abschätzen [268]. Zudem findet sich in der Literatur immer wieder die Feststellung, daß beim akuten Schädel-Hirn-Trauma gar keine Hyperkapnie, sondern durch Hyperventilation eine Hypokapnie vorliege [158, 204, 276].

Wie schon dargestellt, ist heute allgemein anerkannt, daß bei Schädel-Hirn-Traumen zur Einschätzung der Tiefe der Bewußtseinsstörung die Beurteilung nach dem sogenannten Glasgow-Coma-Scale (GCS) gut geeignet ist [286, 298, 310]. Dieser korreliert in gewissen Grenzen auch mit der Schwere des erlittenen Traumas [252].

Da, soweit wir die Literatur überblicken, bisher beim akuten Schädel-Hirn-Trauma keine Untersuchungen zum Verhalten der Blutgase am Unfallort durchgeführt wurden, sollten zum einen die Blutgase am Unfallort und bei Klinikaufnahme überprüft werden, und zum anderen untersucht werden, ob am Notfallort zwischen dem Grad der Bewußtseinseinschränkung – gemessen mit dem Glasgow-Coma-Scale – und einer drohenden Hyperkapnie bzw. Hypoxie ein Zusammenhang besteht.

Patienten und Methodik: In einem Zeitraum von 18 Monaten wurden 33 Patienten mit akutem Schädel-Hirn-Trauma – mit und ohne Polytraumatisierung –, die an der Unfallstelle vom Notarztdienst versorgt wurden, in die Studie aufgenommen. Sofort nach Ankunft an der Notfallstelle wurde gleichzeitig mit der Vorbereitung therapeutischer Maßnahmen aus der Arteria femoralis oder Arteria radialis Blut zur Bestimmung von Blutgasen entnommen. Simultan dazu beurteilten wir die Bewußtseinslage mit dem Glasgow-Coma-Scale [298]. Die arterielle Blutabnahme sowie die Bewußtseinsbeurteilung durften zu keiner Verzögerung der lebensrettenden Sofortmaßnahmen führen. Ausgeschlossen wurden alle Patienten, denen vor der Blutabnahme Sauerstoff über eine Nasensonde verabreicht wurde, die mit der Maske beatmet oder intubiert worden waren. Ebenso wurden Patienten ausgeschlossen, die vor Ankunft des Notarztes vom Rettungsdienstpersonal eine intravenöse Infusion erhalten hatten. Durch diese genannten Ausschlußkriterien kam es zu einer deutlichen Überrepräsentation von Patienten mit hoher Punktezahl im Glasgow-Coma-Scale, obwohl der Schweregrad der Hirntraumatisierung im Untersuchungszeitraum annähernd der Verteilung des Gesamtkollektivs entsprach.

Nach der Erstversorgung und dem Transport in die Klinik wurde bei Klinikaufnahme nochmals arterielles Blut zur Bestimmung der Blutgase entnommen sowie der Bewußtseinszustand eruiert. Die Blutproben vom Unfallort wie auch bei Klinikaufnahme transportierten wir auf Eis und bestimmten nach Abschluß des Einsatzes mit einem Blutgasanalysegerät (IL 1302) die Blutgase.

Da die Patienten am Unfallort alle Umgebungsluft (F_IO_2 = 0,21) atmeten, wurde für diesen Zeitpunkt die $D_{Aa}O_2$ nach folgener Formel berechnet [158]:

$$D_{Aa}O_2 = p_IO_2 - p_aCO_2 \cdot \left(F_IO_2 + \frac{1 - F_IO_2}{R}\right) - p_aO_2$$

R = Respiratorischer Quotient = 1,0

Bei Klinikaufnahme konnte der p_IO_2 nicht mit hinreichender Genauigkeit bestimmt werden, zu diesem Zeitpunkt berechneten wir die $D_{Aa}O_2$ deshalb nicht.

Für statistische Berechnungen wurde das Gesamtkollektiv in zweifacher Weise aufgeteilt, nämlich in Patienten mit isoliertem SHT und SHT mit Polytraumatisierung sowie in Patienten mit einer Punktezahl $\leq$ 10 im Glasgow-Coma-Scale (schweres und mittleres SHT) und in Patienten mit mehr als 10 Punkten im GCS (leichtes SHT). Aus dem Gesamtkollektiv sowie den Untergruppen berechneten wir für die einzelnen Parameter Mittelwerte und führten statistische Berechnungen mit dem Test nach Wilcoxon für verbundene und unverbundene Meßwerte durch.

Ergebnisse: Von den 33 untersuchten Patienten mit Schädel-Hirn-Trauma waren 6 polytraumatisiert (Tabelle 6), die übrigen wiesen ein isoliertes SHT auf, allenfalls geringfügige, periphere Begleitverletzungen. Die polytraumatisierten Patienten hatten alle mehr oder minder schwere Thoraxtraumen sowie Zeichen eines hämorrhagischen Schocks. Die Entnahme der arteriellen Blutproben sowie die Erhebung des Bewußtseinszustandes geschah in einem Zeitraum von 6 bis maximal 21 min nach dem Unfallereignis.

Tabelle 6. Gruppen- und Altersverteilung der untersuchten Patienten. Angegeben sind die Mittelwerte sowie die Spannbreite

	Alter (Jahre)	[n]
Isoliertes SHT	40,0 (16–78)	27
SHT mit Polytrauma	42,3 (16–84)	6
GCS ≤ 10	42,3 (16–84)	10
GCS > 10	44,0 (16–78)	23
Gesamt	40,4 (16–84)	

* $p \le 0,05$

pCO$_2$: Es zeigte sich, daß wenige Minuten nach der Traumatisierung ein sehr enger, reziproker Zusammenhang zwischen der Schwere der Bewußtseinseinschränkung und dem Ausmaß einer Hyperkapnie bestand (Abb. 4). Patienten mit 3 Punkten im GCS zeigten pCO$_2$-Werte um 60 mm Hg, wohingegen bei normaler Bewußtseinslage (Commotio) der pCO$_2$ im Mittel bei 32 mm Hg lag. Die Korrelation zwischen den zwei Größen betrug -0.88 und war damit auf dem 1‰-Niveau signifikant. Die sechs polytraumatisierten Patienten mit Schädel-Hirn-Trauma fügten sich ohne Abweichung ein.

Nach Klinikaufnahme hatte sich das Bild völlig gewandelt. Durch Intubation und Beatmung der komatösen Patienten war die Hyperkapnie dieser Patienten beseitigt, es war nun keinerlei Zusammenhang mehr zwischen Glasgow-Coma-Scale und pCO$_2$ feststellbar (Abb. 5). Insbesondere bei Patienten mit assoziier-

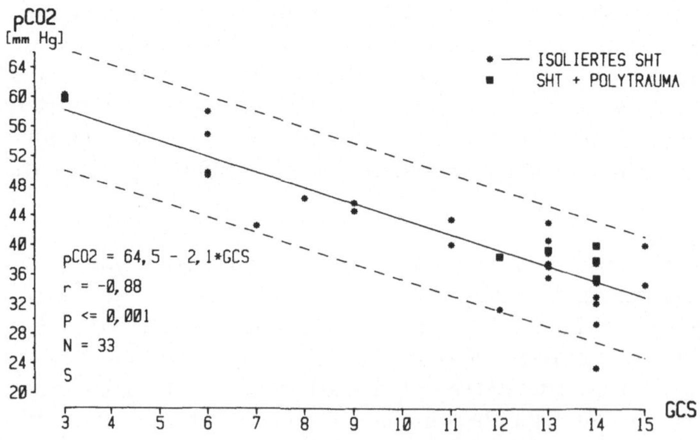

Abb. 4. Regression und Korrelation zwischen GCS und p$_a$CO$_2$ am Unfallort

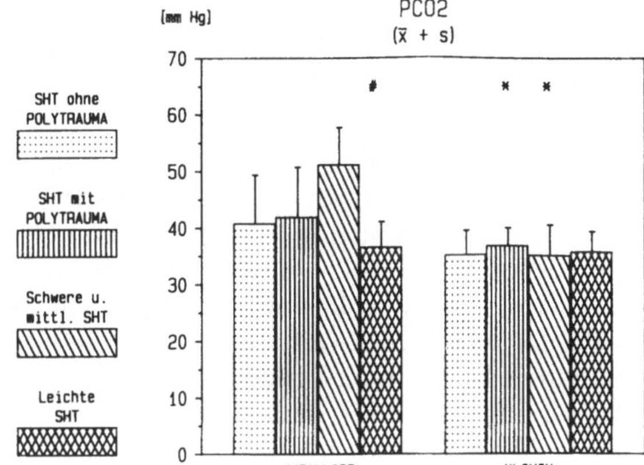

Abb. 5. Vergleich der p_aCO_2-Werte am Unfallort und nach Klinikaufnahme. Wiedergegeben sind die Untergruppen des Gesamtkollektivs
* Signifikanter Unterschied zwischen den 2 Zeitpunkten; + Signifikanter Unterschied zwischen den 2 Gruppen, über denen sich das Zeichen befindet

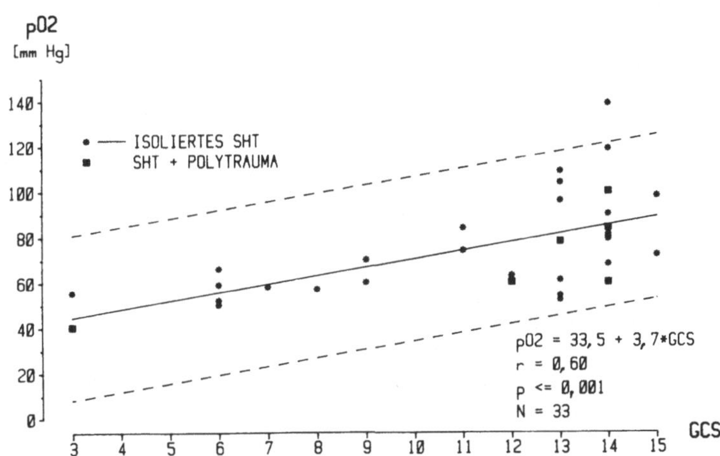

Abb. 6. Regression und Korrelation zwischen GCS und p_aO_2 am Unfallort

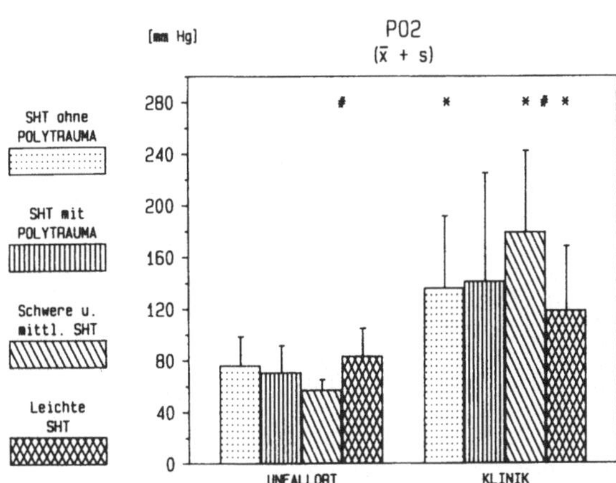

Abb. 7. Vergleich der p_aO_2-Werte am Unfallort und nach Klinikaufnahme. Darstellung wie in Abb. 5

tem Polytrauma, aber auch bei Patienten mit einer Punktezahl unter 10 im Glasgow-Coma-Scale war der Unterschied der pCO_2-Werte zwischen Unfallort und Klinik statistisch zu sichern.

pO_2: Weit weniger eng und vor allem mit größerer Streuung korrelierte der p_aO_2 mit der Schwere der Bewußtseinseinschränkung am Unfallort (Abb. 6). Zwar lagen auch hier bei niedriger Punktezahl im GCS pO_2-Werte vor, die einer Hypoxie zugeordnet werden müssen, jedoch war eine uneingeschränkte oder nur wenig eingeschränkte Bewußtseinslage nicht zwangsläufig mit einem normalen Sauerstoffpartialdruck verbunden. Vor allem polytraumatisierte Patienten scheinen unterhalb der zu erwartenden Werte zu liegen. Der p_aO_2 verbesserte sich in allen Untergruppen bis zur Klinikaufnahme auf einem statistisch zu sichernden Niveau (Abb. 7). Patienten mit schwerem und mittlerem SHT zeigten dabei einen deutlichen Unterschied gegenüber leicht traumatisierten Patienten. Durch die adäquate Therapie der Patienten mit niedriger Punktezahl im GCS kehrte sich die ursprünglich positive Beziehung zwischen GCS und p_aO_2 vollständig um, so daß nun ein negativer Zusammenhang zwischen diesen beiden Größen bestand (Tabelle 7). Der Zusammenhang war mit einem Korrelationsfaktor von 0,677 auf dem 1 Promille-Niveau zu sichern.

pH: Reziprok zum pCO_2 verhielt sich der arterielle pH am Unfallort (Abb. 8), mit steigendem Kohlensäuregehalt des Blutes. Der Korrelationsfaktor zwischen GCS und pH lag mit 0.80 nur geringfügig unter dem von 0.88, der das Verhältnis von Bewußtseinslage und p_aCO_2 charakterisierte. Auch beim pH-Wert zeigten polytraumatisierte Patienten keine Abweichung. Die niedrigsten pH-Werte fanden sich in der Gruppe der Patienten mit weniger als 10 Punkten im Glasgow-Coma-Scale (Abb. 9), gefolgt von den polytraumatisierten Patienten. Ohne jegliche antiazidotische Behandlung lag der pH-Wert nach Klinikaufnahme in allen Untergruppen im Normbereich und war bis auf die Patienten mit leichter Bewußtseinseinschränkung signifikant verschieden gegenüber dem Unfallort. Zwi-

Tabelle 7. Regressionsgeraden und Korrelationsfaktoren zwischen dem Glasgow-Coma-Scale und Blutgaswerten am Unfallort und nach Klinikeinlieferung. Berechnungen für das Gesamtkollektiv

	Unfallort	Klinik
pCO_2:	$pCO_2 = 64,5 - 2,1 \cdot GCS$ $r = -0,88{*}{*}{*}$	$pCO_2 = 34,1 - 0,1 \cdot GCS$ $r = 0,12$
pO_2:	$pO_2 = 33,5 + 3,7 \cdot GCS$ $r = 0,60{*}{*}{*}$	$pO_2 = 234,5 - 9,3 \cdot GCS$ $r = 0,677{*}{*}{*}$
pH:	$pH = 7,095 + 0,021 \cdot GCS$ $r = 0,797{*}$	$pH = 7,353 + 0,003 \cdot GCS$ $r = 0,189$
BE:	$BE = -5,88 + 0,27 \cdot GCS$ $r = 0,278$	$BE = -4,08 + 0,14 \cdot GCS$ $r = 0,222$

* $p < 0,05$;   ** $p < 0,01$;   *** $p < 0,001$

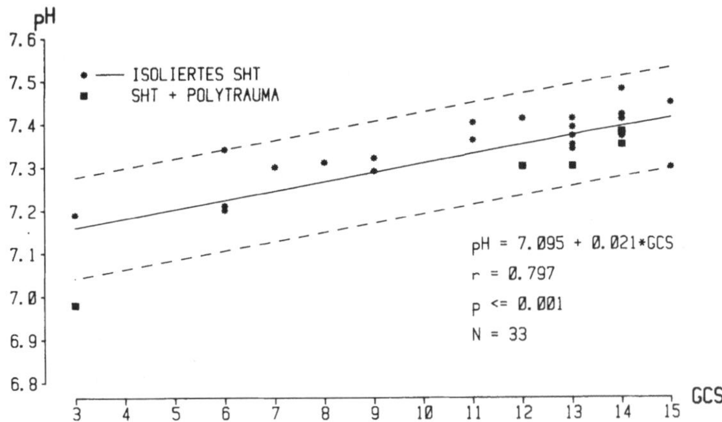

Abb. 8. Regression und Korrelation zwischen GCS und pH am Unfallort

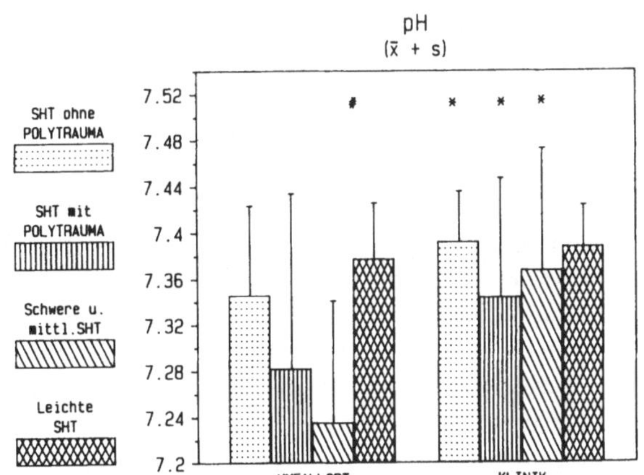

Abb. 9. Vergleich der arteriellen pH-Werte am Unfallort und nach Klinikaufnahme

schen Glasgow-Coma-Scale und pH-Wert ergab sich in der Klinik kein Zusammenhang mehr.

BE: Daß am Unfallort die azidotische Stoffwechsellage bei niedriger Punktzahl im GCS vorwiegend durch eine pCO_2-Erhöhung bedingt ist, läßt sich einerseits an der fehlenden Korrelation zwischen GCS und BE erkennen (Tabelle 7), andererseits an der sehr guten Korrelation zwischen pH und pCO_2, der Korrelationskoeffizient beträgt hierfür 0.84. Auch ändert sich der fehlende Zusammenhang zwischen Bewußtseinslage und BE nach Klinikaufnahme nicht.

$D_{Aa}O_2$: Die alveoloarterielle Sauerstoffpartialdruckdifferenz am Unfallort war zwar im Gesamtkollektiv wie auch in allen Untersuchungen im Mittel geringfügig erhöht, es ließ sich aber weder zwischen der Bewußtseinslage und der $D_{Aa}O_2$ eine Beziehung herstellen, noch unterschieden sich die Untergruppen voneinander (Tabelle 8).

Tabelle 8. $D_{Aa}O_2$ am Unfallort

Isoliertes SHT:	$31,58 \pm 11,54$
SHT mit Polytrauma:	$32,92 \pm 13,36$
GCS < 10:	$34,76 \pm 8,11$
GCS > 10:	$30,01 \pm 13,30$
Gesamtkollektiv:	$31,84 \pm 11,63$

$D_{Aa}O_2 = 38,67 - 0,65 \cdot GCS$
$r = -0,209$

3.3 Untersuchung zum Verhalten hämodynamischer und metabolischer Parameter am Notfallort und bei Klinikaufnahme

Schon 1901 beschrieb Cushing einen Anstieg des arteriellen Druckes verbunden mit einer Bradykardie nach rascher Hirndruckerhöhung (zitiert nach [291]). Neuere Untersuchungen zeigten aber, daß mit einer intrakraniellen Drucksteigerung weit häufiger eine Tachykardie als eine Bradykardie einhergeht, und daß neben EKG-Veränderungen, wie wandernder Schrittmacher, QT-Verkürzung oder -Verlängerung eine tachykarde Extrasystolie einerseits oder Bradykardie bis hin zur Asystolie andererseits zu finden sind [24, 70, 173, 176, 291].

Bei Patienten, die ein schweres Schädel-Hirn-Trauma überlebten, wurden nach Einlieferung in die Klinik erhöhte Blutdruckwerte und eine tachykarde Herzfrequenz [38] gefunden, wobei beide Parameter eng mit den stark erhöhten Katecholaminspiegeln im Plasma korrelierten [38]. Allerdings könnten die hämodynamischen Veränderungen in dieser Studie auch Ausdruck einer Schmerz- oder Schockreaktion sein, da die Patienten häufig neben der Schädel-Hirn-Traumatisierung noch andere Verletzungen aufwiesen. Auch wurden die ersten Katecholaminspiegelbestimmungen 48–72 h nach dem Akutereignis vorgenommen, so daß hier schon ein entstehendes Hirnödem oder eine stattgefundene zerebrale Ischämie Einfluß gewonnen haben könnten. Daten zur hämodynamischen Situation am Notfallort und bis zur Klinikaufnahme liegen unseres Wissens in der Literatur nicht vor.

Gerade wenn man diskutiert, daß Katecholamine an der Beeinflussung des Blutdruckes und der Herzfrequenz ursächlich beteiligt sein könnten, sind natürlich diejenigen metabolischen Größen von Interesse, von denen bekannt ist, daß sie durch Katecholamine verändert werden. Neben einer möglichen Blutzuckererhöhung durch eine antiinsulinäre Reaktionslage – „injury- oder ebb-Phase" [6] – sind Veränderungen des Kaliumspiegels zu erwarten [311]. Durch α- und β-stimulierende Effekte der Katecholamine können sowohl Hyper- als auch Hypokaliämien erwartet werden.

Patienten und Methodik: Bei den schon dargestellten 33 Patienten mit akutem SHT wurde sofort bei Ankunft an der Notfallstelle sowohl der arterielle Blutdruck nach Riva-Rocci gemessen, als auch mit einem EKG-Kleinmonitor über Brustwandklebeelektroden die Pulsrate bestimmt. Aus dem Meßwert des systolischen und diastolischen Blutdruckes wurde nach folgender Formel der mittlere Blutdruck berechnet:

$$\text{MAP} = \frac{p_{diast.} + 2 \cdot p_{syst.}}{3}$$

Da das Produkt aus systolischem Blutdruck und Herzfrequenz einen gewissen Anhalt für den myokardialen Sauerstoffverbrauch liefern soll [177], berechneten wir diesen Parameter – „rate pressure product" – ebenfalls:

$$\text{RPP} = \text{HR} \cdot p_{syst.}$$

Außerdem wurde noch vor Einleitung therapeutischer Maßnahmen Blut aus der Arteria femoralis oder Arteria radialis in mit Lithiumheparinat vorpräparierten Spritzen entnommen. Aus diesen Blutproben bestimmten wir nach Abschluß des Einsatzes den Blutglukosespiegel (Hexokinasemethode, Beckmann-Analyser) sowie den Serum-Kalium- und Serum-Natrium-Spiegel (flammenphotometrisch). Zur Verlaufsbeobachtung wurden nach Klinikaufnahme des Patienten die beschriebenen Werte nochmals erhoben.

Da trotz sorgfältiger Abnahmetechnik – wohl doch durch vermehrten Sog infolge des begreiflichen Zeitdruckes am Notfallort – einige Blutproben hämolytisch erschienen und deshalb nicht verwendbar waren und vier Blutentnahmen aus nicht mehr nachvollziehbaren Gründen unterblieben, standen für die Auswertung der Elektrolytkonzentrationen und des Blutzuckerspiegels zum Zeitpunkt „Unfallort" nur Plasmen von 18 Patienten zur Verfügung. Die Blutentnahmen bei Klinikaufnahme konnten bei 28 Patienten ausgewertet werden.

Die Aufteilung in Untergruppen sowie die statistische Auswertung erfolgte wie schon beschrieben.

Ergebnisse

Arterieller Mitteldruck (MAP), Herzfrequenz (HR) und rate-pressure-product (RPP): Der arterielle Mitteldruck betrug unmittelbar nach Ankunft des Notarztes im Gesamtkollektiv $92,7 \pm 23,2$ mm Hg (Tabelle 9). Die einzelnen Untergruppen unterschieden sich bis auf die Patienten mit assoziiertem Polytrauma nicht. Letztere Gruppe wies durch Blutverlust, Sequestration und eventueller Flüssigkeitsverschiebung einen deutlich niedrigeren Blutdruck mit einem Mittelwert von $65,5 \pm 26,5$ mm Hg auf. Der Unterschied zu den Patienten mit isoliertem SHT war signifikant. Durch adäquate Volumenzufuhr (Plasmaersatzmittel und Vollelektrolytlösung) gelang es in allen Fällen den Kreislauf bis zur Klinikaufnahme zu stabilisieren, so daß zwar die Polytraumagruppe mit $80,5 \pm 17,1$ mm Hg noch numerisch unter dem Gesamtkollektiv lag, der Unterschied war aber nicht mehr statistisch zu sichern. Die übrigen Untergruppen sowie auch das Gesamtkollektiv zeigten zwischen Unfallort und Klinik keine Veränderung. Im übrigen bewegte sich der arterielle Mitteldruck – bis auf die polytraumatisierten Patienten am Unfallort – in allen Gruppen sowohl wenige Minuten nach dem Trauma als auch bei Klinikaufnahme im Normbereich. Weder für das Gesamtkollektiv noch für eine Untergruppe ließ sich ein Zusammenhang zwischen arteriellem Blutdruck und der Bewußtseinseinschränkung, gemessen mit dem Glasgow-Coma-Scale, feststellen.

Tabelle 9. Verhalten von hämodynamischen Parametern am Unfallort und bei Klinikaufnahme

		Unfallort			Klinik		
		MAP [mm Hg]	HR [1/min]	RPP [mm Hg/min]	MAP [mm Hg]	HR [1/min]	RPP [mm Hg/min]
Isoliertes SHT	$\bar{x}$	99,00	92,15	12299	94,54	95,12	12027
	±	17,53	18,58	3343	12,57	15,99	2485
SHT mit Polytr.	$\bar{x}$	65,50	98,00	8674	80,50	90,00	10083*
	±	26,51	24,17	2635	17,11	8,37	2386
GCS ≤ 10	$\bar{x}$	92,11	100,89	12188	91,67	101,67	12783
	±	25,48	29,87	3921	15,81	21,07	3454
GCS > 10	$\bar{x}$	92,96	90,26	11397	92,00	91,22	11224
	±	22,83	13,22	3379	14,11	10,88	2024
Gesamt	$\bar{x}$	92,72	93,25	11592	91,91	94,16	11658
	±	23,19	19,44	3496	14,34	14,88	2583

+ p ≤ 0,05;   * p ≤ 0,05 Unfall/Klinik

Im Gegensatz zum arteriellen Mitteldruck war die Herzfrequenz im Gruppenmittel ausnahmslos leicht erhöht. Dies galt nicht nur für Patienten mit massivem Blutverlust und somit kompensatorisch erhöhter Herzrate (Polytraumagruppe) sondern auch für isolierte Schädel-Hirn-Traumen aller Schweregrade. Mittlere und schwere Schädel-Hirn-Traumen wiesen zwar im Mittel eine um zehn Schläge pro Minute höhere Herzfrequenz gegenüber den leicht traumatisierten auf, aber im Gesamtkollektiv war zwischen dem GCS und der Herzfrequenz ebenso wie beim MAP kein Zusammenhang feststellbar (r = 0,12).

Das rate-pressure-product (RPP) war in allen Gruppen normal. Allein die Polytraumasubgruppe zeigte am Unfallort durch den erniedrigten Blutdruck ein im Vergleich zu den anderen Gruppen niedrigeres RPP, das sich auch zwischen Präklinik und Klinik unterschied.

Elektrolyt- und Blutglukosespiegel: Der Serum-Kalium-Spiegel, der nach verschiedenen Autoren mit der Höhe der Katecholaminausschüttung reziprok korrelieren soll, ließ wenige Minuten nach dem Trauma einen engen Zusammenhang mit dem GCS erkennen. Während Patienten mit normaler oder nur gering erniedrigter Punktezahl im GCS im Normbereich liegende Kaliumkonzentrationen aufwiesen, waren bei tief bewußtlosen Patienten stark erniedrigte Kaliumspiegel zu finden (Abb. 10). Der Korrelationsfaktor zwischen beiden Größen war mit r = 0,66 auf dem 1%-Niveau signifikant. Polytraumatisierte Patienten fügten sich hier ohne Abweichung ein. Auch nach Klinikaufnahme ließ sich dieser Zusammenhang noch nachweisen. In den Subgruppen waren außer dem gefundenen Zusammenhang zwischen Kaliumspiegel und Punktezahl im GCS keine weiteren Unterschiede feststellbar. Im Gegensatz zu den Kaliumwerten lagen alle Natriumwerte im Normbereich (Tabelle 10). Die Blutglukosewerte (Tabelle

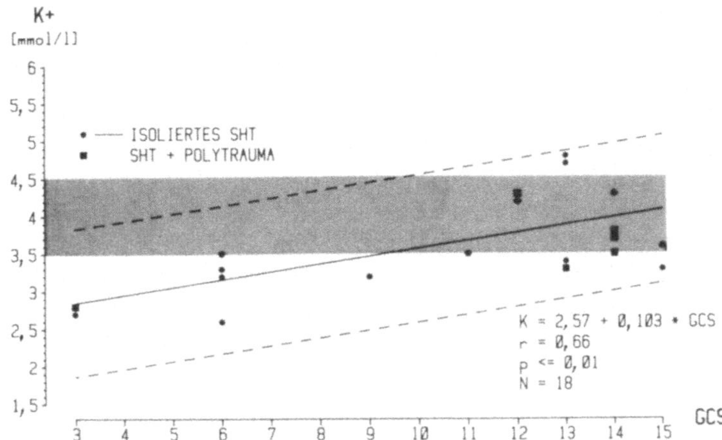

Abb. 10. Regression und Korrelation zwischen GCS und Plasma-Kalium-Werten am Unfallort

Tabelle 10. Das Verhalten von Blutzucker, Natrium und Kalium am Unfallort und bei Klinikaufnahme

		Unfallort			Klinik		
		Blutzucker [mmol/l]	Natrium [mval/l]	Kalium [mval/l]	Blutzucker [mmol/l]	Natrium [mval/l]	Kalium [mval/l]
Isoliertes SHT	x̄	128,50	140,3	3,63	134,78	140,4	3,74
	±	21,55	3,0	0,72	23,67	2,9	0,51
SHT mit Poly-	x̄	141,67	138,2	3,57	141,83	139,8	3,55
trauma	±	31,53	2,9	0,50	21,64	3,2	0,57
GCS ≤ 10	x̄	136,40	139,4	3,29⁺⌉	138,50	140,0	3,31⁺⌉
	±	27,19	3,0	0,46	15,25	2,7	0,44
GCS > 10	x̄	134,22	140,1	3,98⌉	135,98	140,3	3,89⌉
	±	26,27	2,9	0,55	27,11	3,0	0,44
Gesamt	x̄	133,63	140,0	3,59	136,82	140,4	3,69
	±	25,97	2,8	0,60	23,28	2,6	0,52

⁺ p ≤ 0,05

10) waren zwar im Gesamtkollektiv und in den Subgruppen geringfügig erhöht, es konnte aber weder ein Unterschied zwischen den Gruppen noch ein Zusammenhang zum GCS oder einem anderen Parameter gefunden werden. Die Mittelwerte zwischen Unfallort und Klinik unterschieden sich ebenfalls nicht.

3.4 Untersuchung zum Verhalten des intrakraniellen Druckes und des zerebralen Perfusionsdruckes nach Klinikaufnahme

Hypoxie und Hyperkapnie können die zerebrale Durchblutung um weit mehr als das Doppelte gegenüber dem Normalwert steigern. Bei ungeschädigtem Zerebrum spielt dies jedoch keine pathogenetische Rolle, da durch ausreichende Kompensationsmöglichkeit das vermehrte Blutvolumen nicht zu einer Steigerung des intrakraniellen Druckes führt. Erst das Zusammenwirken von Hypoxie und/oder Hyperkapnie mit einer originären Raumforderung durch Hirnödem, intrakranieller Blutung oder Vasoparalyse droht den intrakraniellen Druck in deletäre Bereiche ansteigen zu lassen [23, 230, 231, 235, 236].

Wie wir zeigten, drohen am Notfallort Hypoxie und Hyperkapnie mit dem Grad der Bewußtseinsstörung zuzunehmen. Da aber mit einem Hirnödem andererseits erst Stunden bis Tage nach der akuten Traumatisierung gerechnet werden muß [95, 250], versuchten wir bei Patienten mit akutem Schädel-Hirn-Trauma – isoliertes SHT bishin zum polytraumatisierten Patienten mit assoziiertem SHT – so früh wie möglich den intrakraniellen Druck zu bestimmen.

Patienten und Methode: Im Zeitraum von 1982 bis Juni 1986 wurde bei 72 Patienten mit akutem SHT so früh wie möglich nach Klinikaufnahme der intrakranielle Druck gemessen. Als Indikation für eine ICP-Messung galten eine Punktezahl im Glasgow-Coma-Scale von weniger als 7 am Unfallort, die Überwachung nach Operationen von epiduralen, subduralen und intrakraniellen Hämatomen sowie bei initialer Bewußtlosigkeit die Unmöglichkeit einer weiteren neurologischen Kontrolle, sei es durch längerdauernde Narkose zur Versorgung extrakranieller Verletzungen oder durch den Zwang zur Sedierung bei langzeitbeatmeten Patienten [234]. Der intrakranielle Druck wurde epidural mit dem Aufnehmer ICT/b (Fa. Gaeltec Ltd, Scottland) gemessen, der arterielle Druck über einen in der Arteria radialis oder Arteria axillaris liegenden Katheter. Den zerebralen Perfusionsdruck errechneten wir als Differenz zwischen mittlerem arteriellen und mittlerem intrakraniellen Druck. Ein Großteil der Patienten (über 80%) war am Unfallort intubiert und auf dem Transport zur Klinik kontrolliert hyperventiliert worden. Zum Zeitpunkt der ersten ICP-Messung waren alle Patienten intubiert und kontrolliert beatmet.

Ergebnisse: Tabelle 11 zeigt die Zeitintervalle, in denen nach dem Unfallereignis erste Meßergebnisse gewonnen werden konnten. Bei über 40% der Patienten

Tabelle 11. Anzahl der Patienten, aufgegliedert nach Zeitdauer zwischen Unfall und 1. Meßzeitpunkt der intrakraniellen Druckmessung. T_m = durchschnittliche Zeit pro Gruppe

(STD)	<6	6–12	>12
[n]	31	21	20
[%]	43	29	28
T_m(STD)	4,4	8,6	17,0

war dies innerhalb der ersten 6 h der Fall, die durchschnittliche Zeit für diese 31 Patienten betrug 4,4 h. Bei den 20 Fällen, in denen die Zeitspanne zwischen Unfall und Einlegen der intrakraniellen Druckmessung mehr als 12 h betrug, handelte es sich um Sekundärverlegungen aus anderen Kliniken oder aber auch um Fehleinschätzungen des klinischen Schweregrades bei der Erstuntersuchung. Der Zeitraum 6–12 h beinhaltet vor allem diejenigen Patienten, die a priori im Glasgow-Coma-Scale mehr als sieben Punkte erhielten und erst sekundär nach Hebung einer größeren Impressionsfraktur oder Entleerung eines epi- bzw. subduralen Hämatoms eine Druckmeßsonde eingelegt bekamen.

Die ersten Werte der ICP-Messung (Tabelle 12) lagen in 51 Fällen (71%) unter 20 mm Hg, bei 18 Patienten (24%) jedoch zwischen 20 und 60 mm Hg, so daß sofortige therapeutische Maßnahmen eingeleitet werden mußten. Bei 3 Patienten fand sich als erster Meßwert ein Druck von über 60 mm Hg, alle 3 verstarben kurze Zeit später an ihren deletären intrakraniellen Schäden.

Der zerebrale Perfusionsdruck (Tabelle 13) lag in 25% unter der aus der Literatur [92, 93] bekannten Grenze von 50 mm Hg. Da zu vermuten ist, daß dieser niedrige CPP schon längere Zeit bestand, ist allein hieraus schon eine schlechtere Prognose für diese Patienten abzuleiten; in der Tat verstarben auch alle Patienten mit initial erniedrigtem zerebralem Perfusionsdruck.

Obwohl diese Ergebnisse natürlich nur einen sehr beschränkten Rückschluß auf die Prähospitalphase zulassen, muß man trotzdem annehmen, daß auch in diesem Zeitraum durchaus über die Norm erhöhte intrakranielle Drucke anzutreffen sind, auf die sich Hypoxie und Hyperkapnie natürlich noch aggravierend auswirken. Da ein früherer Meßzeitpunkt aus organisatorischen und technischen Gegebenheiten nicht erreichbar ist, sollte im Tierexperiment der Verlauf des Schädelinnendruckes sowie des zerebralen Perfusionsdruckes weiter untersucht werden.

Tabelle 12. Anzahl der Patienten, aufgegliedert nach Höhe des intrakraniellen Druckes zum Zeitpunkt der 1. Messung

ICP [mm Hg]	≤ 20	21–60	> 60
[n]	51	18	3
[%]	71	25	4

Tabelle 13. Anzahl der Patienten, aufgegliedert nach Höhe des zerebralen Perfusionsdruckes zum Zeitpunkt der 1. ICP-Messung

CPP [mm Hg]	≤ 20	21–50	> 50
[n]	5	13	54
[%]	7	18	75

4 Tierexperimentelle Untersuchungen zur Charakterisierung eines Schädel-Hirn-Traumas

4.1 Modellvergleich aus der Literatur und Beschreibung des eigenen Modells

Das akute Schädel-Hirn-Trauma stellt ein komplexes pathophysiologisches Geschehen dar, das durch eine Vielzahl von nicht genau bestimmbaren Variablen beeinflußt wird. So sind Schädeltraumen vom Säuglings- bis zum Greisenalter anzutreffen, deren Ursachen zudem extrem variieren können. Von einem Akzelerations-Dezelerationstrauma über Schußverletzungen bis zur langdauernden Schädelkompression bei Einklemmungen sind die verschiedensten Mechanismen einer Krafteinwirkung anzutreffen. Bei der Uneinheitlichkeit sowohl von Auslösefaktoren als auch der Heterogenität der betroffenen Population kann eine genaue Quantifizierung der zugrundeliegenden pathophysiologischen und pathobiochemischen Gegebenheiten nur im Tiermodell erfolgen [257, 302].

Ein adäquates Tiermodell muß dabei nach Rosner [257] folgende Anforderungen erfüllen:

1. Das Modell muß eine abstufbare pathophysiologische Reaktion erlauben.
2. Der Verletzungsgrad muß quantifizierbar und reproduzierbar sein.
3. Die Variabilität der Verletzung sollte eine Definition der Absterberate gestatten.
4. Der Zustand des Versuchstieres muß mit objektiv quantifizierbaren Meßmethoden beschreibbar sein, wobei die Graduierung so sensibel sein muß, daß Veränderungen im zeitlichen Verlauf erfaßt werden können.
5. Das Experiment muß in einer Zahl wiederholbar sein, die Versuchsziele mit hinreichender Genauigkeit zu definieren erlaubt.

Die geforderten Ziele können nur dann erreicht werden, wenn ein Tierexperiment so angelegt wird, daß nur ein ganz bestimmter, genau definierter Aspekt der verschiedenen möglichen Schädigungsmechanismen zur Anwendung kommt. So sind in der Literatur – je nach Fragestellung – auch unterschiedliche Techniken zur Erzeugung eines isolierten Schädel-Hirn-Traumas beschrieben worden, wie z.B. Aufprall von freifallenden Gewichten auf die Schädeldecke [293], Hammerschläge auf den Kopf [112], Beschleunigung der Versuchstiere mit anschließendem Anprall des Kopfes auf einen festen Körper [70] oder Schädeldurchschüsse [173]. Aber auch gänzlich andere Techniken, wie Kälte- oder Hitzeläsionen direkt am Gehirn, kamen zur Anwendung [82, 155, 156, 226]. Den ersteren Verfahren ist als Nachteil gemeinsam, daß nicht genau definiert werden kann, welcher Teil der applizierten Energie tatsächlich auf das Gehirn übertragen wird, und welcher Teil durch Absorption an angrenzende Strukturen wie Kopfhaut und Knochen verloren geht [293]; letzteren Verfahren haftet der Nachteil an, daß sie zwar eine zerebrale Läsion verursachen, aber kein initiales Trauma, sondern Folgezustände imitieren.

Da Quantität und Qualität des Schädel-Hirn-Traumas genau definiert sein müssen [302], sind alle Verfahren mit indirekter Traumatisierung des Gehirns nur mit Vorbehalt anwendbar, da es – bedingt durch interindividuelle anatomische Variationen vor allem in der Dicke der Schädelkalotte – zu nicht kalkulierbaren Unterschieden beim Schweregrad des Traumas kommen kann.

Sullivan et al. [293] und nachfolgend auch viele andere Autoren [175, 176, 257–259, 317, 318] wiesen darauf hin, daß das von Gurdjian et al. [113] erstmals 1952 beschriebene Prinzip einer plötzlichen zirkumskripten epiduralen Flüssigkeitsvermehrung diese Nachteile nicht aufweist. Rinder [251] wandte in den späten 60er Jahren ein auf diesen Erkenntnissen basierendes mechanisches Modell zur Erzeugung eines Schädel-Hirn-Traumas bei Kaninchen an, und von Sullivan et al. [293] wurde dieses Prinzip an Katzen zum „Fluid-Percussion"-Modell weiterentwickelt.

Hierbei wird eine hydraulisch induzierte Druckwelle direkt auf die Dura übertragen, ohne daß energieabsorbierende Strukturen zwischengeschaltet wären. Die Höhe des applizierten Druckes kann mit extrakraniellen Druckaufnehmern gemessen und damit quantifiziert werden, außerdem bleibt nach Sullivan et al. [293] die Dauer der Druckwelle von der Höhe des Druckes unbeeinflußt.

Das mit dem „Fluid-Percussion"-Mechanismus erzeugte Trauma verursacht eine rapide Deformation des Gehirns [318], wobei eine Druckwelle mit kugelförmiger Ausbreitung über das Gehirn hinwegläuft. Da das Foramen magnum als einzig relevante Öffnung der knöchernen Schädelkapsel angesehen werden kann, erfolgt eine Ausdehnung des Gehirns in dieser Richtung [293]. Die beschriebenen Druckwellenphänomene stehen weitgehend in Einklang mit den von Gibson et al. [91] beschriebenen Mechanismen, die bei einem Schädel-Hirn-Trauma am Menschen auftreten.

Wir verwendeten für unsere Tierversuche ein gering abgewandeltes Modell des Fluid-Percussion-Gerätes: Ein horizontal gelegener Plexiglaszylinder von 60 cm Länge, 4 cm Innendurchmesser und 0,5 cm Wandstärke wird an einem Ende mit einem durch O-Ringe abdichtenden, leicht beweglichen Teflonstempel verschlossen (Abb. 11) und am anderen Ende über einen Hochdruckschlauch über ein Ansatzstück (Abb. 12) mit einem Trepanationsloch in der Schädelkalotte verbunden.

Der Hohlzylinder ist vollkommen luftblasenfrei mit entgaster physiologischer Kochsalzlösung gefüllt. Am kopffernen Ende des Zylinders ist ein auslenkbares Pendel installiert, das aus definierter Fallhöhe die gespeicherte potentielle Energie über kinetische Energie in Druckenergie umwandelt. Die so erzeugte Druckwelle wird durch das Flüssigkeitssystem mit minimalem Energieverlust direkt auf die Dura übertragen. Im Kalottenansatzstück befindet sich ein Druckaufnehmer (EA, Data Instruments Inc., Lexington MA, USA), der die erzeugte Druckwelle in ca 3,5 cm Entfernung von der Dura mißt und auf einem getriggerten Speicheroszillographen zur Anzeige bringt (Abb. 13). Auf dem Oszillogra-

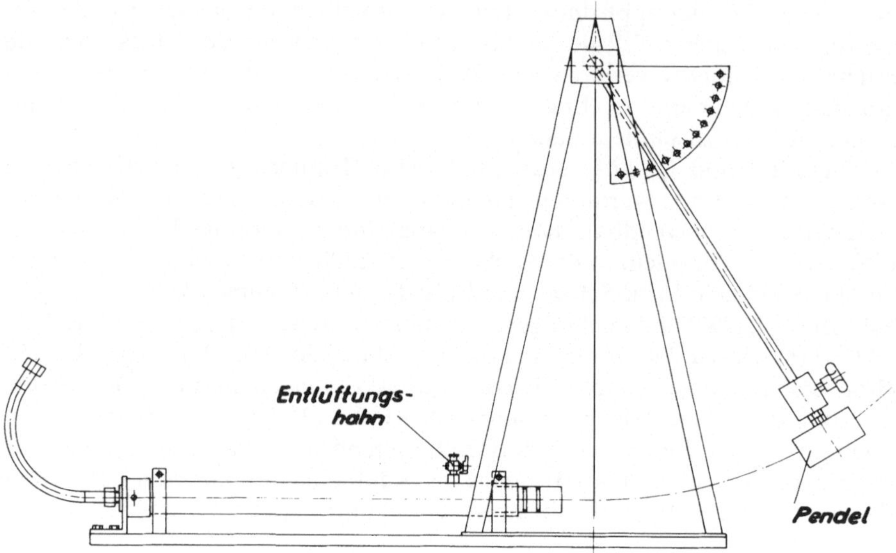

Abb. 11. Detailzeichnung des „Fluid-Percussion"-Gerätes

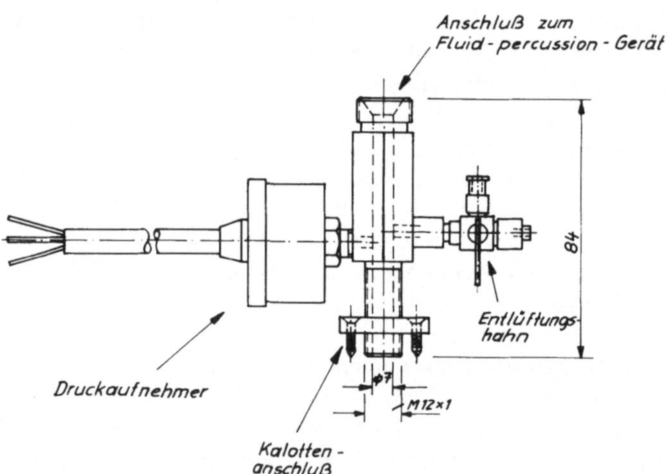

Abb. 12. Detailzeichnung des Kalottenansatzstückes

phen können Höhe und Dauer der Druckwelle bestimmt werden. Die Fallhöhe des Pendels wurde so gewählt, daß in Vorversuchen 2 Drittel der Versuchstiere ohne Therapie innerhalb 2 h verstarben, dies war bei einem Pendelgewicht von 3 kg aus einer Fallhöhe von 53 cm gegeben. Der so erzeugte mittlere Druck belief sich auf 3,5 Atmosphären, die auftretenden Druckspitzen auf ca. 16 Atmosphären.

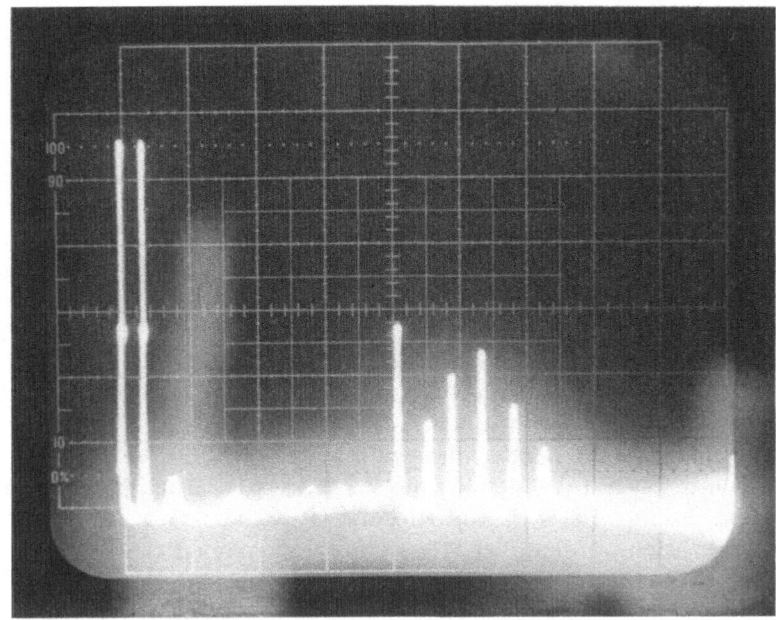

Abb. 13. Druckkurvenverlauf im „Fluid-Percussion"-Gerät bei einer Fallhöhe des Pendels von 53 cm

4.2 Untersuchungen zum zeitlichen Verlauf von intrakraniellen, hämodynamischen und Stoffwechselparametern nach einem akuten Schädel-Hirn-Trauma

– Vergleich Spontanatmung und Beatmung mit einer Kontrollgruppe –

4.2.1 Versuchsaufbau, Material und Methodik

4.2.1.1 Versuchstiere

Als Versuchstiere dienten 10–12 Wochen alte Jungschweine, Hybride aus deutschem und belgischem Hausschwein, beiderlei Geschlechts. Das Körpergewicht der Tiere lag im Bereich zwischen 21 und 24,5 kg (x = 22,8 kg).

4.2.1.2 Prämedikation und Narkose

Etwas 1 h vor Narkosebeginn wurden die Tiere mit 2 mg/kg KG Azaperon (Stresnil) und 0,1 mg/kg Atropinsulfat i.m. prämediziert.

Die Narkoseeinleitung erfolgte durch Injektion von 5 mg/kg KG Metomidat (Hypnodil) in eine Ohrvene. Unmittelbar danach wurden die Tiere in Rückenlage auf einem OP-Tisch gelagert und ohne Relaxierung orotracheal intubiert. Sofort nach der Intubation relaxierten wir mit 0,2 mg/kg Diallylnortoxiferin

(Alloferin), analgesierten mit 0,02 mg/kg Buprenorphin und beatmeten die Tiere mit einem zeitgesteuerten, volumenkonstanten Respirator (Servo-Ventilator 900, Fa. Siemens, BRD) mit einem Lachgas-Sauerstoff-Gemisch (F_iO_2: 0,35). Bei einer Atemfrequenz von 22/min wurde das Atemvolumen initial auf 9 l/min festgesetzt, im weiteren Verlauf nach arteriellen Blutgasanalysen so eingestellt, daß der arterielle pCO_2 im normo- bis leicht hypokapnischen Bereich lag.

Während der nachfolgenden chirurgischen Präparation erfolgte eine kontinuierliche Applikation von Metomidat, wobei während der ersten Hälfte der Präparationsdauer 6 mg/kg/h und während der zweiten Hälfte 1,2 mg/kg/h verabreicht wurden. Nach Abschluß der Präparation wurde die Zufuhr von Metomidat und Lachgas beendet, da wir während des eigentlichen Versuches eine suffiziente Spontanatmung der Tiere anstrebten.

Die Tiere, die als Kontrollgruppe dienten – ohne Schädel-Hirn-Trauma –, wurden durchgehend beatment und erhielten deshalb 1,2 mg/kg/h Metomidat bis zum Ende der Beobachtungszeit.

Von der Narkoseeinleitung bis Versuchsende infundierten wir allen Tieren 3 ml/kg/h einer Basis-Elektrolytlösung (Ringer-Laktat). Zur Kompensation von Blutverlusten während der Präparation und vorsorglich als Ersatz für die ausgedehnten Blutentnahmen zu diagnostischen Zwecken während der Versuchsdauer (ca. 300 ml) erhielten alle Tiere am Ende der Präparationsphase 15 ml/kg KG Dextran 60 (Macrodex 4,5% RL). Zur Prophylaxe möglicher anaphylaktoider Reaktionen auf makromolekulares Dextran wurden 10 Minuten vorher 3 g niedermolekulares Dextran 1 (Promit) vorgegeben.

4.2.1.3 Tierpräparation

Unter kontinuierlicher EKG- und Temperaturkontrolle wurden folgende gefäß- und kopfchirurgische Eingriffe vorgenommen:

Gefäßpräparation: Über die Arteria femoralis sinistra wurden per arteriae sectio zwei Kunststoffkatheter (Einmal Venenkatheter „steril" Nr. 5: 1.2 · 1.7 Ø, Fa. Braun) bis in die Aorta abdominalis vorgeschoben, um einerseits den arteriellen Blutdruck kontinuierlich messen, andererseits arterielles Blut zu Analysezwekken entnehmen zu können.

Via Arteria femoralis dextra wurde ein sog. „Pigtail-Katheter" (High-flow-nylon-Katheter, 5 F, Fa. W. Cook, DK) in den linken Ventrikel eingeführt, die Lagekontrolle erfolgte durch die typische Druckkurve. Der Ventrikelkatheter diente zur Injektion diverser Isotope, um den zerebralen Blutfluß messen zu können. Außerdem schoben wir über dieselbe Arterie eine Thermistorsonde (1 mm Ø) zur Registrierung des Herzzeitvolumens in den Aortenbogen vor.

In die Vena cava inferior wurde ein Venenkatheter über die Vena femoralis sinistra bis kurz vor die Einmündung in den rechten Vorhof vorgeschoben. Per venae sectio im linken Submandibularbereich plazierten wir über einen Seitenast der Vena jugularis externa einen doppellumigen, pulmonal-arteriellen Swan-Ganz-Katheter (Modell 93/110/5 F, Fa. Edwards Labaratories, USA) in der Arteria pulmonalis zur kontinuierlichen Messung des pulmonalarteriellen Mitteldruckes (MPAP), zur intermittierenden Bestimmung des pulmonalen kapillären

Verschlußdruckes (PCWP) sowie zur Entnahme von gemischt-venösem Blut. Eine schematische Übersicht über die Katheterlage gibt Abb. 14.

Nach Beendigung der Gefäßpräparation wurden die Operationswunden chirurgisch verschlossen und die Tiere aus der bisherigen Rückenlage in Bauchlage gebracht.

Kopfpräparation: Die Kopfhaut wurde mit einer Mischung aus 20 ml Bupivacainhydrochlorid und 5 IE Ornipressin (POR 8 Sandoz) sowohl zur lokalen Anästhesie als auch zur Vasokonstriktion infiltriert. Zur Freilegung der Schädelkalotte durchtrennten wir die Galea aponeurotica in sagittaler Richtung von der Protuberantia occipitalis externa bis 2 cm vor die Sutura frontomaxillaris und in transversaler Richtung vom Os temporale sinistrum zum Os temporale dextrum ca 2 cm oberhalb der Orbitae. Mit Trepanationsbohrern legten wir verschiedene Bohrlöcher unter Erhalt der Dura mater an. Das erste Bohrloch (12 mm Ø) ent-

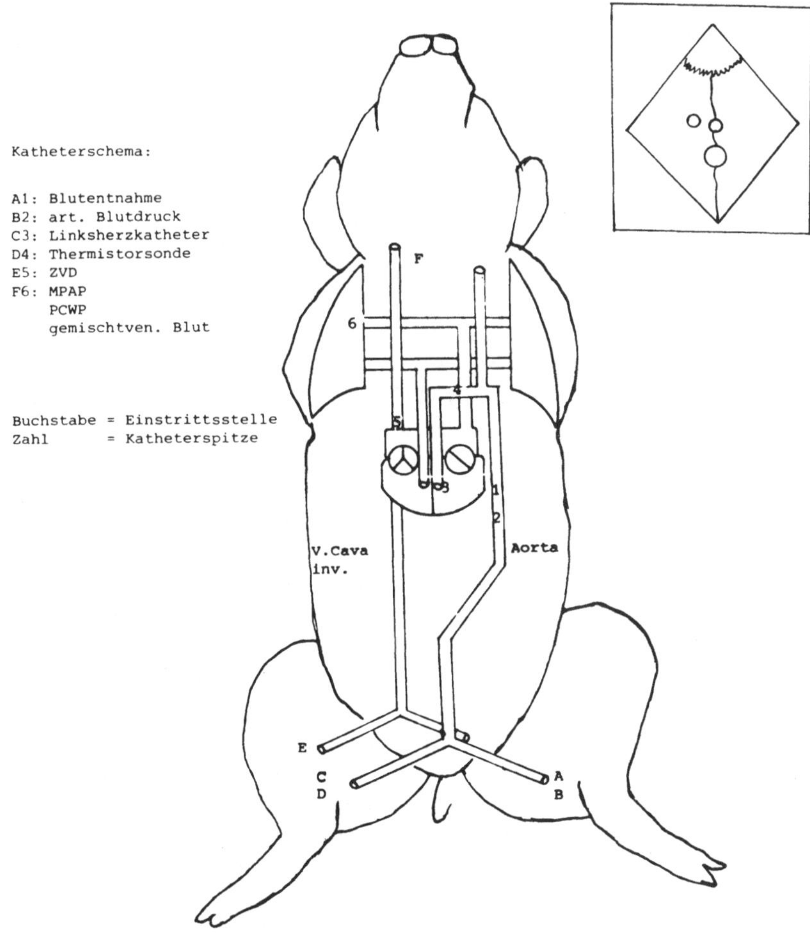

Abb. 14. Katheterschema und Kalottenbohrlöcher (rechts oben)

stand 2,6 cm rostral der Protuberantia occipitalis externa unmittelbar in der Medianlinie und diente zum Anschluß des „Fluid-Percussion"-Gerätes.

Ein zweites Bohrloch (6 mm Ø) entstand 2 cm rostral der ersten Bohrung. Durch diese Öffnung wurde der Sinus sagittalis dorsalis punktiert und ein dünner Katheter (Arteria-radialis-Katheter vom Typ Leader Cath. 0.6–0.9 mm, Fa. Vygon, France) zur Entnahme hirnvenösen Blutes bis kurz vor den Confluens sinuum vorgeschoben.

Etwa 0,9 cm links des letztgenannten Bohrloches wurde eine weitere Bohrung mit 6 mm Ø angelegt. Durch dieses Loch legten wir einen dünnen Kunststoffkatheter (Arteria-radialis-Katheter) – nach Punktion der Dura mater – subdural zur kontinuierlichen Messung des intrakraniellen Druckes.

Die beiden kleineren Bohrlöcher wurden mit Knochenzement wieder verschlossen. Abb. 14 skizziert die Schädelkalotte mit den Trepanationslöchern.

4.2.1.4 Versuchsdurchführung

Zur Erzeugung eines definierten Schädel-Hirn-Traumas kam das „Fluid-Percussion"-Gerät [293] zur Anwendung. Das Pendel des Gerätes wurde zur Traumatisierung der Tiere einheitlich 53 cm über den Fußpunkt ausgelenkt und aus dieser Höhe fallengelassen. Der so auf die Dura mater applizierte mittlere Druck betrug ca. 3,5 Atmosphären. In Vorversuchen war ermittelt worden, daß dadurch zwei Drittel der Versuchstiere innerhalb der ersten 2 h nach dem Trauma verstorben, wenn keinerlei therapeutische Maßnahmen ergriffen wurden.

Versuchsablauf: Nach Abschluß der präoperativen Phase wurde in den Traumagruppen sowohl die Lachgaszufuhr als auch die Sedierung durch Metomidat beendet. Das Kalottenanschlußstück des „Fluid-Percussion"-Gerätes wurde in das vorgesehene Bohrloch eingeschraubt und die Tiere in Linksseitenlage gebracht. Sobald sich spontane Atembewegungen zeigten, beendeten wir die kontrollierte Beatmung und ließen die Tiere über den liegenden orotrachealen Tubus ein Luft-Sauerstoff-Gemisch (F_IO_2: 0,28) aus einem Reservoir atmen. Als ausreichende Spontanatmung sahen wir an, wenn sich der arterielle pCO_2 zwischen 40 und 50 mm Hg stabilisierte. Die Tiere befanden sich narkosetechnisch gesehen in der sog. „Aufwachphase", waren aber noch nicht wach, dies war sowohl am abgeleiteten Spontan-EEG als auch an den fehlenden motorischen Bewegungen festzustellen. Die Tiere der Kontrollgruppe wurden, wie schon dargestellt, weiterhin kontrolliert beatmet. Bei ausreichender Spontanatmung verbanden wir das Kalottenansatzstück mit dem eigentlichen „Fluid-Percussion"-Gerät und induzierten das Trauma.

Die anschließende Beobachtungsperiode erstreckte sich über 2 h, die Meßzeitpunkte für hämodynamische und respiratorische Messungen sowie die Blutentnahmen zur Bestimmung biophysikalischer und biochemischer Kenngrößen waren folgendermaßen definiert:

1 min vor dem Trauma zur Bestimmung der Ausgangswerte sowie 2, 5, 10, 15, 30, 45, 60, 90 und 120 min nach dem Trauma.

Versuchsabschluß: Nachdem 120 min nach der Traumatisierung die letzte Blutprobe entnommen war, wurde die Gehirnoberfläche durch multiples Aufbohren der Kalotte mit einem 12mm-Ø-Trepanationsbohrer und anschließendem Entfernen der stehengebliebenen Knochenbrücken mit einem „Luer" vollständig freigelegt. Aus Haut und Fensterkitt bildeten wir einen Trichter, in den flüssiger Stickstoff gegossen wurde, so daß die Hirnoberfläche über die nächsten 15 min ständig damit bedeckt war. Diese Methode der in-vivo-Einfrierung des Gehirns wird in der Literatur als „Funnel-Technik" bezeichnet [282]. In Vorversuchen hatte sich gezeigt, daß 15 min zum vollständigen Durchfrieren des Gehirns genügen, wenn die Tiere nicht mehr als 25 kg wiegen.

Anschließend wurden die Tiere rasch entblutet und der Kopf mit einer Knochensäge in toto abgesetzt; nach Entfernen des Unterkiefers erfolgte das komplette Durchfrieren des Restkopfes in flüssigem Stickstoff.

Der Kopf wurde mit einer Bandsäge in 1 cm dicke Scheiben geschnitten und Gehirnscheiben zur weiteren Aufarbeitung aus den Knochen gelöst.

Versuchsgruppen

a) *Kontrollgruppe (K-Gruppe):* Die 7 Tiere der K-Gruppe dienten als Kontrolltiere. Sie wurden nicht traumatisiert, jedoch in gleicher Weise wie die übrigen Tiere präpariert und denselben Messungen unterworfen. Die Narkotisierung und kontrollierte Beatmung erfolgte wie beschrieben.

b) *Spontanatmungsgruppe (S-Gruppe):* An den 10 Tieren der S-Gruppe wurde nach Induktion des Traumas keinerlei Therapie durchgeführt. Die Tiere atmeten während des Versuches spontan (F_1O_2: 0,28).

c) *Beatmungsgruppe (B-Gruppe):* Die Tiere der B-Gruppe atmeten in den ersten 4 min nach dem Trauma spontan (F_1O_2: 0,28). Nach der 4. Minute wurden die Tiere mit 0,1 mg/kg KG Alloferin i.v. relaxiert und bis Versuchsende mit einem Luft-Sauerstoff-Gemisch (F_1O_2: 0,28) maschinell beatmet. Dabei strebten wir durch Kontrollen des arteriellen pCO_2 eine leichte Hyperventilation mit pCO_2-Werten zwischen 30 und 35 mm Hg an. Weitere Gaben von Alloferin wurden nach Bedarf verabreicht. Da die Tiere nach dem Trauma tief bewußtlos waren, erübrigte sich eine Narkotikazufuhr.

4.2.1.5 Meßwerterfassung

Die Meßwerterfassung, die daraus berechneten Größen sowie die Gehirnaufarbeitung und Bestimmung der zerebralen Metabolite sind ausführlich im Anhang I beschrieben.

Intrakranieller Druck, zerebraler Perfusionsdruck und Kenngrößen der Hämodynamik: Kontinuierlich wurden computergesteuert, mit einem Meßwert alle 1,4 s, der intrakranielle Druck (ICP), der arterielle Mitteldruck (MAP) und der pulmonal-arterielle Druck (MPAP) erfaßt. Aus dem ICP und MAP berechneten wir ebenfalls kontinuierlich den zerebralen Perfusionsdruck (CPP).

Diskontinuierlich registrierten wir das Herzzeitvolumen (HZV), den pulmonal-kapillären Verschlußdruck (PCWP) und den zentral-venösen Druck (CVP).

Berechnet wurden daraus der Herzindex (CI), der pulmonal-vaskuläre Widerstand (PVR), der systemische Widerstand (SVR) sowie der rechts- und linksventrikuläre Minutenarbeitsindex (RVMWI bzw. LVMWI).

Respiratorische Kenngrößen: Diskontinuierlich bestimmten wir die arteriellen und gemischt-venösen Blutgase (pO_2, pCO_2, pH, BE), die Atemfrequenz, das Atemminutenvolumen sowie die in- bzw. gemischt-exspiratorische O_2-Konzentration und die gemischt-exspiratorische CO_2-Konzentration.

Berechnet wurden daraus die arteriovenöse Sauerstoffdifferenz ($D_{av}O_2$), die Sauerstoffextraktionsrate (O_2er), der Sauerstoffverfügbarkeitsindex (O_2del(i)), der Sauerstoffverbrauch (VO_2), der venoarterielle Shunt (Q_sQ_T), die Kohlendioxydabgabe (VCO_2), die alveoläre Ventilation (V_A) und die Totraumfraktion (V_D/V_T). Gravimetrisch wurde das Gesamtlungenwasser und das extravaskuläre Lungenwasser bestimmt.

Kenngrößen des Stoffwechsels: Im arteriellen Blut bestimmten wir die Osmolalität, das Gesamteiweiß, den KOD, die Elektrolyte Natrium, Kalium, Kalzium und Chlorid sowie Laktat und Glukose. Außerdem die freien Fettsäuren, die freien Aminosäuren sowie die Katecholamine Adrenalin, Noradrenalin und Dopamin.

Elektrische Hirnfunktion: Im abgeleiteten Spontan-EEG wurden die Frequenzanteile (Power) analysiert und die „Spectral-Edge-Frequency" (SEF) bestimmt, außerdem medianusstimulierte somatosensorisch evozierte Potentiale (SSEP) abgeleitet.

Kenngrößen des Hirnstoffwechsels: Das Hirngewebe analysierten wir in verschiedenen Bereichen auf den Gehalt an Osmolalität, Wasseranteil, Natrium, Kalium, Kalzium, Chlor, Laktat und Glukose sowie Kreatinphosphat, ATP, ADP und AMP.

Mit einem bildgebenden Verfahren wurde der Gewebe-pH gemessen.

Die freien Aminosäuren im Gehirn bestimmten wir ebenfalls und berechneten Quotienten aus bestimmten Aminosäuren.

Die zerebrale Durchblutung – regional und gesamt – wurde mit der Microsphere-Technik gemessen.

Da sowohl arteriell als auch hirnvenös Blut entnommen wurden, konnte der zerebrale Gefäßwiderstand (CVR), die prozentuale Hirndurchblutung (CFB%), die zerebrale arteriovenöse Sauerstoffgehaltsdifferenz, die zerebrale Sauerstoffextraktionsrate, das zerebrale Sauerstoffangebot sowie der prozentuale und absolute Sauerstoffverbrauch angegeben werden. Dies war ebenfalls für die zerebrale arteriovenöse Glukosedifferenz, die zerebrale Glukoseextraktionsrate und den Glukoseverbrauch möglich. Aus der arteriovenösen Laktatgehaltsdifferenz ließ sich die zerebrale Laktatausschwemmung berechnen.

4.2.1.6 Statistische Auswertung

Alle erhobenen und berechneten Meßwerte wurden EDV-mäßig erfaßt und gespeichert (Mikrocomputer HP 86). Für jeden Parameter ermittelten wir zu jedem Meßzeitpunkt das Gruppenmittel sowie die Standardabweichung. Zur Überprüfung von zeitlichen Veränderungen innerhalb einer Gruppe sowie Unterschieden zwischen den Gruppen kamen nach der Überprüfung der Daten auf Normalverteilung parametrische und nichtparametrische Testverfahren zur Anwendung. Waren die Meßwerte normal verteilt, so überprüften wir die zeitlichen Veränderungen mit dem t-Test für abhängige Wertepaare unter Berücksichtigung der Korrekturfaktoren nach Dunnet für multiple Vergleiche [67]. Falls die erhobenen Daten nicht normal verteilt waren, kam das von Wilcoxon und Wilcox vorgeschlagene Testverfahren zur Anwendung. Zum Vergleich zwischen den Gruppen berechneten wir die Prüfgröße nach Cruscal-Wallis und schlossen bei signifikanten Unterschieden den Test nach Wilcox für unverbundene Wertepaare an [140].

Um die Abhängigkeit zweier Parameter zu zeigen sowie den Grad der Abhängigkeit zu beschreiben, führten wir lineare, exponentielle, logarithmische und polynomiale Regressionsanalysen durch (HP-Statistikpaket, 1979). Die Null-Hypothese, kein Unterschied zwischen 2 Zeitpunkten oder Gruppen, wurde auf dem 5%-Niveau bei zweiseitiger Fragestellung abgelehnt.

In den im Ergebnisteil angeführten Tabellen und Abbildungen kennzeichneten wir Unterschiede im zeitlichen Verlauf innerhalb einer Gruppe mit einem Stern, Unterschiede zu einem Zeitpunkt zwischen den Gruppen mit einem Kreis. In den Tabellen wurden grundsätzlich nur signifikante Unterschiede auf dem 5%-Niveau gekennzeichnet, in den Abbildungen, dort wo es zur besseren Darstellung dienlich erscheint, auch signifikante Unterschiede auf dem 1%- oder 1‰-Niveau. Hierfür verwendeten wir dann 2 bzw. 3 Sterne oder Kreise.

Statistische Aussagen bei relativ geringer Fallzahl und zudem noch die biologische Variabilität des Tiermaterials berücksichtigend müssen sehr zurückhaltend interpretiert werden. Zwar bestände prinzipiell die Möglichkeit, die Fallzahl zu vergrößern, aber dann könnten durch einen überlangen Untersuchungszeitraum systematische Fehler, wie z. B. uneinheitliches Tiermaterial, jahreszeitliche Veränderungen usw., nicht mehr mit Sicherheit ausgeschlossen werden. An die statistische Betrachtungsweise müssen deshalb gewisse Zugeständnisse gemacht werden. Wohl wissend, daß die angewandten statistischen Verfahren nicht immer die wünschenswerteste „Mächtigkeit" besitzen, sollen deshalb die vorgelegten Ergebnisse zum Teil mehr im deskriptiven als immer im statistisch relevantesten Sinne verstanden werden.

4.2.2 Ergebnisse

Vorbemerkungen: Alle Tiere der Kontrollgruppe (K-Gruppe) sowie alle Tiere mit Beatmung ab der 4. Minute nach dem Trauma (B-Gruppe) überlebten das 2stündige Beobachtungsintervall. Die nach dem Trauma ohne jegliche Therapie spontanatmenden Versuchstiere (S-Gruppe) hingegen starben während der Beobach-

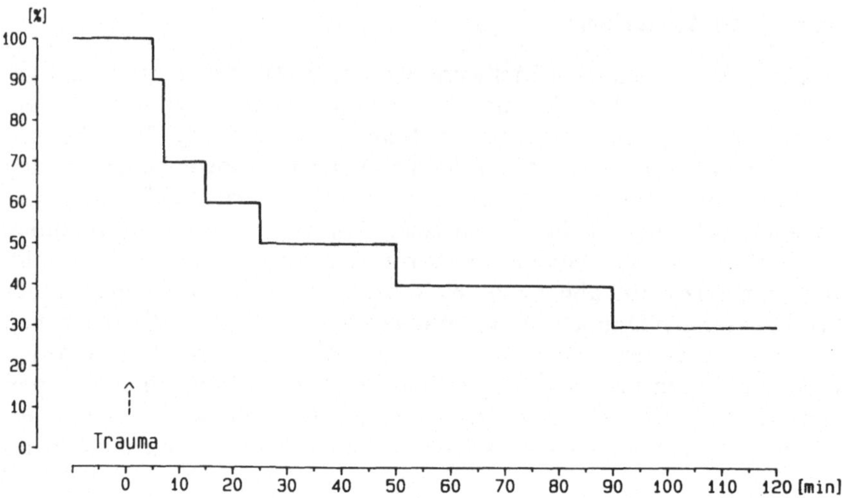

Abb. 15. Überlebensrate (S-Gruppe)

tungsperiode konsekutiv ab, so daß bei Versuchsende nur noch 3 von 10 Tieren lebten. Bei den 7 verstorbenen Tieren dieser Gruppe kam es im Laufe der Beobachtungsperiode zu einem Atemstillstand mit darauffolgendem Zusammenbruch des Herz-Kreislauf-Systems. Aus Abb. 15 können die Überlebensrate sowie die Absterbezeitpunkte entnommen werden. Da die Meßzeitpunkte, vor allem in der zweiten Hälfte des Beobachtungsintervalls, relativ weit auseinanderliegen, müssen die vor dem Eintritt des Todes erhobenen Meßwerte nicht unbedingt den Endzustand vor dem Tode aufzeigen, sondern können häufig noch im Normbereich liegen oder allenfalls einen Trend angeben. Insbesondere sei darauf verwiesen, daß die als Mittelwerte wiedergegebenen Ergebnisse in der S-Gruppe sich somit aus einem abnehmenden Kollektiv errechneten. Dies berücksichtigend wurden ab der 30. Minute nach dem Trauma für diese Gruppe keine statistischen Berechnungen durchgeführt, sowie die Meßwerte – wenn sich relevante Veränderungen ergaben – in Einzelwertdarstellung aufgeführt.

4.2.2.1 Intrakranieller Druck (ICP) und zerebraler Perfusionsdruck (CPP)

Der mittlere *intrakranielle Druck* lag vor Versuchsbeginn zwischen 7 und 11 mm Hg und blieb für die Kontrolltiere über die ganze Beobachtungszeit konstant. Unmittelbar nach dem Trauma erfolgte sowohl in der S- als auch in der B-Gruppe ein rascher Anstieg, der nach 3–5 min sein Maximum um 40 mm Hg erreichte (Tabelle 14, Abb. 16). Danach fielen in den beiden Traumagruppen die Mittelwerte allmählich ab, waren jedoch nach 120 min noch gegenüber dem Ausgangsniveau erhöht. Während in der B-Gruppe ab der 2. Minute nach dem Trauma bis zur 120. Minute alle Werte zum Ausgangswert signifikant verschieden waren, konnte in der S-Gruppe wegen der großen Streuung und vor allem wegen dem baldigen Absterben der Tiere ab der 5. Minute statistisch kein Unterschied zum Ausgangswert verzeichnet werden.

Tabelle 14

			−1′	2′	5′	10′	15′	30′	45′	60′	90′	120′
ICP [mm Hg]	K-Gruppe	x̄	9,7	9,0	9,4	9,8	9,2	9,4	9,6	9,1	9,1	9,4
		s	2,8	3,2	2,9	3,1	2,7	2,8	2,8	2,2	3,1	3,5
	S-Gruppe	x̄	7,7	35,9*	37,2*°	35,6*°	32,5*°	25,7*°	19,4*°	22,6	21,2*°	18,9°
		s	5,2	24,5	21,8	15,7	14,4	4,4	7,8	11,5	7,2	7,8
	B-Gruppe	x̄	11,4	35,3°	44,3*°	36,1*°	33,4*°	28,6*°	31,0*°	30,0*°	30,8*°	30,1
		s	4,2	16,2	17,0	15,3	15,7	11,4	8,8	8,6	8,5	12,7
CPP [mm Hg]	K-Gruppe	x̄	86,9	88,4	88,9	86,1	90,4	86,4	85,6	81,9	83,4	82,6
		s	11,8	12,0	13,3	13,0	16,1	18,2	21,5	23,5	24,3	24,3
	S-Gruppe	x̄	87,0	52,7*°	50,1*°	57,0*°	62,8*°	66,1*°	73,3	63,0	54,6	68,9
		s	9,4	22,9	26,2	14,3	14,1	7,3	14,5	19,9	37,8	4,4
	B-Gruppe	x̄	84,2	59,7*°	49,3*°	49,0*°	50,3*°	51,1*°	43,1*°	41,5*°	41,3*°	39,2*°
		s	12,2	25,3	11,1	15,4	13,5	14,4	13,7	13,5	18,4	17,9

* $p \leq 0,05$;   ° $p \leq 0,05$

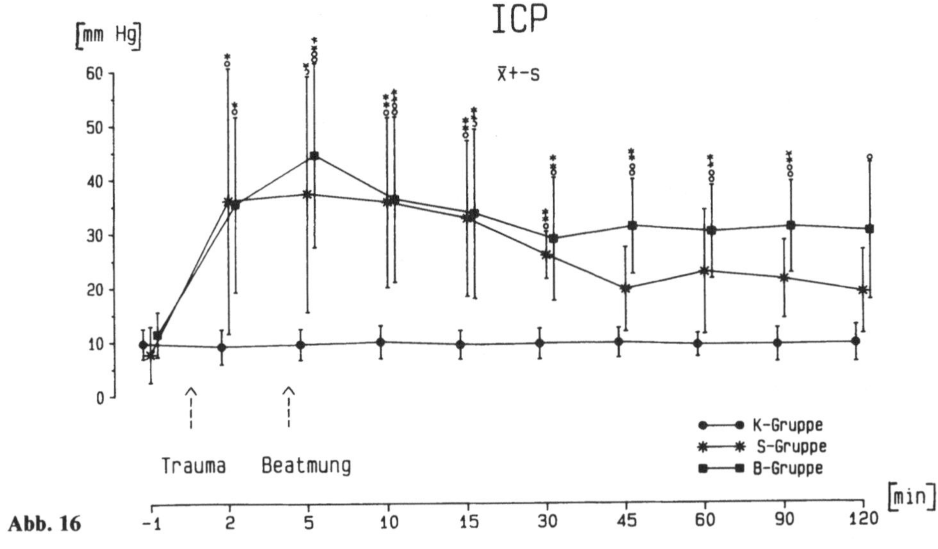

Abb. 16

Die genauere Analyse der ICP-Verläufe – Online-Werteerfassung mit einem Meßwert alle 1,4 s – ergibt, daß der initiale ICP-Anstieg sehr rasch erfolgte und nach 1 min fast schon sein Maximum erreicht hatte (Abb. 17).

Der *zerebrale Perfusionsdruck (CCP)* mit einem Ausganswert von ca. 85 mm Hg (Tabelle 14) zeigte schon 2 min nach dem Trauma einen deutlichen Abfall, er betrug in der 5. Minute nur noch 50 mm Hg. Während in der S-Gruppe eine scheinbare Erholung erfolgte, blieb der CCP in der B-Gruppe unverändert auf

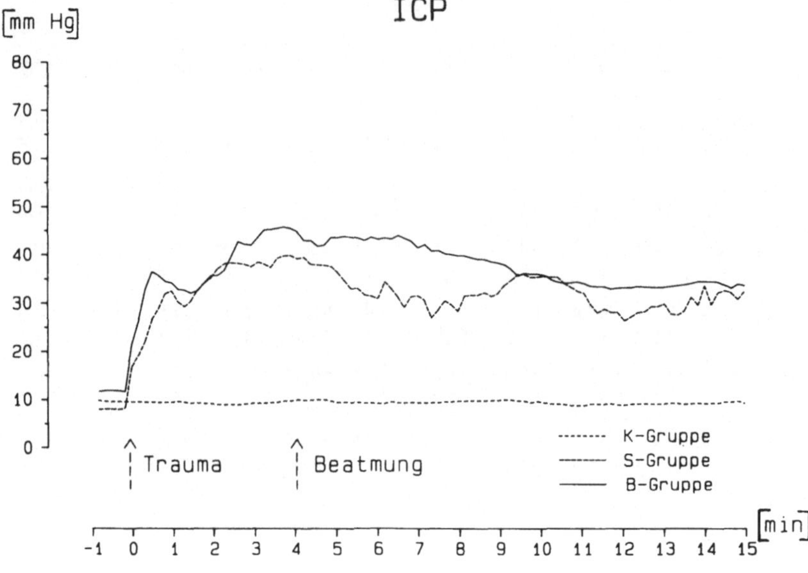

Abb. 17

dem niedrigen Niveau, um dann gegen Ende des Versuches noch bis auf 40 mm Hg abzusinken.

Die schnelle Zeitanalyse (Abb. 18) zeigt, daß die diskontinuierliche Werteerfassung nur sehr unvollständig den Verlauf des CPP wiedergibt und einen deutlichen Anstieg innerhalb der 1. Minute nicht erfaßt. Dieser Anstieg hatte 1 min

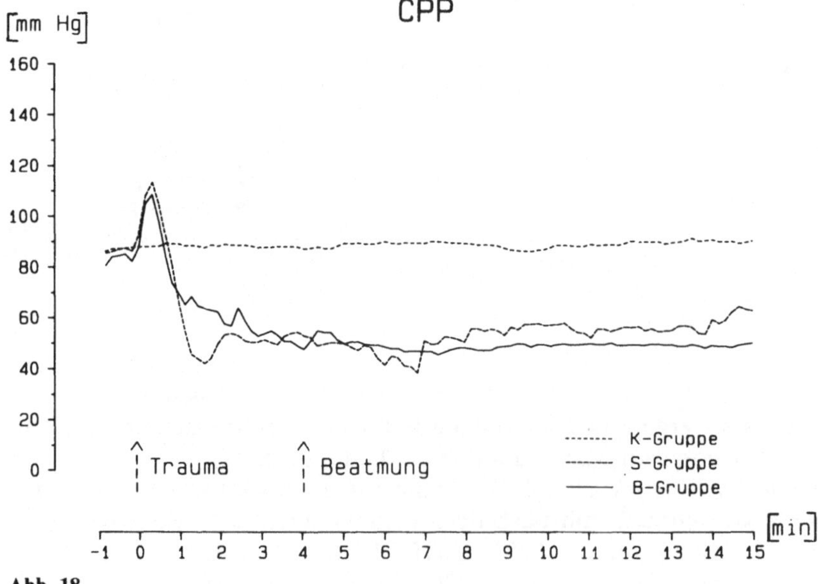

Abb. 18

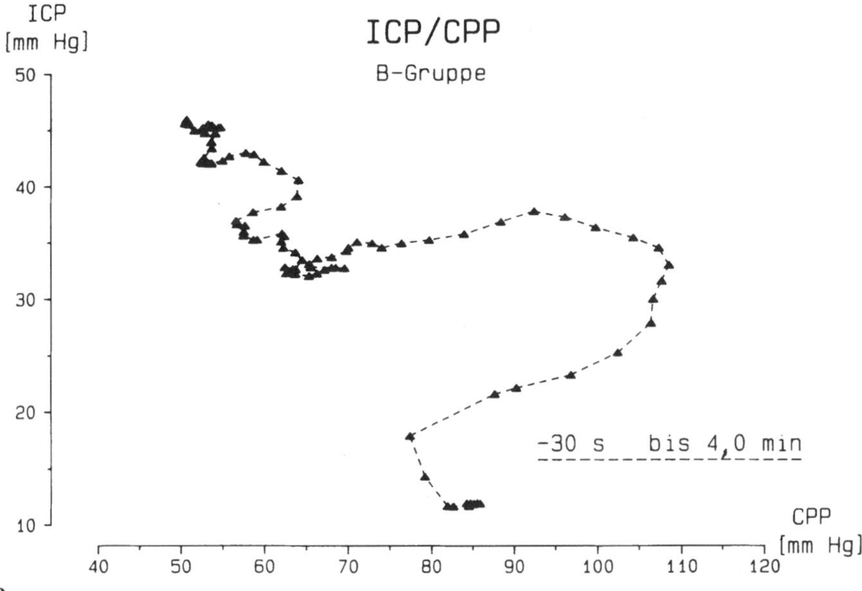

Abb. 19

nach dem Trauma sein Maximum erreicht und der CPP fiel dann innerhalb von einer weiteren Minute fast auf sein Minimum ab.

Analysiert man den CPP in diesen ersten Minuten noch weitergehend, indem man CPP und ICP gegeneinander aufträgt (Abb. 19), so sieht man, daß einem wenige Sekunden andauernden leichten CPP-Abfall, verbunden mit einem ICP-Anstieg, eine starke CPP-Erhöhung folgt. Hierbei steigt der inrakranielle Druck ebenfalls an. Der anschließende ausgeprägte Abfall des zerebralen Perfusionsdruckes ist jedoch nicht mit einem gleichzeitigen ICP-Abfall verbunden, sondern dieser bleibt auf seinem erhöhten Niveau, um dann bei nur noch geringem CPP-Abfall weiter anzusteigen. Eine Verbesserung dieser ungünstigen Situation wird in der B-Gruppe erst mit dem Einsetzen der kontrollierten Hyperventilation erreicht.

4.2.2.2 Hämodynamische Parameter

Die *Herzfrequenz (HR)* lag initial im Mittel zwischen 118 und 137 Schläge/min. Unmittelbar nach der Schädeltraumatisierung war bei allen Tieren eine starke Herzfrequenzerhöhung zu beobachten, sie lag im Mittel über 200 Schläge/min und unterschied sich in der B-Gruppe bis zum Beobachtungsende signifikant vom Ausgangswert (Tabelle 15). Auch in der S-Gruppe war trotz eines gewissen Rückganges der Herzfrequenz eine deutliche Erhöhung über 2 h zu beobachten. Die „Online-Erfassung" während der ersten 15 min zeigte, daß die Herzfrequenz nach dem Trauma innerhalb weniger Sekunden bis zum Maximalwert anstieg, um nach einem kurzen Rückgang auf einem stark erhöhten Level zu verbleiben (Abb. 20).

Tabelle 15

			– 1′	2′	5′	10′	15′	30′	45′	60′	90′	120′
HR	K-Gruppe	x̄	137	138	139	136	136	142	141	142	145	143
[1/min]		s	20	21	19	21	20	19	23	29	21	22
	S-Gruppe	x̄	134	211*°	190°	179°	181*°	188*°	175	163	145	165
		s	27	41	40	28	30	37	30	23	33	38
	B-Gruppe	x̄	118	209*°	196*°	177*°	172*°	172*°	174*°	173*	170*	164*
		s	13	32	34	21	18	20	27	32	27	29
MAP	K-Gruppe	x̄	96,5	97,4	98,3	95,9	99,6	95,8	95,2	91,0	92,5	91,9
[mm Hg]		s	10,5	10,5	12,1	12,2	15,7	17,1	20,2	23,5	22,9	23,0
	S-Gruppe	x̄	94,7	86,7	87,2	92,5	95,3	91,8	92,7	85,6	75,8	87,8
		s	8,7	32,6	34,9	20,4	16,8	4,6	16,5	15,6	31,6	3,8
	B-Gruppe	x̄	95,8	96,9	93,3	86,1	85,4	80,7	73,2*	73,0*	72,8*	70,6*
		s	11,0	23,0	17,9	15,1	15,9	14,5	9,5	11,3	13,1	11,9
MPAP	K-Gruppe	x̄	23,4	23,5	23,7	22,8	23,2	23,7	22,7	22,3	23,2	24,1
[mm Hg]		s	3,9	3,4	3,8	3,2	3,3	3,7	4,2	4,0	6,1	6,8
	S-Gruppe	x̄	22,3	26,3	24,9	24,2	23,7	22,7	26,7	24,1	28,2	26,6
		s	3,0	6,8	5,5	6,8	5,9	3,5	7,9	8,0	8,8	6,2
	B-Gruppe	x̄	21,4	23,3	24,4	24,1	23,4	23,5	22,9	22,9	23,1	25,1
		s	5,1	7,4	7,0	6,1	5,8	5,6	4,8	4,8	6,3	6,0

* $p \leq 0,05$;   ° $p \leq 0,05$

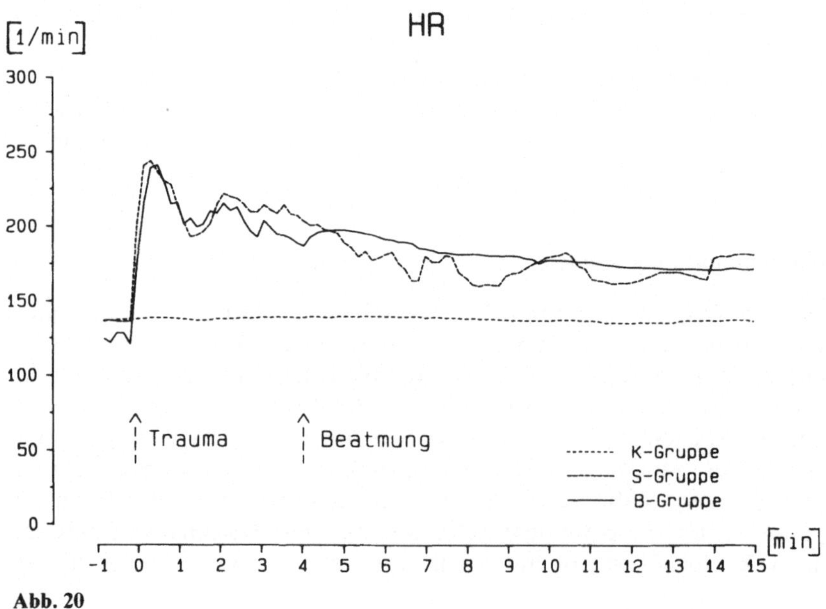

Abb. 20

Die Ausgangswerte des *mittleren arteriellen Druckes (MAP)* waren in den 3 Gruppen nahezu identisch, sie lagen zwischen 95 und 97 mm Hg. Die diskontinuierliche Erfassung (Tabelle 15) ergab praktisch keine Veränderung innerhalb der ersten 30 min, in der 45. Minute fielen die Tiere der B-Gruppe leicht ab, eine Tendenz, die bis zum Versuchsende anhielt und in der 45. und 120. Minute auch statistisch gesichert werden konnte. Auch hier ergab erst die schnelle „Online-Erfassung", daß innerhalb der ersten 2 min nach dem Trauma sehr starke MAP-Erhöhungen zu beobachten sind (Abb. 21).

Innerhalb weniger Sekunden, analog der Herzfrequenz, steigt der arterielle Mitteldruck von seinem Ausgangswert auf 140–150 mm Hg an, um jedoch – im Gegensatz zur Herzfrequenz – fast ebenso schnell wieder abzufallen. In der 2. Minute sind die Ausgangswerte wieder erreicht.

Äußerst interessant ist die gemeinschaftliche Betrachtung des intrakraniellen Druckes und des arteriellen Mitteldruckes während der ersten Minuten nach dem SHT (Abb. 22). Initial steigt der ICP für wenige Sekunden bei gleichbleibendem MAP an, um dann während der nächsten 30 s zusammen mit dem MAP zu verlaufen. 30 s nach dem Akutereignis beginnt der MAP wieder auf seinen Ursprungswert abzusinken, der ICP bleibt erhöht, um dann bei normalem MAP noch weiter anzusteigen.

Völlig identisch zum MAP war der Verlauf des *pulmonalarteriellen Mitteldruckkes* (Tabelle 15). Auch an ihm war nur während der ersten Minuten eine starke Erhöhung von 22 mm Hg auf fast 40 mm Hg festzustellen, die sich bis zur 2. Minute wieder normalisiert hatte (Abb. 23). Bis zum Versuchsende waren dann keine weiteren Schwankungen feststellbar.

Am *pulmonal-kapillären Verschlußdruck* (Tabelle 16) und am *zentral-venösen Druck* (Tabelle 16) ließen sich zu keinem Zeitpunkt Veränderungen eruieren. Ob

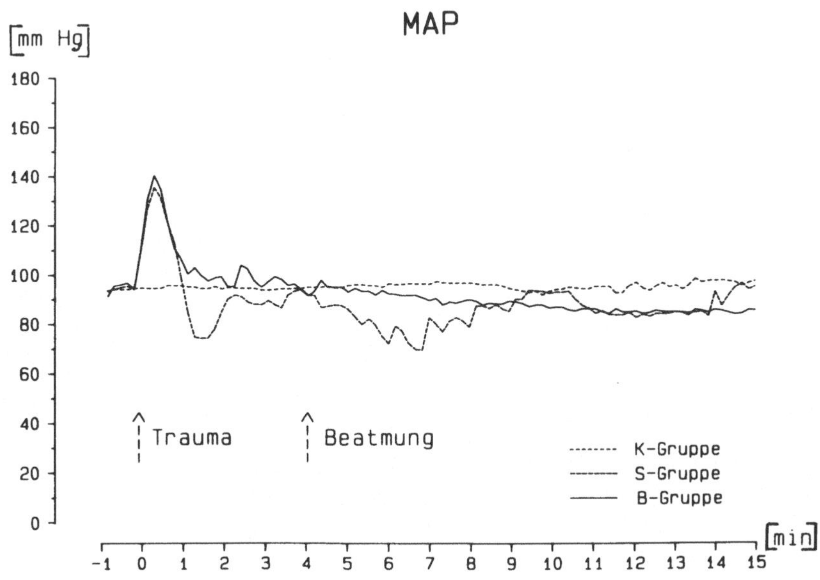

Abb. 21

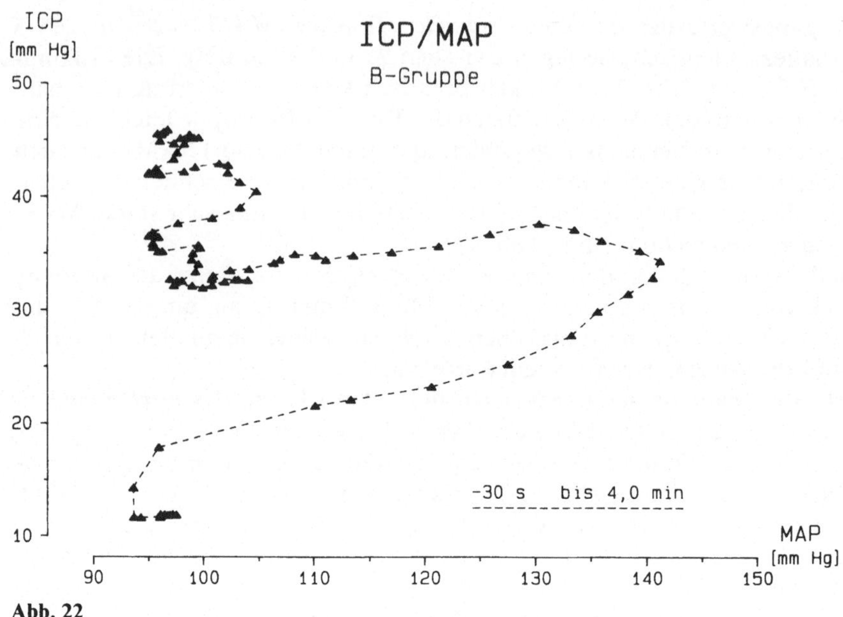

Abb. 22

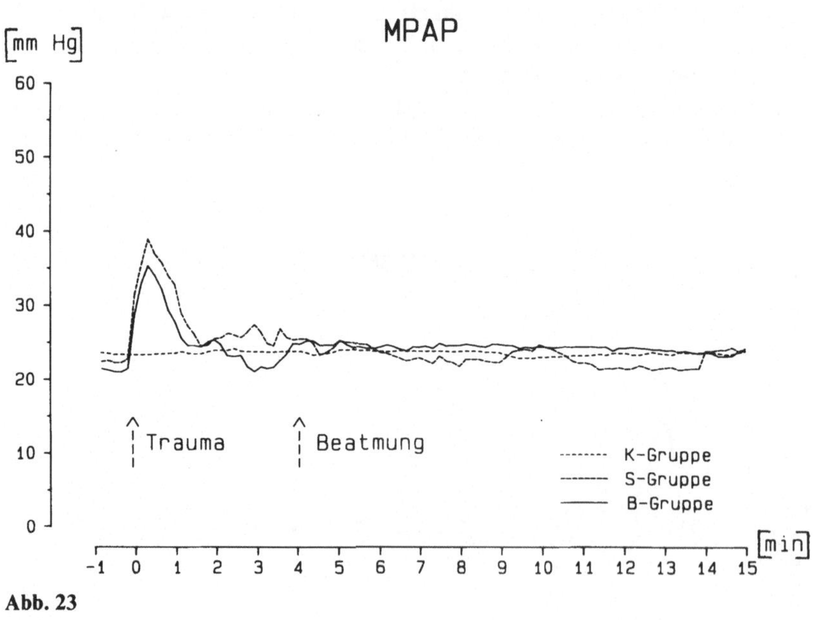

Abb. 23

auch hier sehr kurzdauernde Alterationen bei kontinuierlicher Analyse erfaßbar gewesen wären, kann nicht beurteilt werden. Jedoch hatte sich in Vorversuchen gezeigt, daß beide Größen auch während der ersten Minuten nach dem Trauma konstant blieben.

Tabelle 16

			− 1′	2′	5′	10′	15′	30′	45′	60′	90′	120′
CVP [mm Hg]	K-Gruppe	x̄	1,8	2,0	1,7	1,3	2,0	1,8	1,1	0,8	0,6	1,1
		s	1,5	1,7	1,7	2,2	2,1	2,5	2,2	1,5	1,5	1,5
	S-Gruppe	x̄	0,9	2,8	3,7	1,3	2,3	0,6	0,8	2,0	1,0	1,0
		s	1,7	4,5	5,4	3,0	3,8	1,3	1,5	2,8	1,4	1,7
	B-Gruppe	x̄	0,9	0,8	0,5	1,7	0,6	0,8	0,7	0,7	0,5	0,7
		s	2,9	0,8	1,7	3,0	2,2	2,2	2,1	2,4	2,2	2,1
PCWP [mm Hg]	K-Gruppe	x̄	5,6	5,9	5,6	5,5	5,4	5,5	4,1	4,4	3,8	3,4
		s	2,0	1,7	1,4	1,2	1,6	2,1	2,4	2,4	2,2	3,0
	S-Gruppe	x̄	5,7	5,4	5,6	4,3	6,7	5,8	6,6	4,4	6,4	6,8
		s	2,9	3,8	5,0	3,5	5,2	4,4	6,4	2,3	4,8	3,1
	B-Gruppe	x̄	6,9	5,7	5,9	6,7	5,9	6,3	6,2	6,7	5,4	6,1
		s	2,0	4,4	3,3	2,0	2,1	2,9	3,7	3,3	3,8	3,8

Das auf das Körpergewicht bezogene Herzzeitvolumen, der *Herzzeitvolumenindex (CI)*, lag in der Kontrollgruppe bei 180 ml/min/kg, während er sich in den beiden anderen Gruppen etwas höher bei ca. 220 ml/min/kg bewegte. Der Unterschied war jedoch statistisch nicht zu sichern (Abb. 24, Tabelle 17). Es hatte sich schon in Vorversuchen gezeigt, daß spontan atmende Tiere im Gegensatz zu den beatmeten Kontrolltieren im Mittel leicht höhere Herzzeitvolumina aufwiesen. Die beiden Bezugslinien in Abb. 28 zeigen den 1s-Bereich des CI zur Zeit der chirurgischen Präparation und vor Volumengabe (400 ml Macrodex 4,5% vor der Traumatisierung). Die CI-Werte stiegen unmittelbar nach dem Trauma im Mittel scheinbar etwas an, dies ließ sich jedoch nicht absichern.

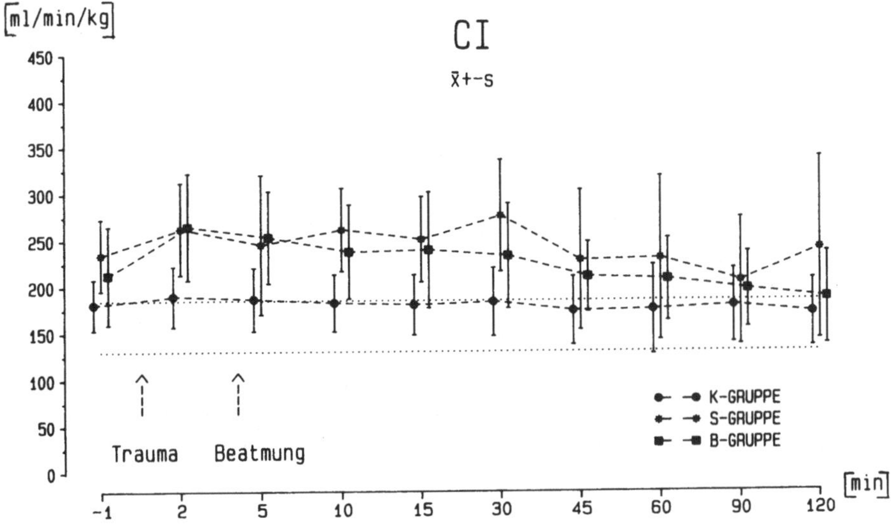

Abb. 24

Tabelle 17

			$-1'$	$2'$	$5'$	$10'$	$15'$	$30'$	$45'$	$60'$	$90'$	$120'$
CI	K-Gruppe	$\bar{x}$	181	190	187	182	180	183	174	175	179	171
[ml/min/kg]		s	27	33	34	31	32	37	37	48	40	36
	S-Gruppe	$\bar{x}$	234°	262°	245	261°	250°	276°	228	230	205	241
		s	39	50	75	45	46	60	75	88	69	98
	B-Gruppe	$\bar{x}$	212	264*°	252°	237°	239	233	210	207	196	187
		s	53	58	50	50	62	57	38	45	41	50
PVR	K-Gruppe	$\bar{x}$	326	317	327	321	348	346	383	377	408	460
[dyn·s·cm^{-5}]		s	33	37	38	41	63	67	94	136	164	182
	S-Gruppe	$\bar{x}$	262	315	330	279	256	230	352	380	425	381
		s	82	111	175	124	136	127	281	343	343	358
	B-Gruppe	$\bar{x}$	265	256	282	283	287	287	291	291	336	401
		s	144	134	166	159	168	156	116	115	136	223
SVR	K-Gruppe	$\bar{x}$	1886	1821	1889	1870	1968	1865	1984	1952	1976	2025
[dyn·s·cm^{-5}]		s	313	327	389	309	467	403	535	724	904	944
	S-Gruppe	$\bar{x}$	1475°	1263°	1655	1268°	1364	1211°	1565	1462	1649	1454
		s	338	328	971	349	327	278	554	744	546	744
	B-Gruppe	$\bar{x}$	1686	1323°	1338°	1268°	1288°	1241°	1246°	1262	1324	1368
		s	628	402	431	219	252	233	264	246	248	299

* $p \leq 0,05$;   ° $p \leq 0,05$

Pulmonal-vaskulärer Gefäßwiderstand (PVR): Während der ganzen Beobachtungsperiode konnten in keiner Gruppe absicherbare Veränderungen des PVR festgestellt werden (Tabelle 17), obwohl in allen Gruppen die Endwerte numerisch etwas über den Ausgangswerten lagen. Ausgehend von einem Anfangswert von 262 bzw. 265 dyn·s·cm^{-5} in der S- und B-Gruppe und von 326 dyn·s·cm^{-5} in der K-Gruppe beliefen sich die Werte bei Versuchsende zwischen 381 und 460 dyn·s·cm^{-5}.

Totaler peripherer Widerstand (SVR): In der Kontrollgruppe betrug der Anfangswert 1890 dyn·s·cm^{-5}, etwas niedriger lagen die beiden anderen Gruppen (Tabelle 17). Unmittelbar nach dem Trauma fiel der systemische Gefäßwiderstand etwas ab, um in der B-Gruppe bis zum Versuchsende auf leicht erniedrigtem Niveau zu verbleiben.

Rechtsventrikulärer Minutenarbeitsindex (RVMWI): Der RVMWI stieg unmittelbar nach der Gehirntraumatisierung in beiden Traumagruppen um 20 g/min/kg auf 80 bzw 88 g/min/kg an, um nach 45–60 min wieder bei den Anfangswerten angelangt zu sein (Tabelle 18). Statistisch ließen sich diese Veränderungen wegen der großen Streuung jedoch nicht absichern. In der K-Gruppe zeigte sich keine Änderung.

Tabelle 18

			$-1'$	$2'$	$5'$	$10'$	$15'$	$30'$	$45'$	$60'$	$90'$	$120'$
RVMWI	K-Gruppe	$\bar{x}$	58	61	61	59	56	61	57	56	56	54
[g·m/min/kg]		s	17	17	18	15	15	18	20	23	18	19
	S-Gruppe	$\bar{x}$	68	88	75	80	71	81	78	65	64	78
		s	12	23	27	21	11	12	20	25	13	17
	B-Gruppe	$\bar{x}$	59	80*	81	71	72*	71	63	62	61	62
		s	21	31	25	18	20	20	15	18	22	21
LVMWI	K-Gruppe	$\bar{x}$	224	237	235	226	232	227	217	206	209	201
[g·m/min/kg]		s	42	47	49	52	58	67	69	78	41	45
	S-Gruppe	$\bar{x}$	283	319°	322	315	302	321	259	255	244	262
		s	52	98	124	93	78	62	55	125	80	100
	B-Gruppe	$\bar{x}$	255	333	302	262	266	243	193*	190*	183*	168*
		s	67	127	91	96	108	90	47	59	58	64

* $p \leq 0,05$; ° $p \leq 0,05$

Linksventrikulärer Minutenarbeitsindex (LVMWI): Der LVMWI zeigte anfänglich ein dem RVWI analoges Verhalten, sank jedoch in der zweiten Stunde deutlich unter den Ausgangswert. Die Werte lagen in der B-Gruppe gegenüber den Vorwerten signifikant niedriger (Tabelle 18).

4.2.2.3 Atmung und Gasstoffwechsel, extravaskuläres Lungenwasser

Blutgase

Arterieller Sauerstoffpartialdruck: Die Ausgangswerte des arteriellen Sauerstoffpartialdruckes (p_aO_2) beliefen sich auf 92–106 mm Hg, wobei die K-Gruppe während des ganzen Versuches nahezu unverändert blieb (Abb. 26). In der S- und B-Gruppe sank der p_aO_2 zunächst ab, um dann durch die kontrollierte Beatmung in der B-Gruppe ab der 4. Minute über das Ausgangsniveau anzusteigen. Die in der S-Gruppe zu verzeichnende Normalisierung ab der 15. Minute wird wiederum durch das Absterben der Tiere mit niedrigem p_aO_2 verursacht. Abbildung 25 zeigt dies besonders anschaulich in der Einzeltierdarstellung. Neben dem initialen drastischen Abfall ist zu entnehmen, daß viele Tiere unmittelbar nach dem Auftreten sehr niedriger p_aO_2-Werte verstarben.

Arterieller Kohlensäurepartialdruck: Ein spiegelbildliches Verhalten zeigte der p_aCO_2. Da die K-Gruppe kontrolliert beatmet war, fanden sich hier initial deutlich niedrigere Werte. In der S- und B-Gruppe, alle Tiere beider Gruppen atmeten über einen liegenden Endotrachealtubus spontan vor dem Trauma, bewegte sich der p_aCO_2 durch einen gewissen Narkoseüberhang zwischen 40 und 50 mm Hg. Der relativ kurze, in der B-Gruppe durch die dann folgende Beatmung kompensierte pCO_2-Anstieg kommt in der S-Gruppe voll zum Tragen (Abb. 28).

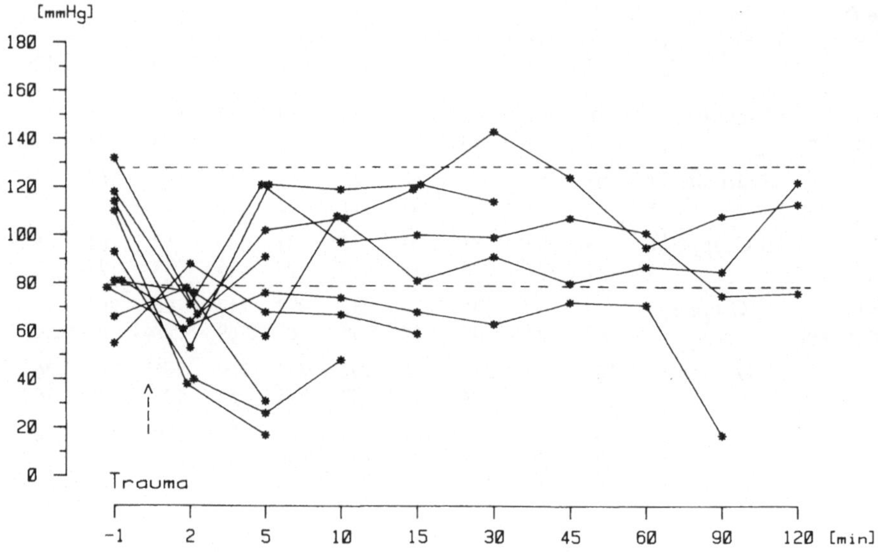

Abb. 25. pO_2 im arteriellen Blut (S-Gruppe)

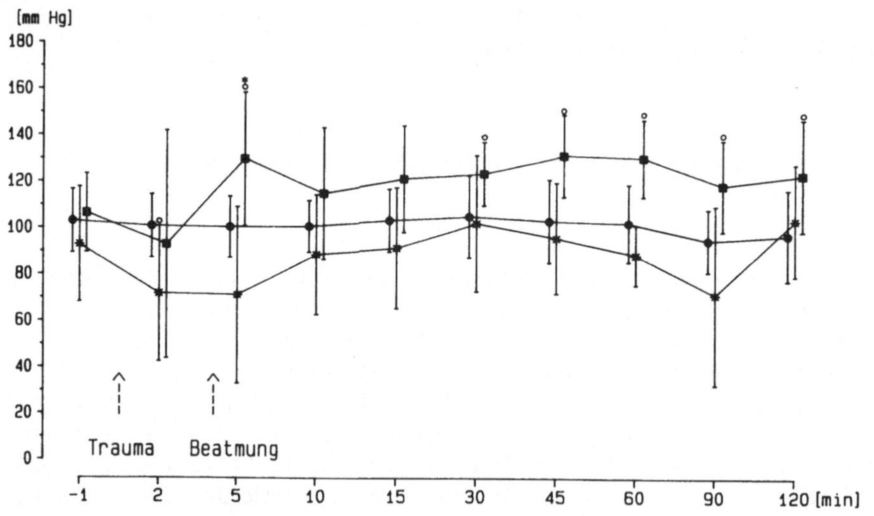

Abb. 26. pO_2 im arteriellen Blut ($\bar{x} \pm s$); ●—● K-Gruppe, *—* S-Gruppe, ■—■ B-Gruppe

Vor allem zeigten die am Atemstillstand sterbenden Tiere exzessive CO_2-Erhöhungen (Abb. 27).

Arterielle pH-Werte: Der arterielle pH wurde im wesentlichen durch den CO_2-Partialdruck bestimmt, er verhielt sich zu ihm reziprok. Unter kontrollierter Beatmung lagen die Werte – im Sinne einer respiratorischen Alkalose – gering über der Norm (Tabelle 19).

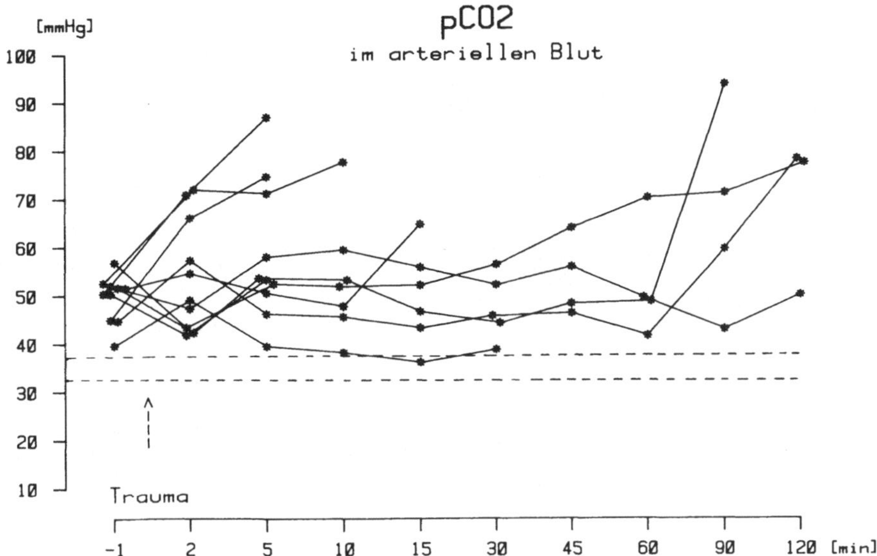

Abb. 27. pCO₂ im arteriellen Blut (S-Gruppe)

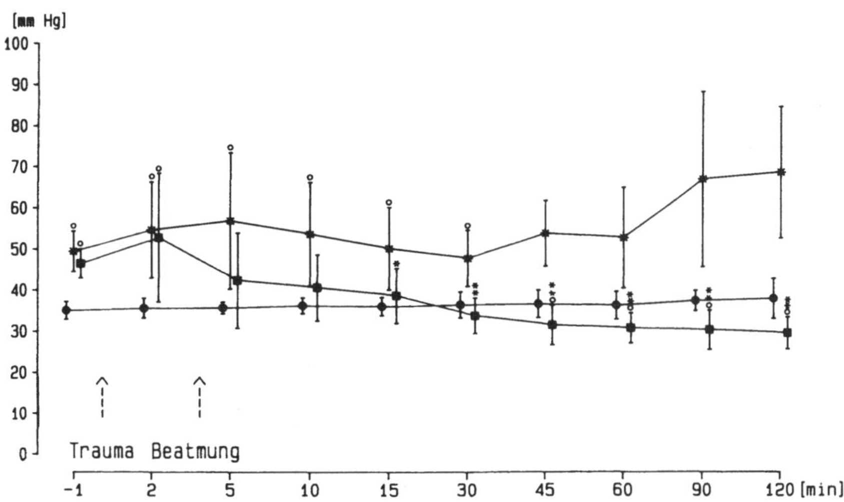

Abb. 28. pCO₂ im arteriellen Blut ($\bar{x} \pm s$); ●—● K-Gruppe, *—* S-Gruppe, ■—■ B-Gruppe

Basenüberschuß (BE): Bei Versuchsbeginn betrug der BE in der K-Gruppe 6,5 mmol/l, in den beiden anderen Gruppen lag er zwischen 2,8 und 3,6 mmol/l und unterschied sich somit signifikant von der K-Gruppe. Der Basenüberschuß änderte sich während des ganzen Versuches nicht wesentlich (Tabelle 19).

Tabelle 19

			$-1'$	$2'$	$5'$	$10'$	$15'$	$30'$	$45'$	$60'$	$90'$	$120'$
pH im arteriellen Blut	K-Gruppe	$\bar{x}$	7,52	7,51	7,51	7,50	7,50	7,50	7,50	7,50	7,48	7,48
		s	0,05	0,05	0,04	0,05	0,05	0,06	0,07	0,07	0,07	0,08
	S-Gruppe	$\bar{x}$	7,36°	7,30°	7,28°	7,31°	7,35°	7,35	7,32	7,32	7,23	7,19
		s	0,01	0,08	0,10	0,09	0,06	0,04	0,03	0,05	0,15	0,06
	B-Gruppe	$\bar{x}$	7,39°	7,33°	7,40	7,41	7,43	7,48*	7,52*	7,53*	7,55*	7,55*
		s	0,02	0,12	0,13	0,10	0,09	0,07	0,06	0,05	0,06	0,04
BE im arteriellen Blut [mmol·l⁻¹]	K-Gruppe	$\bar{x}$	6,51	5,89	5,99	5,99	5,69	5,99	5,99	5,88	5,59	5,57
		s	2,05	2,24	2,42	2,52	2,54	2,93	3,12	2,94	3,73	1,16
	S-Gruppe	$\bar{x}$	2,76°	0,16*	−0,61°	0,43°	1,27°	0,92°	−2,24°	0,63°	−0,63	−2,67°
		s	1,84	3,23	4,55	3,31	2,78	3,68	6,58	2,45	4,41	5,46
	B-Gruppe	$\bar{x}$	3,23°	1,05°	1,43°	1,66°	1,84°	2,92	4,03	4,29	5,18	5,32*
		s	1,84	3,03	4,36	3,89	3,31	2,80	2,38	2,55	2,25	1,80

* $p \leq 0,05$; ° $p \leq 0,05$

Gasstoffwechsel

Atemfrequenz: Die Atemfrequenz (Abb. 29) der K-Tiere mit durchgehender Beatmung lag zu jedem Meßzeitpunkt bei 22/min. S- und B-Tiere dagegen zeigten Ausgangswerte zwischen 90 und 120/min. Mit dem Trauma setzte eine mehr oder minder lang andauernde Apnoe ein, die dann von langsamen, tiefen Atemzügen – initial noch mit apnoischen Pausen – abgelöst wurde. Da die Tiere der B-Gruppe ab der 4. Minute kontrolliert hyperventiliert wurden, war ihre Atemfrequenz mit der K-Gruppe identisch. Die S-Tiere hingegen wiesen eine sehr schwankende Atemfrequenz auf, wobei apnoische Pausen kurz vor dem Tode

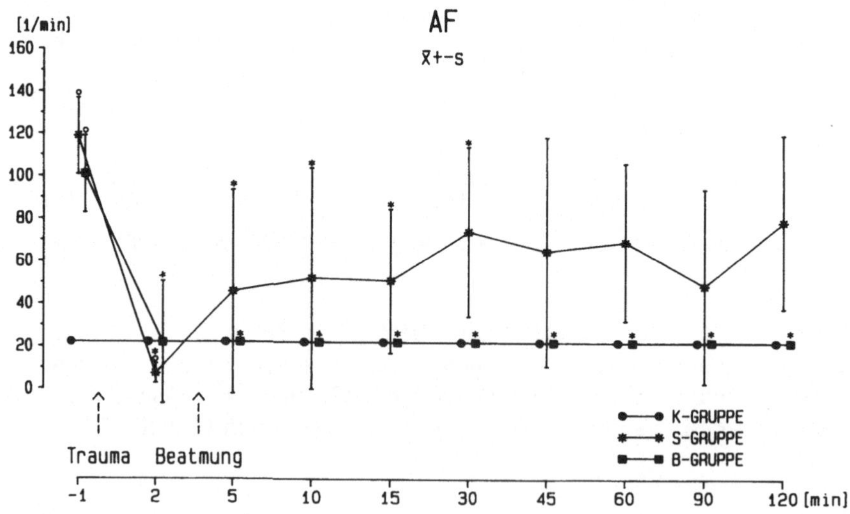

Abb. 29

immer häufiger auftraten. Zu allen Zeitpunkten lag die Atemfrequenz in der S-Gruppe signifikant unter dem Ausgangswert.

Atemminutenvolumen: Die Tiere der K-Gruppe beatmeten wir während des ganzen Versuches mit 8,6–9,0 l/min (Abb. 30). Bei der S- und B-Gruppe lagen die Atemminutenvolumina unter Spontanatmung zwischen 11 und 13 l/min und sanken nach der Traumatisierung auf Werte zwischen 4,7 und 7,3 l/min ab. Die Tiere der B-Gruppe wurden ab der 4. Minute mit 9–11 l/min beatmet; das Atemminutenvolumen der S-Tiere bewegte sich während der ganzen posttraumatischen Periode unterhalb der Ausgangswerte.

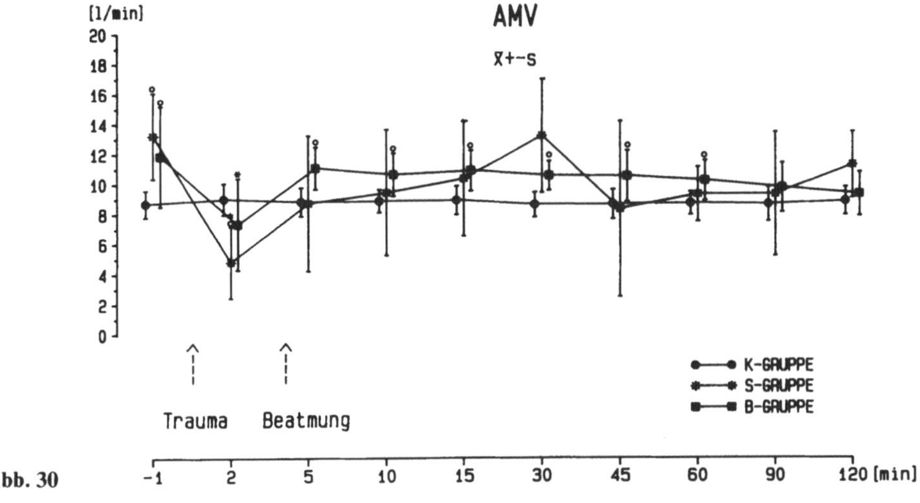

Abb. 30

Tabelle 20

			−1′	2′	5′	10′	15′	30′	45′	60′	90′	120′
$D_{a-v}O_2$ [mg/dl]	K-Gruppe	x̄	2,7	2,8	2,7	2,8	2,9	2,9	3,0	3,1	2,9	3,0
		s	0,4	0,3	0,5	0,5	0,5	0,5	0,5	0,6	0,5	0,5
	S-Gruppe	x̄	2,5	2,1	2,2	2,6	2,5	2,5	2,5	3,3	2,4	1,9
		s	0,7	1,5	1,7	1,1	0,9	0,9	0,7	1,7	0,6	0,7
	B-Gruppe	x̄	2,8	2,0°	1,9°	2,1°	2,3	2,1°	2,4	2,6	2,7	3,7
		s	0,6	0,6	0,6	0,7	0,7	0,4	0,5	0,5	0,5	0,7
$O_{2(er)}$ [%]	K-Gruppe	x̄	23,7	24,5	24,5	25,4	25,6	25,6	26,3	27,5	26,7	27,3
		s	3,9	3,1	3,3	4,5	4,0	3,2	2,8	4,7	4,1	5,1
	S-Gruppe	x̄	21,8	19,3	21,1	22,5	21,1	21,7	22,8	31,8	35,9	16,2
		s	6,5	15,2	14,8	8,8	7,2	8,0	9,7	18,2	26,5	6,3
	B-Gruppe	x̄	25,7	25,0	15,6°	18,5°	21,1	19,7°	22,4°	24,0	25,6	24,3
		s	7,5	17,7	4,9	6,3	6,0	2,9	3,5	3,1	4,6	9,0

° p ≤ 0,05

Arteriovenöse Sauerstoffdifferenz (Tabelle 20): Die arteriovenöse Sauerstoffdifferenz ($D_{a-v}O_2$) errechnet sich als Differenz aus dem Sauerstoffgehalt des arteriellen Blutes abzüglich des Sauerstoffgehaltes im gemischt-venösen Blut. Hinsichtlich der Ausgangswerte unterschieden sich die 3 Gruppen nicht, die Sauerstoffdifferenz lag um 2,6 ml/dl. Zum Zwei-Minuten-Zeitpunkt waren die berechneten Gruppenmittelwerte in den Traumagruppen niedriger als die Ausgangswerte, um dann wieder langsam auf das Anfangsniveau anzusteigen.

Sauerstoffextraktionsrate: Die Sauerstoffextraktionsrate ($O_{2(er)}$) gibt die prozentuale Sauerstoffausschöpfung beim Durchgang durch den großen Kreislauf an. Sie entsprach in unserem Versuch weitgehend dem Verlauf der $D_{a-v}O_2$ (Tabelle 20). Von einem Initialwert um 23% waren bei den traumatisierten Tieren Abfälle bis auf 16% zu beobachten, die sich im weiteren Verlauf normalisierten. Zwischen den Gruppen konnten keine Unterschiede festgestellt werden.

Sauerstoffverfügbarkeitsindex (Tabelle 21): In der S- und B-Gruppe lag der Sauerstoffverfügbarkeitsindex ($O_{2(del-i)}$) vor dem Trauma mit 25 ml/min/kg etwas höher als in der K-Gruppe. Der Unterschied ließ sich jedoch statistisch nicht absichern. Nach dem Trauma fand man eine vorübergehende Erhöhung der Mittelwerte, die sich bis zum Versuchsende wieder normalisierten.

Tabelle 21

			$-1'$	$2'$	$5'$	$10'$	$15'$	$30'$	$45'$	$60'$	$90'$	$120'$
$O_{2(del-i)}$ [ml/min/kg]	K-Gruppe	x̄	20,2	21,0	20,5	20,1	19,8	20,2	19,1	19,1	19,0	18,7
		s	1,5	2,2	1,8	1,9	2,2	2,6	2,8	3,9	3,9	4,5
	S-Gruppe	x̄	26,4	31,1°	27,4°	30,5°	29,6°	32,3°	25,6	24,1	22,3	27,7
		s	4,8	7,8	11,0	6,3	6,0	8,2	8,0	8,5	6,5	11,2
	B-Gruppe	x̄	24,2	27,6	30,0*	26,5°	26,1°	24,7	22,3	21,8	21,1	20,6
		s	4,7	13,0	5,3	5,4	6,2	6,0	4,4	4,8	4,9	6,1
$\dot{V}O_{2(i)}$ [ml/min/kg]	K-Gruppe	x̄	4,8	5,1	5,0	5,1	5,0	5,1	5,1	5,1	5,0	5,0
		s	0,7	0,5	0,5	0,7	0,6	0,5	0,8	0,8	0,8	1,2
	S-Gruppe	x̄	5,6	4,7	4,5	6,7	6,2	6,9	5,6	8,3	5,4	4,1
		s	1,4	2,5	1,8	2,8	2,6	2,3	2,4	7,6	3,3	0,7
	B-Gruppe	x̄	6,2	5,1	4,7	5,2	5,8	4,9	5,0	5,2	5,3	6,8
		s	2,4	1,7	1,7	2,7	2,8	1,5	1,3	1,2	1,2	2,0
Shunt [%]	K-Gruppe	x̄	11,4	11,5	11,7	11,1	10,7	10,6	10,6	10,6	12,8	12,7
		s	5,5	5,0	5,6	4,6	5,3	6,3	5,7	5,4	5,6	7,9
	S-Gruppe	x̄	16,1	33,5	38,8	19,4	18,4	14,5	15,9	15,3	32,5	14,3
		s	9,4	24,6	34,2	11,7	8,9	6,9	7,4	7,5	31,9	9,3
	B-Gruppe	x̄	8,3	26,6	6,5	11,9	8,6	8,3	6,2	6,0	8,2	6,5
		s	4,6	32,7	8,1	11,9	8,0	3,9	3,7	3,0	3,9	5,2

* $p \leq 0,05$;   ° $p \leq 0,05$

Sauerstoffverbrauch (VO$_2$): Die Berechnung des Sauerstoffverbrauches (Tabelle 21) ergab ein ähnliches Bild wie bei den vorstehenden Parametern. In den ersten 2 min nach dem Trauma lagen die berechneten Mittelwerte geringfügig unter dem Ausgangsniveau von 108–102 ml/min. Ab der 5. Minute stieg der VO$_2$ bis zum Versuchsende wieder an. Wegen der relativ großen Streuung ließen sich Unterschiede weder zwischen den Gruppen noch im zeitlichen Verlauf absichern.

Venoarterieller Shunt (Q$_s$/Q$_T$): Die Mittelwerte des intrapulmonalen venoarteriellen Shunts betrugen anfänglich in der K-Gruppe 11%, in der S-Gruppe 18% und in der B-Gruppe 8%. 2 min nach dem Akutereignis nahmen zwar scheinbar in beiden Traumagruppen der Mittelwert zu, durch eine sehr große Streuung war dies jedoch nicht verifizierbar. Auch im weiteren Verlauf ergaben sich keine Unterschiede zu den Ausgangswerten (Tabelle 21).

Kohlendioxidabgabe (VCO$_2$): Die CO$_2$-Abgabe belief sich in der K-Gruppe zum Ausgangszeitpunkt auf 0,16 l/min, die S-Gruppe unterschied sich mit 0,24 l/min signifikant davon. Zum Zwei-Minuten-Zeitpunkt sank in den beiden Traumagruppen die CO$_2$-Abgabe durch die verminderte Atmung leicht ab, um in der B-Gruppe nach Einsetzen der kontrollierten Beatmung reaktiv über das Ausgangsniveau anzusteigen. Der reaktive Anstieg bei den spontanatmenden Tieren verlief viel langsamer, die Atemdepression durch das Trauma wirkte länger nach (Tabelle 22).

Totraumfraktion (V$_D$/V$_T$): Die Totraumfraktion (Abb. 31), die in der K-Gruppe bei 0,54 und in den beiden anderen Gruppen zwischen 0,66 und 0,74 lag, war in den Traumagruppen gegenüber der K-Gruppe initial signifikant verschieden. Durch die langsamere, tiefe Atmung nach der Gehirnläsion sank die Totraumfraktion ab und verblieb bei den beatmeten Tieren im Bereich der K-Gruppe.

Tabelle 22

			−1′	2′	5′	10′	15′	30′	45′	60′	90′	120′
$\dot{V}CO_2$	K-Gruppe	$\bar{x}$	0,16	0,16	0,17	0,16	0,16	0,16	0,16	0,16	0,16	0,17
[l/min]		s	0,03	0,03	0,03	0,03	0,03	0,03	0,03	0,03	0,04	0,03
	S-Gruppe	$\bar{x}$	0,24	0,13	0,21	0,23	0,25	0,28	0,15	0,20	0,21	0,32
		s	0,06	0,08	0,11	0,06	0,05	0,08	0,10	0,05	0,05	0,19
	B-Gruppe	$\bar{x}$	0,21	0,20	0,28	0,24	0,24	0,19	0,18	0,17	0,16	0,14
		s	0,06	0,07	0,05	0,04	0,06	0,03	0,03	0,02	0,02	0,03
$\dot{V}_A$	K-Gruppe	$\bar{x}$	3,96	3,98	4,05	3,86	3,90	3,73	3,72	3,84	3,82	3,81
[l/min]		s	0,63	0,53	0,63	0,58	0,54	0,65	0,57	0,51	0,77	0,34
	S-Gruppe	$\bar{x}$	4,44	2,09	3,81	4,09	4,62	5,35	2,39	3,56	3,09	4,62
		s	1,27	1,44	2,36	1,60	1,90	2,24	1,96	1,35	1,75	3,79
	B-Gruppe	$\bar{x}$	3,88	3,91	6,10	5,35	5,45	4,98	4,97	4,79	4,49	4,23
		s	1,28	1,72	1,45	1,27	1,15	0,72	1,06	0,54	0,75	0,69

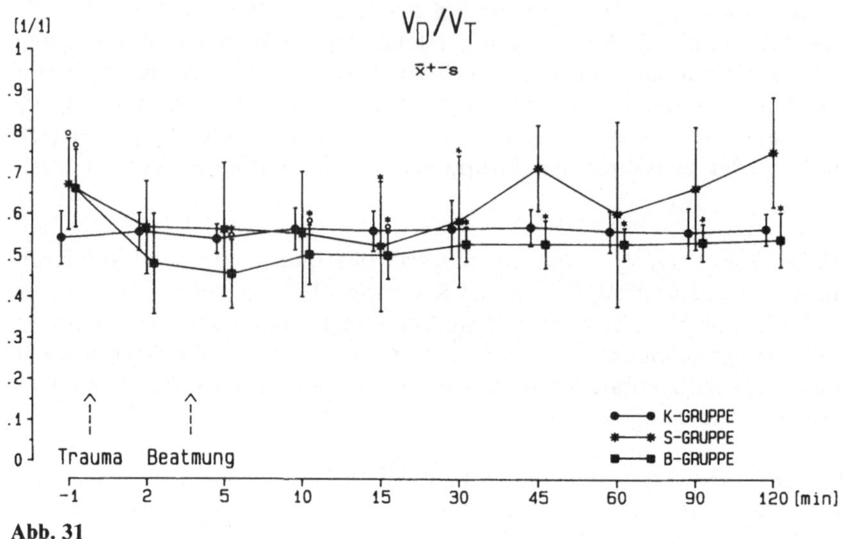

Abb. 31

Unter Spontanatmung hingegen kam es nach 45 min im Mittel zu einem erneuten Anstieg, wohl bedingt durch das Absterben der bradypnoischen Tiere.

Gravimetrische Bestimmung des extravaskulären Lungenwassers: Das *Gesamtlungenwasser* der K-Gruppe (Abb. 32) lag bei 82,8 g/100 g Lungengewicht (bestimmt postmortal nach Versuchsabschluß), der Mittelwert in der S-Gruppe wich mit 84,4 g/100 g LG signifikant davon ab. In der B-Gruppe war das Gesamtlungenwasser mit 83,4 g/100 g LG zwar ebenfalls erhöht, der Unterschied konnte jedoch nicht mehr statistisch gesichert werden.

Das *extravaskuläre Lungenwasser* betrug bei den Kontrolltieren im Mittel 4,66 g/g EVDW (EVDW = Extravaskuläres Trockengewicht). Auch hier war in der

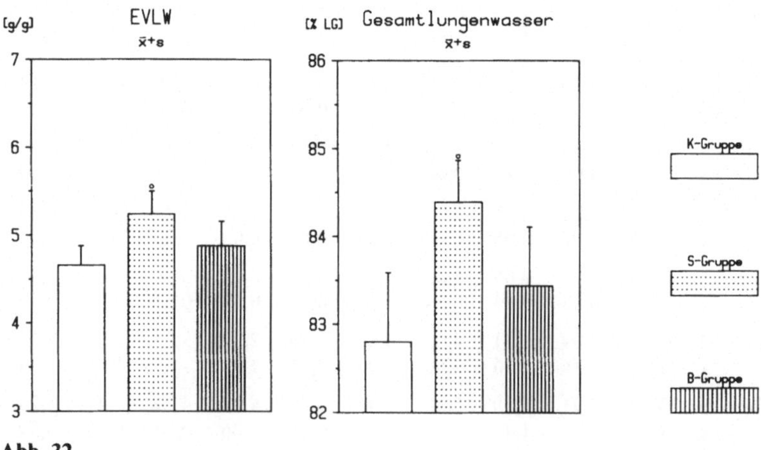

Abb. 32

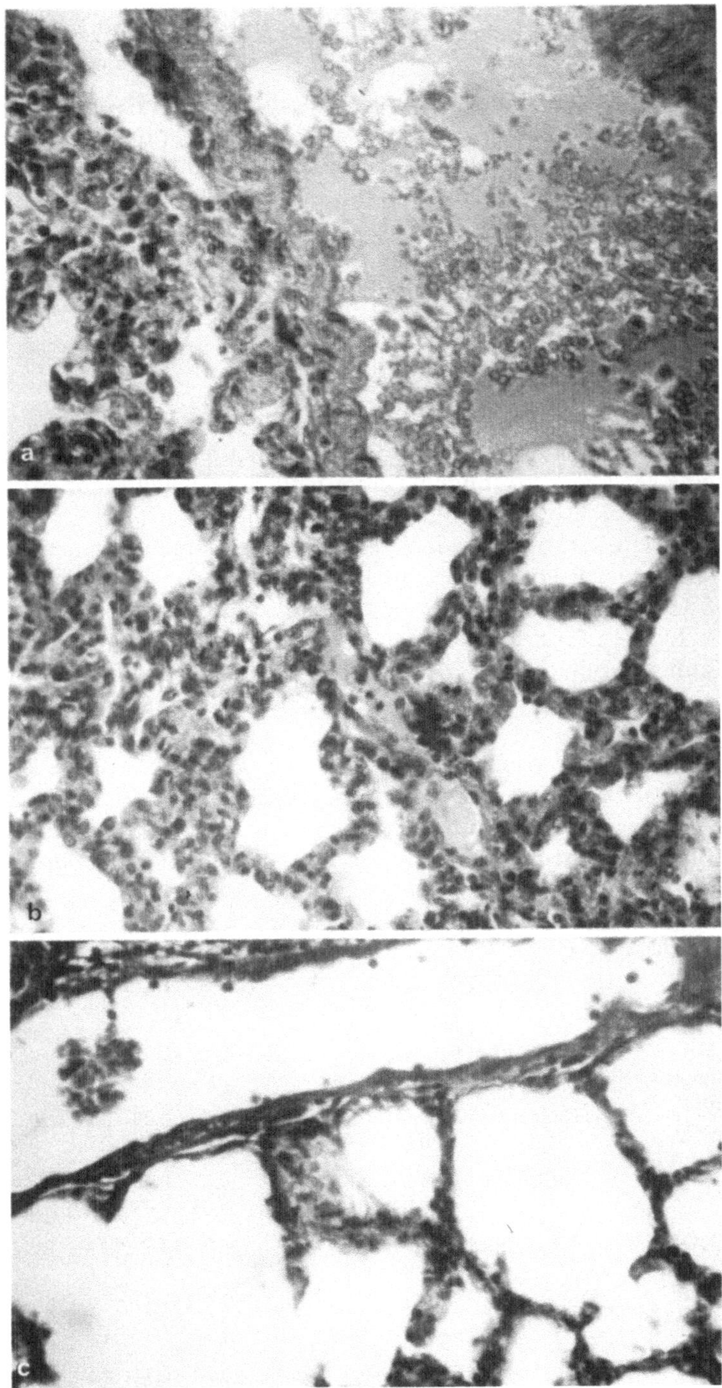

Abb. 33. a S-Gruppe, **b** B-Gruppe, **c** K-Gruppe

S-Gruppe mit 5,24 g/g EVDW eine deutliche Zunahme zu beobachten. Der Mittelwert in der B-Gruppe unterschied sich nicht von der K-Gruppe.

Histologie des Lungengewebes: In Abbildung 33 sind repräsentative histologische Bilder aus Lungen der verschiedenen Gruppen wiedergegeben. Deutlich ist die Leukozytenanreicherung, die Extravasation von Erythrozyten sowie die Ödemansammlung in der S-Gruppe zu sehen. Die Alveolarsepten erscheinen zwar auch in der B-Gruppe gegenüber der K-Gruppe im Sinne einer Hyperämie, eines interstitiellen Ödems und einer Zellextravasation verbreitert, es läßt sich jedoch im Gegensatz zur S-Gruppe kein intraalveoläres Ödem finden.

4.2.2.4 Kenngrößen des Stoffwechsels

Hämatokrit, kolloidosmotischer Druck und Osmolalität: Der *Hämatokrit* im arteriellen Blut (Tabelle 23) lag initial einheitlich zwischen 0.27 und 0.28, hier muß eine gewisse Verdünnung durch die Gabe des kolloidalen Volumenersatzmittels vor Versuchsbeginn angenommen werden. Auffällig ist nach der Traumatisierung ein sofortiger, jedoch kurzfristiger Hämatokritanstieg auf über 0.30, der sich in der B-Gruppe bis zur 15. Minute wieder normalisierte, während er in der S-Gruppe deutlich länger bestehen blieb.

In allen Gruppen fiel der *kolloidosmotische Druck* dagegen während des gesamten Versuches relativ uniform ab, die *Osmolalität* sowohl im arteriellen als auch im gehirn-venösen Blut zeigte keine Veränderung (Tabelle 23).

Elektrolyte (Natrium, Kalium, Kalzium, Chlorid): Während die *Plasma-Natrium-Konzentration* arteriell und auch gehirn-venös völlig unbeeinflußt blieb (Tabellen 24 und 25), konnte man sowohl im arteriellen wie auch im gehirn-venösen Blut einen deutlichen biphasischen Verlauf der *Plasma-Kalium-Konzentration*

Tabelle 23

			$-1'$	$2'$	$5'$	$10'$	$15'$	$30'$	$45'$	$60'$	$90'$	$120'$
HK im arteriellen Blut [l/l]	K-Gruppe	$\bar{x}$	0,27	0,26	0,26	0,26	0,26	0,26	0,26	0,26	0,25	0,25
		s	0,03	0,04	0,03	0,03	0,03	0,03	0,03	0,03	0,02	0,02
	S-Gruppe	$\bar{x}$	0,28	0,31*°	0,30°	0,29	0,29	0,28	0,28	0,26	0,27	0,29
		s	0,03	0,03	0,03	0,03	0,03	0,03	0,04	0,03	0,02	0,04
	B-Gruppe	$\bar{x}$	0,27	0,31*°	0,29°	0,27	0,26	0,26*	0,25*	0,24*	0,24*	0,25
		s	0,04	0,05	0,04	0,03	0,03	0,03	0,03	0,03	0,02	0,03
KOD im arteriellen Blut [mm Hg]	K-Gruppe	$\bar{x}$	15,6	15,3	15,1	14,9	14,7	14,4	14,1	13,8	14,0	13,6
		s	1,0	0,9	0,9	0,9	1,0	1,0	1,1	0,9	1,3	1,0
	S-Gruppe	$\bar{x}$	16,1	16,2	15,9	15,5	15,3*	15,0*	14,6*	14,0*	13,7*	14,1*
		s	1,1	1,2	1,3	1,1	1,3	1,4	1,1	0,9	1,2	1,5
	B-Gruppe	$\bar{x}$	16,1	16,5°	16,1*°	15,5*	15,1*	14,5*	14,1*	13,9*	13,8*	13,6*
		s	0,7	0,8	0,7	0,8	0,9	0,9	1,1	1,0	0,9	1,2

* p ≤ 0,05;   ° p ≤ 0,05

Tabelle 24

			− 1′	2′	5′	10′	15′	30′	45′	60′	90′	120′
Natrium	K-Gruppe	x̄	141,0	140,7	140,7	141,2	141,3	141,6	140,6	141,2	140,6	140,3
im arteriellen		s	2,6	3,4	3,9	3,3	3,5	3,0	3,6	3,4	2,9	3,6
Blut	S-Gruppe	x̄	141,3	142,0	142,5	141,7	142,5	142,6	144,0	143,0	143,3	142,3
[mmol/l]		s	2,9	3,2	3,6	1,5	1,0	1,1	2,0	1,4	2,2	1,5
	B-Gruppe	x̄	141,5	141,5	141,7	142,1	141,8	140,9	141,0	141,3	141,4	140,9
		s	1,5	1,8	1,4	1,2	1,3	1,7	1,8	1,6	1,8	3,1
Kalzium	K-Gruppe	x̄	2,0	2,1	2,0	2,0	2,0	2,0	1,9	2,0	2,0	2,0
im arteriellen		s	0,2	0,2	0,2	0,2	0,2	0,2	0,3	0,3	0,3	0,2
Blut	S-Gruppe	x̄	2,0	2,0	2,0	2,1	2,0	2,1	2,1	2,0	2,1	2,0
[mmol/l]		s	0,2	0,2	0,2	0,1	0,2	0,2	0,2	0,1	0,2	0,4
	B-Gruppe	x̄	2,0	2,1	2,0	2,0	2,0	2,0	2,0	2,0	2,0	2,0
		s	0,1	0,2	0,2	0,2	0,2	0,3	0,2	0,2	0,2	0,1
Chlorid	K-Gruppe	x̄	99,6	98,2	99,1	99,3	99,3	99,1	98,9	99,8	99,6	99,9
im arteriellen		s	2,2	2,0	2,1	1,7	2,1	2,7	2,3	2,0	2,2	2,4
Blut	S-Gruppe	x̄	99,6	99,7	100,5	101,6	101,0*	100,8	101,6	101,5	100,5	100,7
[mmol/l]		s	1,2	2,2	2,3	1,3	1,3	1,2	2,2	2,4	2,4	0,6
	B-Gruppe	x̄	99,3	99,7	100,2	100,9*	101,6*	101,2*	101,5*	100,6	100,3	100,9
		s	1,4	1,8	1,6	2,1	2,1	1,6	2,2	2,0	2,1	2,3

* p ≤ 0,05

Tabelle 25

			− 1′	2′	5′	10′	15′	30′	45′	60′	90′	120′
Natrium	K-Gruppe	x̄	141,8	142,1	142,3	142,4	141,9	142,4	141,1	141,6	141,9	143,0
im hirnvenösen		s	3,7	3,2	3,9	3,9	2,8	2,8	3,3	3,4	3,2	5,0
Blut	S-Gruppe	x̄	143,2	143,6	144,1	144,1	143,7	145,8	146,8	145,3	145,8	142,3
[mmol·l⁻¹]		s	3,0	3,1	2,4	2,0	2,4	2,9	3,8	4,4	5,2	2,5
	B-Gruppe	x̄	142,2	142,9	143,6	143,5	143,5	142,9	142,6	143,8	143,2	–
		s	1,4	2,4	1,7	1,4	2,6	1,9	2,5	2,9	2,6	–
Kalzium	K-Gruppe	x̄	2,0	2,1	2,0	2,0	1,9	1,9	1,9	1,9	2,0	–
im hirnvenösen		s	0,2	0,2	0,3	0,3	0,1	0,4	0,2	0,2	0,2	–
Blut	S-Gruppe	x̄	1,9	1,9	2,1	2,0	2,0	2,1	2,0	2,0	1,9	–
[mmol·l⁻¹]		s	0,3	0,3	0,2	0,1	0,2	0,3	0,3	0,2	0,1	–
	B-Gruppe	x̄	2,0	2,1	2,0	2,1	2,1	2,0	2,0	2,0	2,0	–
		s	0,2	0,2	0,2	0,2	0,2	0,2	0,2	0,2	0,2	–

erkennen (Abb. 34). Unmittelbar nach dem Schädeltrauma stieg die Kaliumkonzentration von 4,2 mmol/l im arteriellen und 4,3 mmol/l im gehirn-venösen Blut in beiden Traumagruppen auf 4,6 mmol/l bzw. 4,8 mmol/l an. Bis zur 30. Minute sank dann in beiden Gefäßsystemen die Kaliumkonzentration unter die

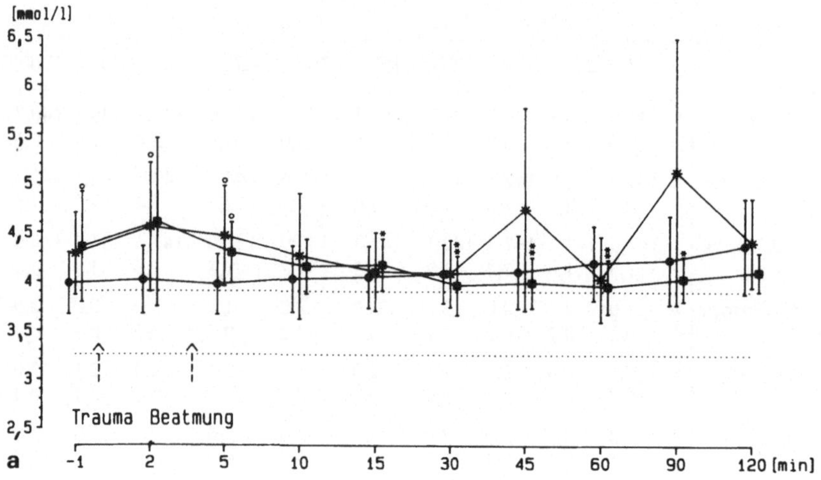

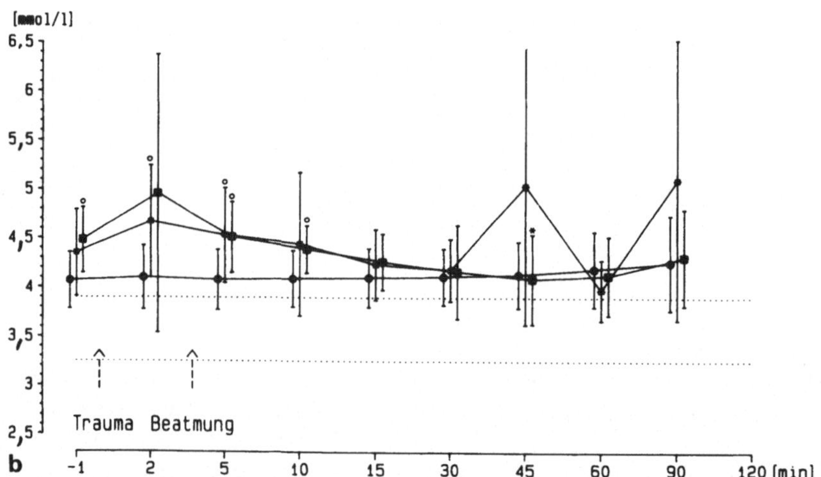

Abb. 34a, b. Kalium ($\bar{x} \pm s$) **a** im arteriellen Blut, **b** im hirnvenösen Blut;
●—● K-Gruppe, *—* S-Gruppe, ■—■ B-Gruppe

Ausgangswerte ab, wobei jedoch die Mittelwerte der spontanatmenden Tiere wegen der abnehmenden Tierzahl kritisch zu würdigen sind. Sowohl der initiale Anstieg als auch der anschließende Abfall ließen sich statistisch sichern.

Die *Plasma-Kalzium-* und *Plasma-Chlorid-Werte* (Tabelle 24) zeigten keine Schwankungen.

Laktat und Glukose: Der von uns vor Narkoseeinleitung erstellte Referenzbereich für die *Plasmalaktatwerte* liegt zwischen 2,26 und 5,38 mmol/l. Zu Beginn des Versuches bewegte sich die Laktatkonzentration arteriell und gehirn-venös an der Untergrenze dieses Referenzbereiches und zeigte nach der Traumatisierung einen Anstieg, der die nächsten 2 h anhielt (Abb. 35).

Abbildung 36 zeigt für die S-Gruppe die mitunter exzessiven Laktatspiegelanstiege, die vor dem Exitus letalis der Tiere zu verzeichnen waren.

Die im Wachzustand erhobenen Referenzwerte für die *Plasmaglukose* bewegten sich zwischen 5,6 und 9,3 mmol/l, zu Versuchsbeginn lagen die Plasmawerte meist gering darunter (Tabelle 26). Während des ganzen Versuchsablaufes konnten in keiner Gruppe Veränderungen beobachtet werden.

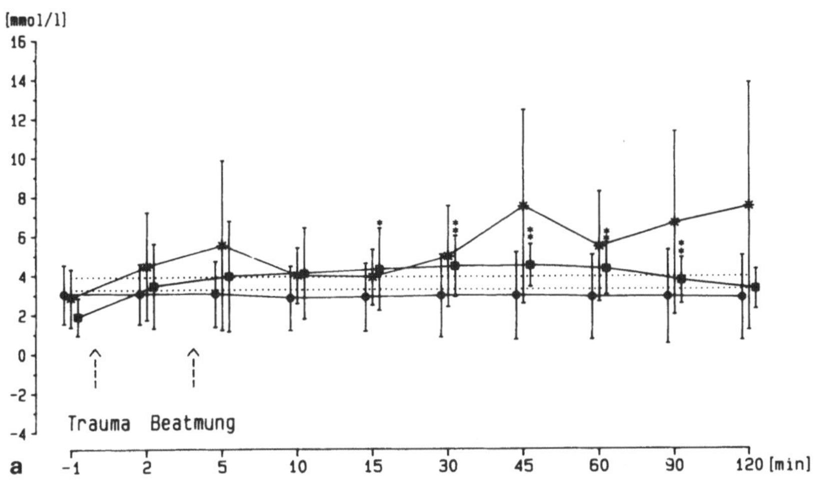

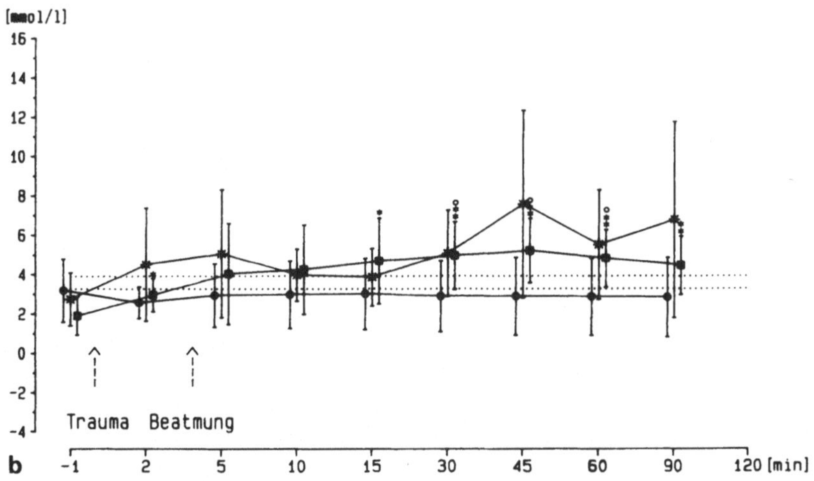

Abb. 35a, b. Laktat ($\bar{x} \pm s$) **a** im arteriellen Blut, **b** im hirnvenösen Blut;
●—● K-Gruppe, *—* S-Gruppe, ■—■ B-Gruppe

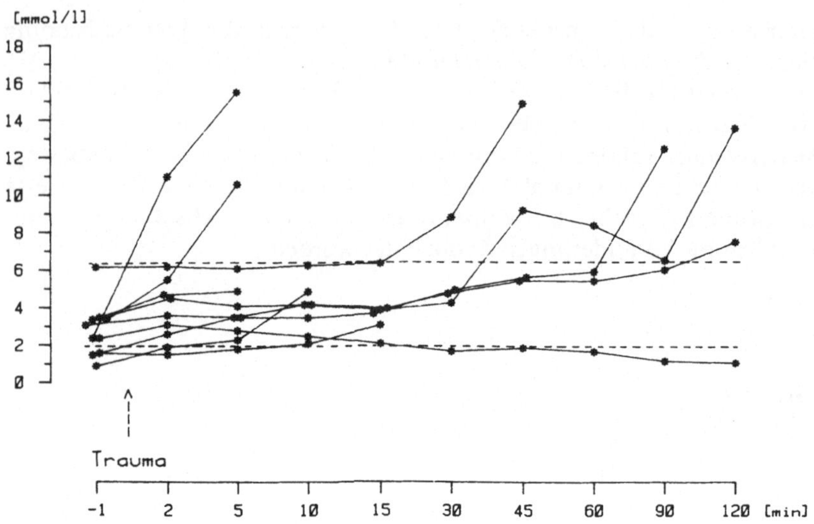

Abb. 36. Laktat im arteriellen Blut (S-Gruppe)

Tabelle 26

			− 1′	2′	5′	10′	15′	30′	45′	60′	90′	120′
Glukose im arteriellen Blut [mmol/l]	K-Gruppe	x̄	4,4	4,4	4,3	4,3	4,4	4,2	4,1	4,0	3,8	3,8
		s	1,9	1,9	1,9	1,9	1,9	1,7	1,6	1,6	1,6	1,8
	S-Gruppe	x̄	4,6	4,8	4,7	5,7	5,2	5,3	5,3	4,4	4,0	3,7
		s	1,5	1,7	1,8	2,3	1,6	1,8	2,1	1,7	1,8	2,5
	B-Gruppe	x̄	5,3	5,5	5,9°	6,2°	6,3°	5,9°	5,8°	5,3	4,8	4,3
		s	0,8	1,0	1,4	1,8	1,7	1,6	1,6	1,5	1,5	1,7
Glukose im hirnvenösen Blut [mmol/l]	K-Gruppe	x̄	3,8	3,9	3,8	3,8	3,8	3,7	3,6	3,5	3,3	–
		s	1,9	1,9	1,8	1,8	1,8	1,6	1,5	1,6	1,6	–
	S-Gruppe	x̄	4,1	3,6*	3,8	4,6	4,5	4,6	4,5	4,1	3,0	–
		s	1,4	1,4	1,4	1,6	1,5	1,8	1,7	1,5	1,8	–
	B-Gruppe	x̄	4,9	4,2*	4,7	4,9	5,3	5,0	4,8	4,7	4,2	–
		s	0,8	1,1	1,4	1,9	2,0	1,6	1,8	1,6	1,5	–

$* \ p \leq 0{,}05; \quad ° \ p \leq 0{,}05$

Freie Fettsäuren im Plasma: Ein identisches Verhalten war zwischen den freien Fettsäuren im arteriellen und gehirn-venösen Plasma zu verzeichnen, wobei nicht nur das zeitliche Verhalten, sondern auch die Plasmakonzentrationen übereinstimmend waren (Abb. 37). 5–10 min nach dem Trauma begannen die freien Fettsäuren anzusteigen, der Unterschied zum Ausgangswert war in der S-Gruppe statistisch zu sichern. In der B-Gruppe fiel die Gesamtkonzentration nach der 30. Minute wieder ab, bei den spontanatmenden Tieren blieb die Erhöhung etwas länger nachweisbar.

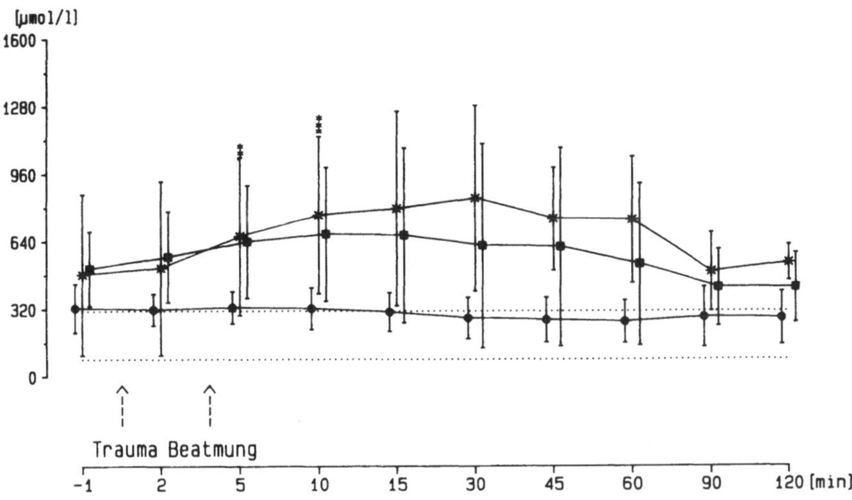

Abb. 37. C-Gesamt im arteriellen Plasma ($\bar{x} \pm s$); ●—● K-Gruppe, *—* S-Gruppe, ■—■ B-Gruppe

Die freien Fettsäuren im Plasma lassen sich in verschiedene, chemisch definierte Einzelsubstanzen aufschlüsseln, hauptanteilmäßig sind dies Palmitinsäure (C 16:0), Palmitoleinsäure (C 16:1), Stearinsäure (C 18:0), Ölsäure (C 18:1), Linolsäure (C 18:2) und Arachidonsäure (C 20:4). Um beurteilen zu können, ob sich unter den Einzelbestandteilen Verschiebungen ergeben, ist es üblich, die prozentuale Zusammensetzung der freien Fettsäuren anzugeben. Stellvertretend ist in Tabelle 27 die Palmitinsäure wiedergegeben. Man erkennt deutlich, daß der prozentuale Anteil am Gesamtgehalt unverändert bleibt; dies trifft auch für alle anderen freien Fettsäuren zu, insbesondere sei hier auf die Arachidonsäure verwiesen. Da sich die Relation der Einzelkomponenten zueinander nicht verän-

Tabelle 27

			$-1'$	$2'$	$5'$	$10'$	$15'$	$30'$	$45'$	$60'$	$90'$	$120'$
C 16:0 im arteriellen Blut [%]	K-Gruppe	$\bar{x}$	27,6	27,6	27,2	27,4	27,5	27,8	27,5	27,3	27,2	28,5
		s	1,9	2,7	1,5	1,9	1,8	2,0	1,7	1,6	1,4	2,2
	S-Gruppe	$\bar{x}$	26,5	26,4	25,6	24,7	24,6	24,8	24,3	24,3	24,8	24,8
		s	2,4	2,5	2,5	1,1	1,0	0.9	0,7	1,4	1,7	1,2
C 16:0 im hirnvenösen Blut [%]	B-Gruppe	$\bar{x}$	24,6	24,4	24,2	24,1	24,1	24,5	24,1	24,5	24,4	25,1
		s	1,4	1,2	0,9	1,0	0,9	1,6	1,2	1,1	1,1	1,3
	K-Gruppe	$\bar{x}$	28,1	27,9	27,7	27,9	28,1	28,4	27,8	28,3	28,0	–
		s	1,9	1,6	1,6	1,8	1,6	2,2	1,5	1,5	1,6	–
	S-Gruppe	$\bar{x}$	27,6	26,8	26,0	24,8	24,8	24,7	24,6	24,6	25,0	–
		s	2,8	2,9	2,8	1,2	1,6	0,6	0,9	1,3	1,5	
	B-Gruppe	$\bar{x}$	25,2	24,8	24,7	24,5	24,7	25,3	25,0	25,0	24,6	–
		s	1,2	1,3	1,0	1,1	1,0	2,8	1,5	1,2	1,4	–

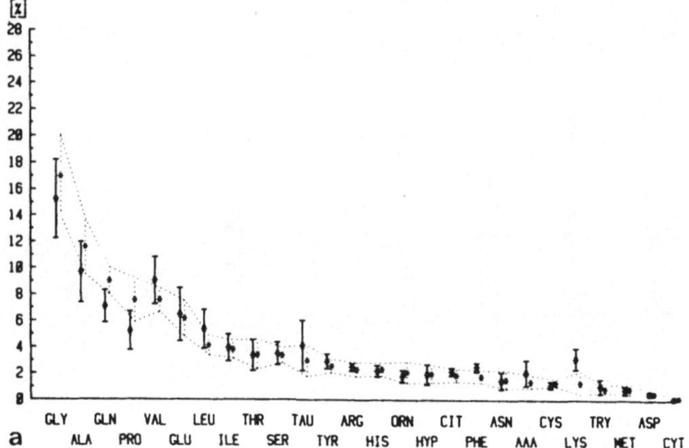

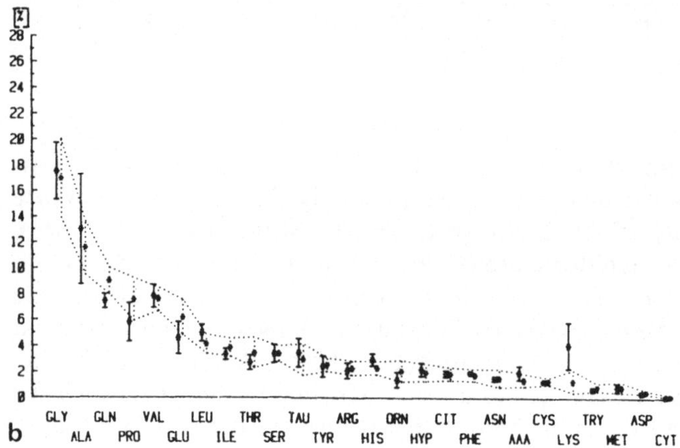

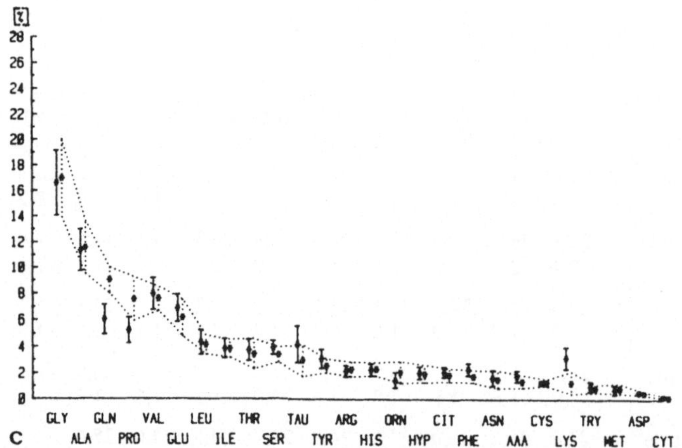

Abb. 38a–c. Prozentuale Zusammensetzung der freien Aminosäuren im Schweineplasma (120 min). **a** K-Gruppe, $\bar{x}=3{,}23$ mmol/l, n=9; **b** S-Gruppe, $\bar{x}=3{,}58$ mmol/l, n=3; **c** B-Gruppe, $\bar{x}=2{,}88$ mmol/l, n=10. Angegeben sind die Mittelwerte sowie die Standardabweichung; (* Referenzbereich)

derte, müssen vom Anstieg der Gesamtkonzentration alle freien Fettsäuren gleichermaßen betroffen sein.

Aminosäuren im Plasma: Wir bestimmten die freien Aminosäuren im arteriellen Plasma vor dem Trauma sowie 30 und 120 min danach. Da, wie schon ausgeführt [109], weniger die absolute Konzentration als vielmehr die Relation der einzelnen Aminosäuren zueinander als geregelte Größe anzusehen ist, soll nur die Relativkonzentration betrachtet werden. Weder im zeitlichen Ablauf noch zwischen den Gruppen ließen sich nennenswerte Veränderungen erkennen, in Abb. 38 sind deshalb die 3 Gruppen nur für den Zeitpunkt 120 min nach dem Trauma wiedergegeben. Als physiologischer Referenzbereich ist die Gesamtheit der Aminosäurenanalysen vor Narkoseeinleitung angegeben.

Katecholamine im Plasma: Der *Adrenalingehalt* im arteriellen Blut (Abb. 39) lag im Mittel initial zwischen 180 und 392 pg/ml, er stieg in der K-Gruppe bis Versuchsende auf 560 pg/ml an. Unmittelbar nach der Hirntraumatisierung fanden wir ca. 20fach erhöhte Adrenalinspiegel in beiden Traumagruppen. Bei den ab der 4. Minute beatmeten Tieren fielen die stark erhöhten Blutspiegel sofort nach Beginn der Beatmung ab, um sich bis Versuchsende zu normalisieren. Die weiter spontanatmenden Tiere hingegen ließen zwar auch eine rückläufige Tendenz erkennen, die Plasmaspiegel verblieben aber auf einem Niveau, das 400–500% über dem Ausgangswert lag.

Die Noradrenalinplasmaspiegel erhöhten sich durch die Gewalteinwirkung auf das Zerebrum innerhalb von 2 min auf das 8–15fache des Ausgangswertes. Ansonsten zeigte Noradrenalin ein dem Adrenalin identisches Verhalten (Abb. 40).

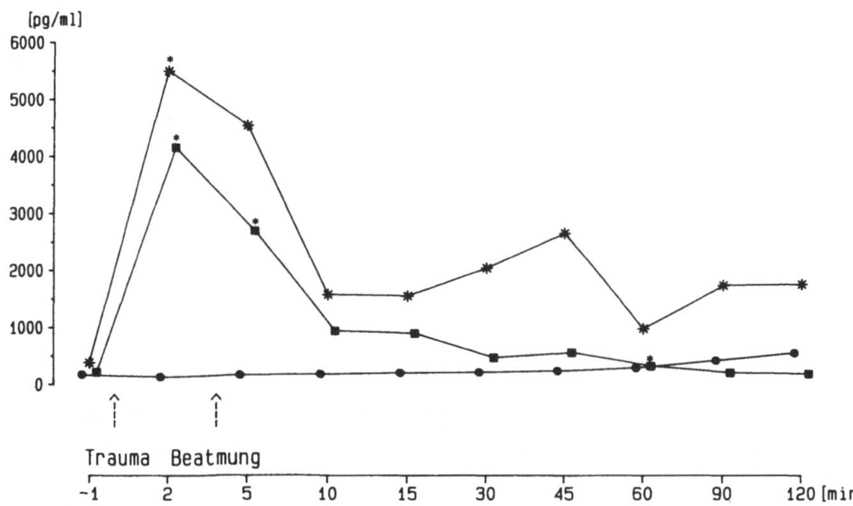

Abb. 39. Adrenalin im Plasma (Mittelwerte); ●—● K-Gruppe, *—* S-Gruppe, ■—■ B-Gruppe

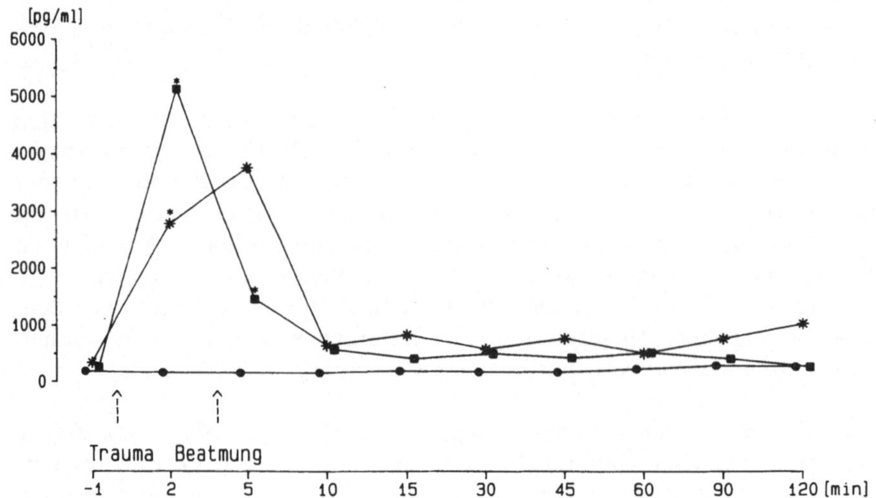

Abb. 40. Noradrenalin im Plasma (Mittelwerte); ●—● K-Gruppe, *—* S-Gruppe, ■—■ B-Gruppe

4.2.2.5 Elektrische Hirnfunktion

Spontan-EEG: Das mit der schnellen Fourier-Analyse transformierte EEG (Continous Spectral Array) werteten wir anhand der „Spectral-Edge-Frequency" (SEF) aus. Die SEF markiert diejenige Frequenz, von der aus gesehen 95% des Frequenzgemisches kleiner sind. In der Kontrollgruppe betrug die SEF 12,2–13,0 Hz über den ganzen Beobachtungszeitraum. In der S- und B-Gruppe war zu Beginn des Versuches kein Unterschied in der Frequenzverteilung gegenüber der K-Gruppe feststellbar. Wenige Sekunden nach dem Gehirntrauma war die EEG-

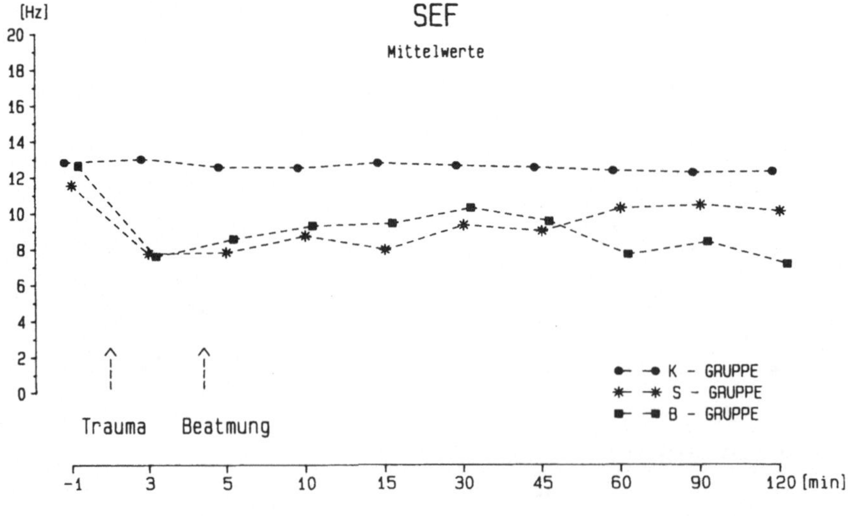

Abb. 41

Aktivität bei allen Tieren komplett erloschen, um sich nach einer ca. 20 s dauernden elektrischen Null-Linie innerhalb der 1.–3. Minute auf weit niedrigerem Niveau einzupendeln. Sowohl in der S- als auch in der B-Gruppe war der Unterschied, gemessen an der Spectral-Edge-Frequenz nach 2 min hochsignifikant gegenüber dem Ausgangswert (Abb. 41). Die SEF, die nun zwischen 7 und 8 Hz lag, zeigte auch keine Tendenz zur Erholung. Aus Abb. 42 läßt sich entnehmen, daß alle Tiere der S-Gruppe, deren EEG-Aktivität – gemessen an der SEF – nach dem Trauma zwischen der 2.–5. Minute unterhalb 70% des Ausgangswertes lag, ad exitum kamen.

Die über die Zeit integrierte elektrische Aktivität des Gehirns wird als „*Power*" bezeichnet und in Picowatt angegeben. Hierbei kann die Aktivität über das ganze Frequenzspektrum oder nur über einzelne Frequenzbereiche betrachtet werden. Bei der Beurteilung einzelner Frequenzbereiche wählt man am besten die aus der Klinik bekannte Einteilung in α-, β-, δ- und ϑ-Band [241].

Die Gesamtaktivität, von uns der Einfachheit halber „Power" genannt, wurde wegen der sehr unterschiedlichen Ausgangswerte (Hautübergangswiderstände, Ableitort usw.) nur prozentual angegeben. Die „Power" blieb in der K-Gruppe über die 2stündige Beobachtungszeit nahezu unverändert (Abb. 43). In den beiden anderen Gruppen hingegen fiel die elektrische Leistung innerhalb 3 min auf 20–40% der Ausgangsleistung ab, die scheinbar partielle Erholung in der S-Gruppe wird durch das konsekutive Absterben der einzelnen Tiere sowie durch das Auftreten von Krampfpotentialen vorgetäuscht (Abb. 44).

Der Abfall der elektrischen Hirnleistung wird insbesondere durch einen starken Rückgang höherer Frequenzen hervorgerufen. Die α-Aktivität (7,5–13 Hz), die initial 23–29% der Gesamtaktivität betrug (Abb. 45) fiel auf 5–10% zurück, um sich dann geringfügig wieder zu erholen. Jedoch blieb in der B-Gruppe der Abfall bis zum Beobachtungsende statistisch nachweisbar. Im Gegensatz zur α-

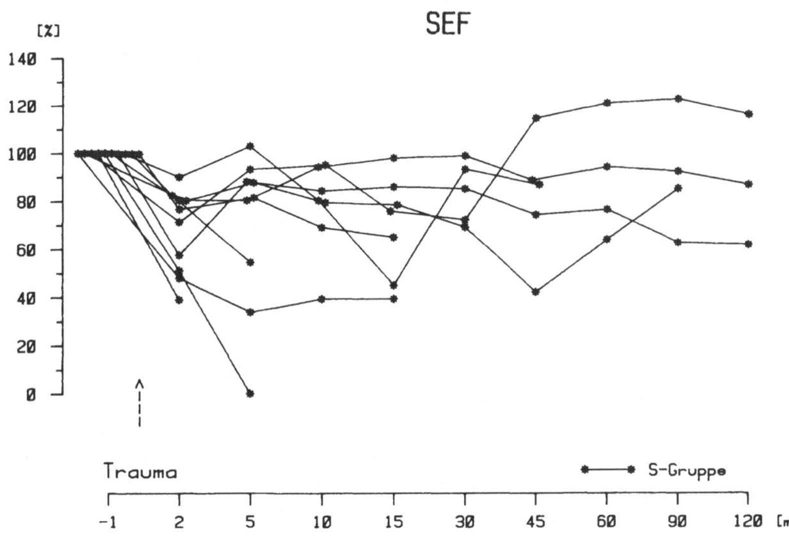

Abb. 42

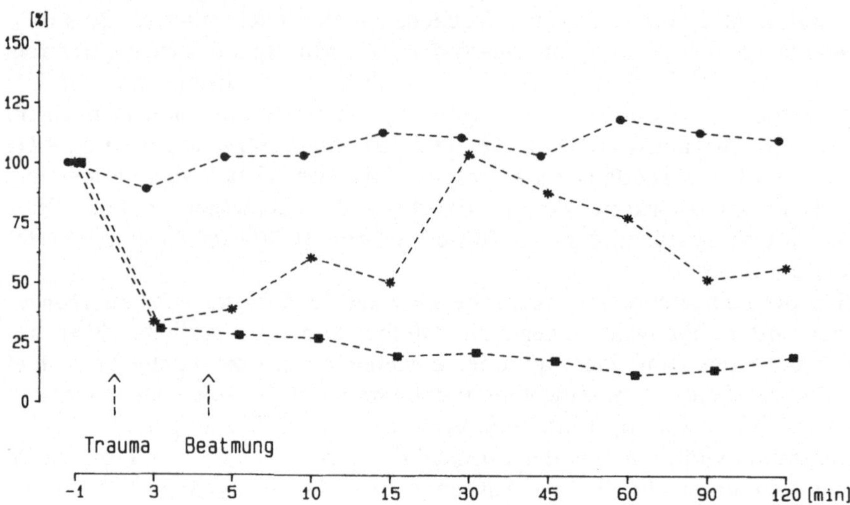

Abb. 43. Power (Mittelwerte); ●—● K-Gruppe, *—* S-Gruppe, ■—■ B-Gruppe

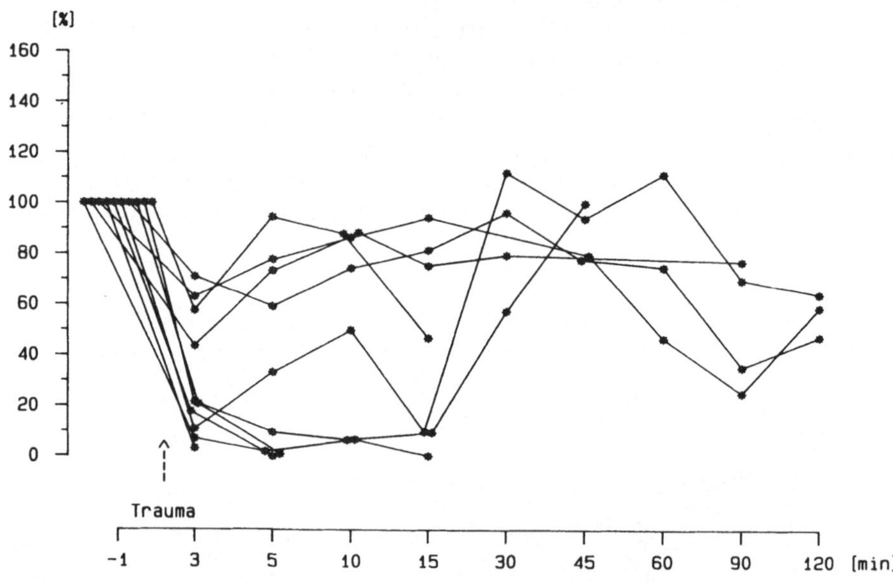

Abb. 44. Power (S-Gruppe)

Aktivität war die Leistung im δ-Band (0,5–3,5 Hz) nicht nur nicht rückläufig, sondern stieg von einem Gesamtanteil von 20% vor dem Trauma auf 60% post-traumal an. Wir können somit nicht nur einen deutlichen Rückgang der zerebralen elektrischen Gesamtleistung feststellen, sondern auch eine Verschiebung zu niedrigeren Frequenzen innerhalb der verbliebenen Rest-EEG-Aktivität.

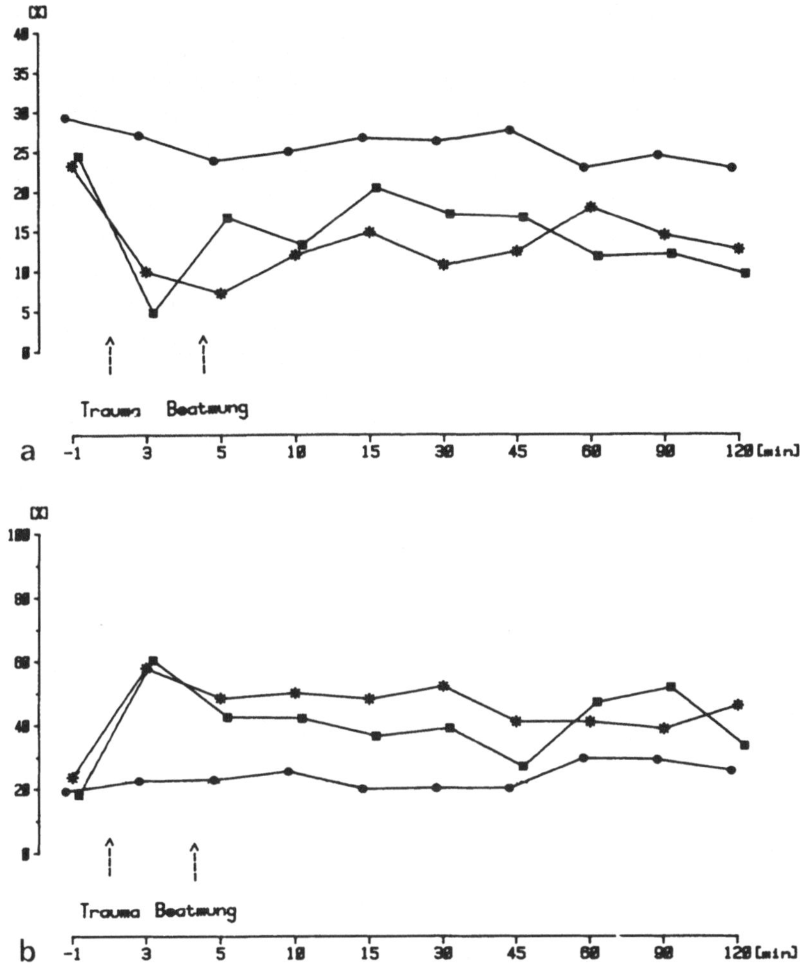

Abb. 45. a α-Band, **b** δ-Band; •—• K-Gruppe, *—* S-Gruppe, ■—■ B-Gruppe

Evozierte Potentiale: Nach elektrischer Medianusstimulation sowohl im Nackenbereich wie auch über dem Gyrus suprasylvius ableitbare Potentialschwankungen werden als somatosensorisch-evozierte Potentiale (SSEP) bezeichnet. Die
nach einem bestimmten Zeitintervall (Latenzzeit) registrierbaren negativen (N)
oder positiven (P) Poteniale lassen sich – zumindest für kurze Latenzzeiten –
anatomischen Strukturen zuordnen. In Vorversuchen wurde diese Zuordnung –
in Anlehnung an vom Menschen bekannte Latenzzeiten – vorgenommen. So entspricht ein 7 ms nach dem Reiz auftretendes negatives Potential (N_7) dem
Durchgang durch den Plexus brachialis [292, 303], N_{10} dem Eintritt ins Rückenmark [328], N_{12} dem Durchgang durch das zervikale Rückenmark [328] oder dem
Nucleus ventralis posterolateralis des Thalamus [5, 292] sowie P_{20} der Ankunft
des Reizes im Gyrus suprasylvius. Die Ursprungsorte der Potentiale N_{26}, N_{65},
P_{120} und N_{170} sind nicht bekannt, es handelt sich um Assoziationszentren.

Die Latenzzeit der Potentialschwankung P_{20} (Gyrus suprasylvius) war zu Beginn in allen Gruppen mit Werten im Mittel zwischen 18,9 und 19,7 ms relativ konstant und verblieb in der K-Gruppe auch in diesem Bereich. In der S- und B-Gruppe ergaben sich unmittelbar nach dem Trauma keine gravierenden Veränderungen, es war jedoch eine leichte Verkürzung, d. h. Vorverlegung, der P_{20}-Schwankung feststellbar (Tabelle 28), die sich auch statistisch absichern ließ. Ab der 15. Minute nach dem Trauma konnte dagegen ein drastischer Anstieg dieser Latenzzeit bis auf das 5fache der Norm beobachtet werden. Ein ähnliches Verhalten ergab sich für die Potentialschwankung N_{65}, einem in einem Assoziationszentrum generierten Potential (Tabelle 28). Die zeitliche Differenz zwischen dem im Nacken ableitbaren Potential N_{12} und der über dem Gyrus suprasylvius zu gewinnenden Potentialschwankung P_{20} wird als „Central Conduction Time" (CCT) bezeichnet. Sie stellt einen interindividuell relativ konstanten Parameter dar und gilt als sehr empfindlicher Indikator für eine zerebrale Ischämie [137–139, 256, 264, 292]. Die CCT-Werte, die bei 6,6–7,1 ms lagen (Tabelle 28), blieben ebenfalls bis zur 15. Minute praktisch unverändert, um dann auf das 3- bis 8fache des Initialwertes anzusteigen. In der B-Gruppe war die Verlängerung bis zur 120. Minute statistisch absicherbar.

Tabelle 28

			−1'	2'	5'	10'	15'	30'	45'	60'	90'	120'
SSEP P_{20} [ms]	K-Gruppe	x̄	19,7	19,8	–	–	19,7	19,6	19,6	19,5	19,7	19,5
		s	1,5	1,5	–	–	1,6	1,3	0,8	0,8	1,5	1,5
	S-Gruppe	x̄	19,2	16,8*	–	–	49,2	27,8	28,0	29,1	29,9	34,9
		s	1,5	1,5	–	–	67,7	11,2	7,2	4,8	2,4	8,7
	B-Gruppe	x̄	18,9	16,7*	–	–	20,2	42,4*	42,6	43,8	49,2*	67,7*
		s	2,1	1,5	–	–	7,2	60,0	55,8	59,0	58,0	75,6
SSEP N_{65} [ms]	K-Gruppe	x̄	58,2	67,5	–	–	64,3	63,0	69,3	62,1	68,7	71,6
		s	10,4	9,6	–	–	8,7	7,9	13,4	11,3	16,0	13,6
	S-Gruppe	x̄	73,0	94,5	–	–	116,4	110,5	118,2	115,1	104,9	123,1
		s	17,3	45,1	–	–	63,6	49,3	24,9	14,4	19,5	30,7
	B-Gruppe	x̄	69,0	84,6	–	–	82,1	111,1*	111,3*	135,0*	103,2*	132,8*
		s	10,4	23,0	–	–	18,8	40,6	40,3	53,5	38,7	48,2
CCT [ms]	K-Gruppe	x̄	7,1	7,3	–	–	7,3	7,3	7,5	7,4	7,4	7,4
		s	1,6	1,5	–	–	1,7	1,0	0,6	0,7	1,3	1,4
	S-Gruppe	x̄	6,8	3,9*	–	–	11,2	15,3	14,4	16,3	16,6	22,7
		s	1,5	1,5	–	–	14,0	11,1	7,8	4,4	1,9	8,5
	B-Gruppe	x̄	6,6	4,3*	–	–	8,0	29,6	30,0	31,3	36,3*	38,3*
		s	2,1	1,4	–	–	6,9	59,7	55,8	58,9	57,7	60,8

* $p \le 0{,}05$

4.2.2.6 Gehirnstoffwechsel

Hirnvenöse Blutwerte: Ein Teil der aus den hirnvenösen Blutproben ermittelten biochemischen Kenngrößen wurde bereits bei den entsprechenden arteriellen Plasmawerten besprochen. An dieser Stelle sollen nur die Werte der Blutgasanalysen aus dem hirnvenösen Blut wiedergegeben werden.

Hirnvenöser Sauerstoffpartialdruck: Der hirnvenöse pO_2 (Tabelle 29) bewegte sich anfänglich zwischen 31 mm Hg in der K-Gruppe und 39 mm Hg in der B- und S-Gruppe. In beiden letzteren Gruppen sank er 2 min nach der Lädierung des Gehirns signifikant auf 31 mm Hg ab, um sich bei den ab der 4. Minute beatmeten Tieren in der Folgezeit auf Höhe der Werte der K-Gruppe zu halten. In der S-Gruppe waren sehr starke Schwankungen zu verzeichnen.

Hirnvenöser Kohlendioxidpartialdruck: Der hirnvenöse pCO_2 lag vor dem Trauma unter Spontanatmung deutlich höher als unter kontrollierter Beatmung. Nach dem Trauma stieg er in der S- und B-Gruppe von 60 mm Hg auf 70–80 mm Hg an, um dann in der B-Gruppe ab der 30. Minute nicht nur auf den Ausgangswert zurückzukehren, sondern noch darunter abzusinken.

Die weiterhin spontanatmenden Tiere zeigten auch in der zweiten Beobachtungsstunde sehr hohe hirnvenöse pCO_2-Werte (Tabelle 29).

Hirnvenöse pH-Werte und Basenüberschuß: Ein spiegelbildliches Verhalten zum pCO_2 lassen die hirnvenösen pH-Werte und der Basenüberschuß erkennen (Tabelle 30). Beide Parameter lagen anfänglich bei Spontanatmung unter den Werten der K-Gruppe, um nach einem posttraumalen Abfall dann nach Einsetzen der Beatmung sich den Werten der K-Gruppe anzunähern bzw. unter weiterer Spontanatmung auf einem niedrigen Niveau zu verbleiben.

Tabelle 29

			$-1'$	$2'$	$5'$	$10'$	$15'$	$30'$	$45'$	$60'$	$90'$	$120'$
pO_2 im hirnvenösen Blut [mm Hg]	K-Gruppe	$\bar{x}$	32,4	32,7	31,7	32,7	33,3	34,2	33,4	32,6	33,4	–
		s	3,5	3,1	3,9	2,9	2,7	3,4	2,7	3,2	2,8	–
	S-Gruppe	$\bar{x}$	38,6	32,6	26,7	38,9	36,6	38,0	34,0	39,0	38,3	–
		s	5,9	8,8	11,8	13,1	8,1	8,3	15,4	7,2	21,3	–
	B-Gruppe	$\bar{x}$	38,0	31,4	35,4	33,8	33,2	31,8	30,1	31,2	33,8	–
		s	4,8	7,4	8,1	8,8	7,2	3,8	9,5	8,6	6,7	
pCO_2 im hirnvenösen Blut [mm Hg]	K-Gruppe	$\bar{x}$	44,5	44,4	45,2	44,3	45,2	45,0	45,2	46,1	47,1	–
		s	2,6	2,2	2,2	2,7	2,8	2,9	3,0	3,2	4,0	
	S-Gruppe	$\bar{x}$	60,4	79,8*	78,4*	68,9	63,6	60,9	74,8	67,1	82,9	–
		s	4,7	9,8	12,0	20,4	4,8	9,2	20,1	8,1	26,5	
	B-Gruppe	$\bar{x}$	57,4	73,2*	70,4	64,1	63,7	53,4	47,5*	45,9*	43,5*	–
		s	3,9	10,5	10,6	7,8	13,5	11,4	6,1	6,0	6,9	

* $p \le 0,05$; ° $p \le 0,05$

Tabelle 30

			$-1'$	$2'$	$5'$	$10'$	$15'$	$30'$	$45'$	$60'$	$90'$	$120'$
pH im hirnvenösen Blut [mm Hg]	K-Gruppe	$\bar{x}$	7,44	7,44	7,43	7,43	7,43	7,43	7,43	7,42	7,42	–
		s	0,04	0,04	0,04	0,04	0,04	0,05	0,05	0,05	0,06	
	S-Gruppe	$\bar{x}$	7,30	7,18*	7,18*	7,24	7,27	7,27	7,17	7,24	7,18	–
		s	0,02	0,08	0,10	0,11	0,05	0,03	0,13	0,02	0,14	–
	B-Gruppe	$\bar{x}$	7,32	7,22*	7,22	7,25	7,24	7,32	7,36	7,38	7,41	–
		s	0,02	0,06	0,07	0,06	0,08	0,09	0,06	0,05	0,05	–
BE im hirnvenösen Blut [mol·l^{-1}]	K-Gruppe	$\bar{x}$	6,14	5,78	5,81	5,63	5,67	5,54	5,50	5,56	5,70	–
		s	1,88	1,96	2,11	2,45	2,23	2,44	2,58	2,40	2,91	–
	S-Gruppe	$\bar{x}$	2,72	−0,60	−1,07	0,31	1,13	0,70	−2,74	0,20	−0,20	–
		s	1,81	4,14	4,57	3,19	3,20	3,05	5,51	1,93	4,54	
	B-Gruppe	$\bar{x}$	3,18	0,67	−0,33	0,04	−0,63	1,00	1,34	2,19	3,41	–
		s	1,71	2,10	3,04	3,02	2,98	2,62	3,00	2,55	1,89	–

* p ≤ 0,05;   ° p ≤ 0,05

Gewebemetabolite: Da, wie in Material und Methodik beschrieben, am Ende der 2stündigen Beobachtungsperiode das Gehirn als Ganzes in vivo bei intaktem Kreislauf eingefroren wurde, konnte die S-Gruppe nicht ausgewertet werden, da zu diesem Zeitpunkt nur noch 3 Tiere nicht verstorben waren. Das postmortale Tieffrieren der Gehirne verstorbener Tiere wäre wenig sinnvoll gewesen, da bis zum vollständigen Durchfrieren profunde Veränderungen der energiereichen Phosphate, des Laktats und der Gewebeosmolalität zu erwarten sind [8, 10, 14, 194, 282, 283, 319]. Die Tiere der K- und B-Gruppe wurden, wie in Material und Methodik dargestellt, aufgearbeitet, die Ergebnisse sollen jedoch an dieser Stelle nicht wiedergegeben werden. Sie werden aus Gründen der Übersichtlichkeit und besseren Vergleichbarkeit den Ergebnissen der Versuche zu „experimentellen Therapieansätzen" gegenübergestellt und zusammen mit diesen besprochen.

4.2.2.7 Zusammenfassung der bisherigen Ergebnisse

1. Unmittelbar nach einem experimentell erzeugten Schädel-Hirn-Trauma, bei dem keinerlei extrazerebrale Weichteil- oder Knochenverletzung verursacht wird, kommt es innerhalb von Sekunden nach dem Trauma zu kurzfristigen, aber tiefgreifenden Veränderungen des kardiozirkulatorischen Systems. Sowohl der arterielle Blutdruck als auch der pulmonalarterielle Druck zeigen einen weniger als 2 min andauernden sehr starken Anstieg. Dagegen hält die Tachykardie, die innerhalb von Sekunden nach dem Trauma auftritt, über den gesamten Untersuchungszeitraum an.
2. Der intrakranielle Druck steigt unmittelbar nach dem Trauma proportional zum arteriellen Druck an, ohne jedoch wie dieser nach 1 min wieder abzufallen, sondern nach der Normalisierung des MAP ist ein weiterer Anstieg zu beobachten. Die Drücke liegen in einem Bereich, der schwere Folgeschäden, vor allem ischämischer Natur erwarten läßt. Durch eine frühzeitig einset-

zende kontrollierte Hyperventilation läßt sich eine teilweise Senkung des intrakraniellen Druckes erzielen.

Als Resultante aus arteriellem und intrakraniellem Druck führt der zerebrale Perfusionsdruck eine biphasische Bewegung durch. Nach einer einminütigen Erhöhung folgt eine tiefe, langandauernde Depression.

3. Die grundlegendste Störung der Atmung ist ein durch Hypoventilation hervorgerufener starker Anstieg des arteriellen und gehirn-venösen pCO_2, der beim Spontanverlauf, d. h. ohne Therapie im Sinne einer Beatmung, bis zur CO_2-Narkose führen kann. Der arterielle pO_2 sowie die pH-Werte fallen entsprechend ab.

Im Gegensatz zu den Tieren mit früh einsetzender kontrollierter Beatmung zeigen die spontanatmenden Tiere eine Erhöhung des extravaskulären Lungenwassers, das histologisch nicht nur als interstitielles, sondern auch als alveoläres Lungenödem imponiert.

4. Metabolisch ist unmittelbar nach dem Trauma ein exzessiver Katecholaminanstieg zu verzeichnen, der nach relativ kurzer Zeit eine rückläufige Tendenz zeigt, jedoch unter dem Streß der Spontanatmung weiterhin erhöht bleibt. Unter kontrollierter Beatmung normalisieren sich die Katecholaminwerte restlos.

Die freien Fettsäuren im Plasma lassen eine diskrete Erhöhung ca. 10–15 min nach dem Trauma erkennen, während die Plasma-Kalium-Spiegel einen biphasischen Verlauf aufweisen. Nach einem initialen kurzfristigen Anstieg ist eine Hypokaliämie zu beobachten. Solange keine ausgeprägten Atemstörungen bestehen, bewegen sich die Laktatspiegel im Normbereich. Unter Spontanatmung allerdings werden mit zunehmender Hyperkapnie oder Hypoxie exzessive Laktatwerte erreicht.

5. Alle Tiere sind nach der zerebralen Gewalteinwirkung tief bewußtlos, das EEG fällt sowohl in seiner Gesamtleistung als auch im Frequenzbereich stark ab. Diejenigen Potentialschwankungen der somatosensorisch-evozierten Potentiale, die die direkte Nervenleitung bis zur sensorischen Hirnrinde repräsentieren, sind innerhalb der ersten 15 min unverändert, während Potentialschwankungen aus den Assoziationszentren a priori im Sinne der Bewußtseinseinschränkung verspätet auftreten.

Die „Central Conduction Time", nach Meinung vieler Autoren ein empfindliches Maß für eine zerebrale Hypoxie oder Ischämie, nimmt ab der 15. Minute nach dem Trauma stark zu.

6. Während nach frühzeitig einsetzender kontrollierter Hyperventilation alle Tiere die Frühphase nach dem Trauma überleben, versterben bei dem von uns gewählten Schweregrad des Traumas 70% der Tiere unter Spontanatmung innerhalb von 2 h. Der Exitus letalis tritt mit initialem Atemstillstand und daraus folgendem Kreislaufzusammenbruch ein.

5 Experimentelle und klinische Untersuchungen zu Therapieansätzen

5.1 Untersuchungen zur Wirksamkeit von THAM

Schwerste Schädel-Hirn-Traumata gehen in einem Großteil der Fälle [116, 273] mit gravierenden anderen Verletzungen einher. Dabei treten neben weiteren multiplen Stoffwechselalterationen sehr häufig Veränderungen im Säuren-Basen-Haushalt im Sinne einer metabolischen Azidose auf [274]. Anhand von sogenannten „Blutgasanalysen" oder im Notfall auch „blind" erfolgt eine Pufferung mit Natriumbikarbonat oder THAM. Obwohl beide Substanzen in der täglichen Praxis routinemäßig benutzt werden, gibt es zwischen ihnen kaum eindeutige Abgrenzungen bezüglich Indikation und Wirkspektrum. Eine Autorengruppe [260–263] postulierte kürzlich eine generelle Bevorzugung des Bikarbonats.

Zur Prophylaxe und Therapie eines intrakraniellen Druckanstieges bei akutem SHT wird in der Literatur eine Reihe von Maßnahmen mit unterschiedlichen Angriffspunkten beschrieben. Unter anderem finden sich Hinweise, daß THAM-Gabe bei entsprechender Prädisposition entweder einen intrakraniellen Druckanstieg vermindert [81] oder aber einen schon eingetretenen Anstieg therapeutisch zu senken vermag [4, 82, 156]. Jedoch wurden hierfür – zumindest im Tierexperiment – problematisch hohe Dosen benötigt [4, 90, 156, 258]. Mit Bikarbonat liegen keine entsprechenden Erfahrungen vor.

5.1.1 Vergleich THAM – Bikarbonat im Tierexperiment

Da heute in der präklinischen und klinischen Praxis die antiazidotische Therapie zunehmend weniger großzügig gehandhabt wird, wollten wir anhand einer tierexperimentellen Studie zum einen klären, ob praxisorientierte Dosen von THAM und Natriumbikarbonat einen erhöhten intrakraniellen Druck zu senken vermögen, zum anderen, ob zwischen den beiden Substanzen ein qualitativer Unterschied in bezug auf den erhöhten ICP besteht.

5.1.1.1 Material und Methodik

Als Versuchstiere dienten wiederum 21 Jungschweine (Hybride zwischen belgischem und deutschem Edelschwein) beiderlei Geschlechts mit einem mittleren Gewicht von 29 kg (26–34 kg). Die Tiere wurden mit 250 mg Metomidat (Hypnodil) i.v. narkotisiert, ohne Relaxierung intubiert und die Narkose mit 0,02–0,03 mg/kg Buprenorphin sowie N_2O/O_2 im Verhältnis 3:2 aufrecht erhalten.

Nach der Intubation kam Hexacarbacholinbromid in einer Dosierung von 5 mg als Relaxans zur Anwendung. Unter endexspiratorischer Kapnographie wurde mit dem Servoventilator 900 eine leichte Hyperventilation (pCO_2:32–36 mm Hg) angestrebt.

Arteria und Vena iliaca wurden zur Druckmessung sowie zur Blutentnahme kanüliert. Die Messung des intrakraniellen Druckes geschah über einen hochfrontal, subdural liegenden Katheter. Auf der kontralateralen Seite wurde temporoparietal durch ein zweites Trepanationsloch ein mit Kochsalz aufblasbarer Ballon epidural eingelegt, die Trepanationslöcher mit Knochenzement verschlossen.

Nach Abschluß der präparativen Phase beatmeten wir die Tiere bis zum weiteren Prozedere mindestens 30 min mit einem Luft/O_2-Gemisch (F_iO_2 0,5).

Der epidurale Ballon wurde nun mit NaCl relativ rasch (innerhalb 5 min) so weit aufgeblasen, bis der intrakranielle Druck ca. 30 mm Hg erreichte. Anschließend warteten wir – im allgemeinen 30–40 min –, bis sich der ICP stabilisiert hatte, d. h. mindestens 10 min lang keine Tendenz zur Spontanänderung zeigte. Nun erhielten die Tiere innerhalb 15 min entweder 1 mmol/kg Natriumbikarbonat oder 1 mmol/kg THAM-Puffer.

Wir registrierten während der Verabreichungsperiode sowie in den nachfolgenden 15 min kontinuierlich den intrakraniellen Druck (ICP), den mittleren arteriellen Druck (MAP) sowie die Herzfrequenz (HR). Der zerebrale Perfusionsdruck (CPP) ergab sich als Differenz aus dem arteriellen Mitteldruck und dem intrakraniellen Druck. Vor Infusionsbeginn, sofort nach Infusionsende sowie 15 min post infusionem wurde arterielles Blut für auf Körperbedingungen korrigierte Blutgasanalysen entnommen.

Als statistischer Test zur Sicherung von Unterschieden kam innerhalb einer Gruppe der Test nach Wilcoxon-Wilcox, zwischen den beiden Gruppen der Wilcoxon-Test für unverbundene Wertepaare zur Anwendung. Die Alternativhypothese wurde auf dem 1‰-Niveau akzeptiert.

5.1.1.2 Ergebnisse

Intrakranieller Druck (ICP): Nach Beginn der THAM-Infusion (Abb. 46) kam es relativ schnell zu einer ICP-Senkung, der intrakranielle Druck lag in der 10. Minute mit im Mittel 29,5 mm Hg signifikant unter dem Ausgangsniveau. Bis zum Infusionsende war ein weiterer Abfall auf 28,6 mm Hg zu beobachten, dies entspricht 87,7% des Ausgangswertes. Aber auch nach Infusionsende fiel der intrakranielle Druck weiter, um in der 25. Minute mit 26,6 mm Hg ein Minimum zu erreichen. Bis zum Ende der Beobachtungszeit lagen alle Werte signifikant unter dem Ausgangswert.

Im Gegensatz dazu war in der Bikarbonat-Gruppe im Mittel kein Abfall, sondern bis zum Ende der Registrierzeit ein geringfügiger numerischer Anstieg auf 37,2 mm Hg zu beobachten. Die Erhöhung war jedoch statistisch nicht zu sichern. In der 25. und 30. Minute unterschieden sich beide Gruppen signifikant. Abbildung 47 zeigt die Abhängigkeit zwischen intrakranieller Druckänderung und verabreichter Puffersubstanz. Mit zunehmender Puffermenge sinkt unter THAM der ICP ab, wobei jedoch eine wachsende Streubreite auffällt. In der

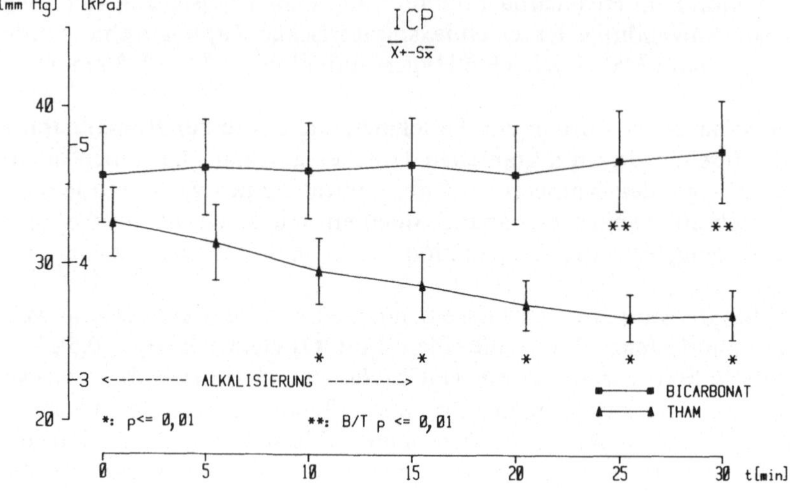

Abb. 46

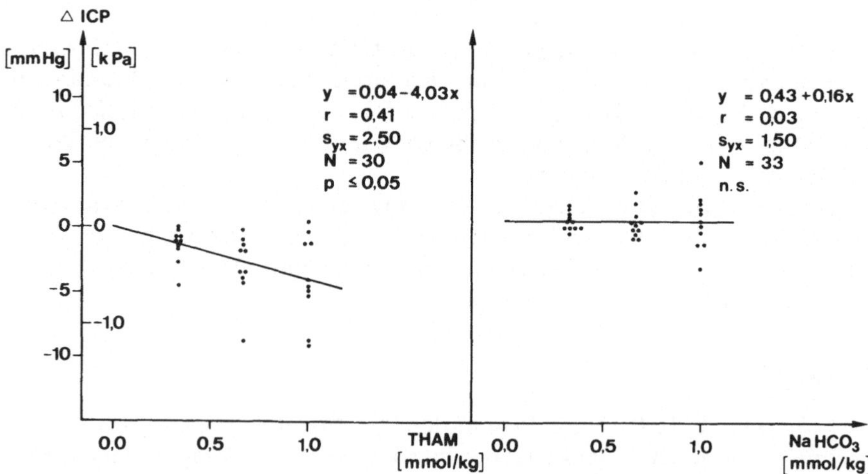

Abb. 47

Bikarbonat-Gruppe ist ebenfalls eine Zunahme der Streubreite zu verzeichnen, jedoch keinerlei Abhängigkeit der intrakraniellen Druckänderung von der zugeführten Puffermenge.

Zerebraler Perfusionsdruck (CPP): Der CPP als Differenz zwischen arteriellem Mitteldruck und intrakraniellem Druck ist in Abb. 48 dargestellt. Auf die Wiedergabe des MAP verzichteten wir, da sich während der gesamten Versuchsdauer weder eine numerische Tendenz noch statistische Unterschiede zeigten. Der CPP lag in der THAM-Gruppe mit 91 mm Hg zwar numerisch höher als in

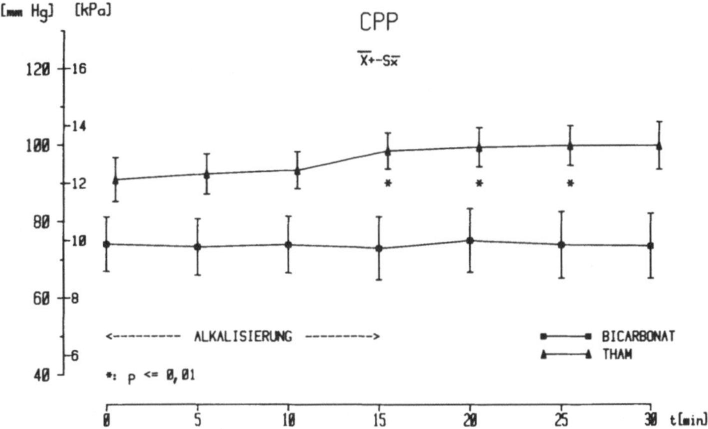

Abb. 48

der Bikarbonat-Gruppe (75 mm Hg), aber auch dies war statistisch nicht zu sichern. Von der 15. bis zur 25. Minute lag der CPP in der THAM-Gruppe signifikant über dem Ausgangsniveau. In Abb. 49 ist der intrakranielle Druck gegen den zerebralen Perfusionsdruck für beide Gruppen aufgetragen. Man sieht deutlich, daß während der Infusionsphase bei den THAM-Tieren in 9 von 10 Fällen ein ICP-Abfall zu verzeichnen war und in 8 von 10 Fällen ein CPP-Anstieg. Das Tier ohne intrakraniellen Druckabfall während der Infusionsphase zeigte ebenfalls einen deutlichen CPP-Anstieg während dieses Zeitintervalls und wies im übrigen post infusionem eine um so deutlicher ausgeprägte ICP-Senkung auf. Im Gegensatz dazu war unter Bikarbonat-Infusion ein völlig regelloses Verhalten von ICP und CPP zu beobachten.

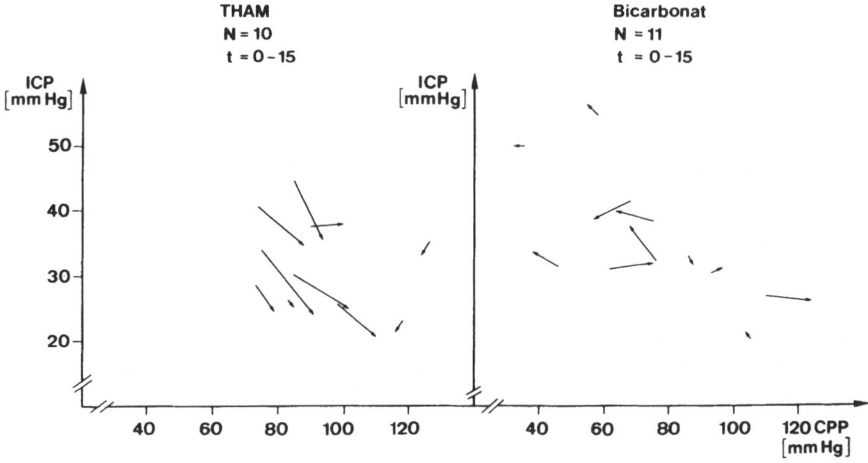

Abb. 49

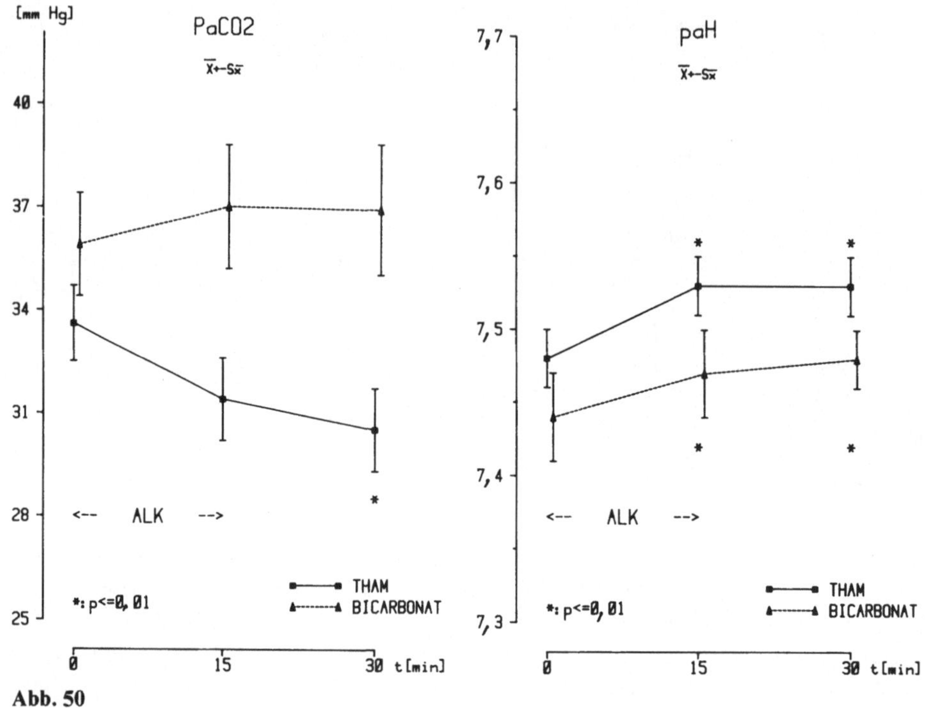

Abb. 50

Blutgase: Abbildung 50 zeigt das Verhalten des arteriellen pCO_2 sowie pH während der Infusionszeit. Auffallend ist der signifikante pCO_2-Abfall unter THAM, im Gegensatz zum pCO_2-Anstieg unter Bikarbonat. Der arterielle pH verhielt sich in beiden Gruppen gleichsinnig.

5.1.2 CO_2-Reagibilität mit und ohne THAM-Applikation im Tierexperiment

Nachdem sich gezeigt hatte, daß bezüglich der Senkung eines erhöhten ICP ein deutlicher Unterschied zwischen THAM und Bikarbonat besteht, interessierte vor allem, ob THAM nur über die beobachtete Verminderung des arteriellen pCO_2 wirkt, oder ob auch die von Akioka et al. [4] deskriptiv wiedergegebene Beobachtung der verbesserten CO_2-Reagibilität eine Rolle spielt. Akioka et al. [4] hatten berichtet, daß nach THAM-Gabe – im Gegensatz zu Mannitol – bei Zugabe von CO_2 zur Inspirationsluft auch nach einer zerebralen Schädigung die zerebrale Durchblutung zunehme. Diese Versuchsanordnung läßt aber keine Aussage über den eigentlich gewünschten Effekt, nämlich die Hirndrucksenkung durch Hyperventilation zu. Wir untersuchten deshalb das Verhalten des erhöhten intrakraniellen Druckes unter Hyperventilation mit und ohne THAM-Applikation.

5.1.2.1 Material und Methodik

Es wurde dasselbe Tiermaterial und eine identische Präparationstechnik wie im vorstehenden Kapitel angewandt. Nach THAM-Applikation (1 mmol/kg KG) wurde bei 7 Tieren der ICP unter Normoventilation wie beschrieben auf ca. 30 mm Hg erhöht, 7 Tiere ohne vorhergehende THAM-Gabe mit ebenfalls erhöhtem ICP dienten als Kontrolle. Anschließend erniedrigten wir unter endexspiratorischer CO_2-Messung den arteriellen pCO_2 um ca. 8 mm Hg. Vor und nach Hyperventilation wurde arterielles Blut zur Messung der Blutgase entnommen.

5.1.2.2 Ergebnisse

Intrakranieller Druck und arterieller pCO_2 (Abb. 51): Der intrakranielle Druck sank in der Kontrollgruppe von 31,0±3,7 mm Hg auf 24,6±2,8 mm Hg ab, wobei der Unterschied auf dem 1‰-Niveau signifikant war. Der arterielle pCO_2 wurde durch die Hyperventilation von 37,2±1,5 mm Hg auf 29,5±1,5 mm Hg abgesenkt. Obwohl in der THAM-Gruppe der pCO_2 um denselben Betrag von 38,3±2,2 mm Hg auf 30,2±2,4 mm Hg erniedrigt wurde, fiel der ICP von ursprünglich 33,3±4,7 mm Hg auf 22,3±3,5 mm Hg. Die ICP-Veränderung, d.h.

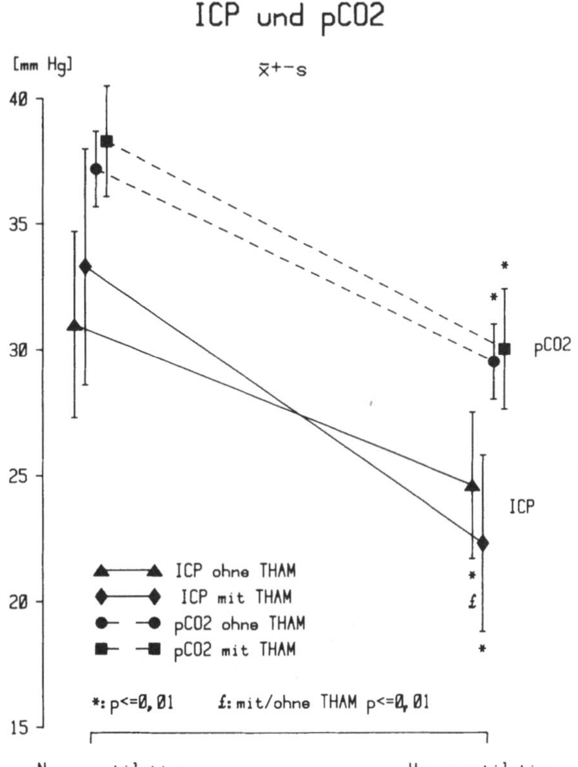

Abb. 51

die Differenz zwischen Normoventilation und Hyperventilation, war zwischen beiden Gruppen auf dem 1‰-Niveau signifikant. Der Effekt einer Hyperventilation auf den intrakraniellen Druck war somit nach THAM-Vorgabe deutlich ausgeprägter als ohne THAM-Applikation.

Arterieller Druck und zerebraler Perfusionsdruck (Tabelle 31): Der arterielle Druck blieb in beiden Gruppen unverändert. Da das Verhalten des zerebralen Perfusionsdruckes somit durch den intrakraniellen Druck geprägt war, zeigte der CPP in beiden Gruppen einen deutlichen Anstieg, der sich jedoch nur in der Gruppe mit THAM-Gabe statistisch sichern ließ (von $71,3 \pm 7,3$ mm Hg auf $81,6 \pm 8,8$ mm Hg). Eine Perfusionsdruckverbesserung zwischen den beiden Gruppen ließ sich statistisch nicht absichern.

Insgesamt zeigten die 2 vorliegenden Versuchsanordnungen, daß es nach einer THAM-Gabe von 1 mmol/kg KG, auch ohne vorliegende Azidose, einerseits zu einer deutlichen intrakraniellen Drucksenkung kommt, andererseits der Effekt einer Hyperventilation auf den ICP deutlich verstärkt wird; dies wahrscheinlich im Sinne eines verbesserten Ansprechens von zerebralen Gefäßen auf den erniedrigten pCO_2-Spiegel.

5.1.3 Untersuchungen zur notfallmäßigen Anwendung von THAM bei Patienten mit erhöhtem intrakraniellen Druck

Da sich in den geschilderten Tierexperimenten zeigte, daß THAM, im Gegensatz zu Bikarbonat, den erhöhten intrakraniellen Druck ohne wesentliche Verschiebung des Säuren-Basen-Status zu senken vermag, injizierten wir Patienten, die nach einem akuten SHT einen erhöhten intrakraniellen Druck entwickelten, die Substanz intravenös.

Tabelle 31. Veränderung des mittleren arteriellen Blutdruckes und des zerebralen Perfusionsdruckes durch Hyperventilation mit und ohne THAM-Gabe

		Normoventilation	Hyperventilation
MAP ohne THAM-Gabe	x̄	105,6	103,6
[mm Hg]	s	10,1	8,0
MAP mit THAM-Gabe	x̄	104,6	103,8
[mm Hg]	s	10,4	10,0
CPP ohne THAM-Gabe	x̄	74,6	79,0
[mm Hg]	s	9,8	7,6
CPP mit THAM-Gabe	x̄	71,3	81,6*
[mm Hg]	s	7,3	8,8

* p = 0,01

5.1.3.1 Patienten und Methodik

An 10 Patienten mit schwerem Schädel-Hirn-Trauma kam THAM in einer Dosierung von 1 mmol/kg KG notfallmäßig zur Anwendung. Alle Patienten waren komatös, kontrolliert hyperventiliert sowie mit einer kontinuierlichen Thiopentalinfusion sediert. Außerdem waren alle Maßnahmen, die wir unter Basistherapie [238] verstehen – Oberkörperhochlager, Kopffixierung, Azidoseausgleich, Volumensubstitution usw. – ausgeschöpft worden. Kam es trotz dieser intensiven zerebralen Protektion und trotz Thiopentalsedierung zu einem bedrohlichen intrakraniellen Druckanstieg, so kam THAM zur Anwendung. Die Applikation erfolgte als Kurzinfusion, wobei die zu verabreichende Menge THAM mit NaCl 0,9% auf 100 ml aufgefüllt wurde. Die Infusionszeit betrug jeweils 10 min.

Der intrakranielle Druck wurde epidural mit einem Miniaturdruckwandler (Typ: ICT/b, Herstellung: Gaeltec, GB) kontinuierlich registriert, der arterielle Druck blutig über einen in der Arteria radialis, Arteria axillaris oder Arteria femoralis liegenden Katheter gemessen. Vor und 20 min nach THAM-Applikation entnahmen wir arterielles Blut zur Bestimmung der Blutgase.

Aus den kontinuierlichen Aufzeichnungen des intrakraniellen Druckes sowie des mittleren arteriellen Druckes wurden vor sowie in Fünf-Minuten-Abständen bis zur 20. Minute die Mittelwerte über die Gruppe gebildet. Nach der 20. Minute wurde diese Mittelung noch zur 30., 45. und 60. Minute durchgeführt. Aus beiden Meßparametern berechneten wir außerdem als Differenz den zerebralen Perfusionsdruck.

Der Verlauf des intrakraniellen Druckes, des arteriellen Mitteldruckes sowie des zerebralen Perfusionsdruckes wurde mit dem Test nach Wilcoxon-Wilcox auf signifikante Veränderungen überprüft, die Blutgase mit dem Test nach Wilcoxon für verbundene Stichproben. Da bei einigen Patienten ab der 30. Minute ICP und MAP nicht mehr kontinuierlich registriert, sondern nur noch punktuell festgehalten wurden, führten wir nach der 30. Minute keine statistische Auswertung mehr durch.

5.1.3.2 Ergebnisse

Die 9 männlichen und 1 weiblicher Patient waren im Durchschnitt 35 (18–64) Jahre alt. Alle wiesen in der computertomographischen Untersuchung neben fokalen Kontusionsherden ein generalisiertes Hirnödem auf. Trotz Hyperventilation (pCO_2: 28–36 mm Hg), ausreichender Oxygenierung (pO_2: 100–150 mm Hg) und Trapanal-Sedierung (3–6 g/die) traten intrakranielle Drucksteigerungen auf (28–64 mm Hg), die wir mit THAM in der angegebenen Dosierung therapierten.

Intrakranieller Druck, arterieller Druck und zerebraler Perfusionsdruck: Der intrakranielle Druck zeigte ab Beginn der THAM-Infusion eine sinkende Tendenz, die nach 10 min, d. h. mit Ende der Applikation, statistisch zu sichern war. Ausgehend von einem Gruppenmittel von 37,4±7,6 mm Hg war der ICP innerhalb von 10 min um 10,2 mm Hg auf 27,2±7,4 mm Hg abgefallen. Er verblieb die nächsten 50 min auf diesem Niveau (Tabelle 32) und zeigte auch keine Tendenz

Tabelle 32

Zeitpunkt		vor	5′	10′	15′	20′	30′	45′	60′
ICP [mm Hg]	$\bar{x}$	37,4	31,7	27,2*	27,4*	28,1*	28,9*	26,3	25,5
	±	7,6	9,0	7,4	6,3	5,4	4,5	2,2	2,6
MAP [mm Hg]	$\bar{x}$	83,9	81,5*	80,5*	82,2	83,3	83,6*	82,3	81,8
	±	9,4	9,3	9,8	8,7	9,0	8,8	11,8	11,3
CPP [mm Hg]	$\bar{x}$	46,5	49,8	54,3*	54,6*	55,6*	54,7*	56,0	56,3
	±	12,6	12,8	12,4	10,8	9,8	10,7	11,6	9,9
pCO_2 [mm Hg]	$\bar{x}$	31,8	–	–	–	–	31,0	–	–
	±	2,5	–	–	–	–	2,4	–	–
pH-Wert	$\bar{x}$	7,4	–	–	–	–	7,4	–	–
	±	0,1	–	–	–	–	0,1	–	–

* $p \leq 0,05$

zu einem Wiederanstieg. Ein statistisch zu sichernder Unterschied gegenüber dem Ausgangswert bestand bis zur 30. Minute (Ende der statistischen Auswertung).

Der mittlere arterielle Blutdruck (MAP) fiel innerhalb der Applikationsperiode von im Mittel 83,9 mm Hg auf 80,5 mm Hg ab; dieser Unterschied war zwar statistisch signifikant, aber im Hinblick auf die viel ausgeprägtere intrakranielle Drucksenkung klinisch unbedeutend. Der zerebrale Perfusionsdruck stieg somit von $46,5 \pm 12,6$ mm Hg auf $54,3 \pm 12,4$ mm Hg innerhalb der ersten 10 min an, um sich in den folgenden 50 min noch geringfügig bis auf $56,3 \pm 9,9$ mm Hg zu verbessern. Der arterielle Blutdruck blieb weitgehend unverändert.

Arterielle Blutgase: Vor Beginn der THAM-Gabe betrug der mittlere p_aCO_2 $31,8 \pm 2,5$ mm Hg, 20 min nach Abschluß der notfallmäßigen THAM-Applikation, also 30 min nach Infusionsbeginn, $31,0 \pm 2,4$ mm Hg. Ebenso unverändert blieb der arterielle pH, der sich initial auf $7,4 \pm 0,1$ belief und nach 30 min den gleichen Wert zeigte. Ob unmittelbar nach Abschluß der THAM-Infusion andere Werte vorgelegen haben, kann wegen der zu diesem Zeitpunkt nicht erfolgten Blutentnahme nicht entschieden werden, ist jedoch nach den Ergebnissen der durchgeführten Tierversuche unwahrscheinlich.

Es konnte somit gezeigt werden, daß nicht nur im Tierversuch, sondern auch am Patienten bei notfallmäßiger Verabreichung von THAM eine signifikante Verbesserung sowohl des intrakraniellen Druckes als auch des zerebralen Perfusionsdruckes erreichbar war, ohne daß Nebenwirkungen auftraten. Keine Aussagen lassen sich natürlich mit den hier durchgeführten Untersuchungen über eine generelle Verbesserung der zerebralen Situation, z.B. im Sinne einer Optimierung biochemischer oder energetischer Zielgrößen gewinnen. Hierzu sind insbesondere Untersuchungen biochemischer Kenngrößen des Zerebrums notwendig.

5.2 Tierexperimentelle Untersuchungen zur Anwendung von THAM und einem Kalziumantagonisten beim akuten Schädel-Hirn-Trauma

5.2.1 Versuchsaufbau, Material und Methodik

Der Versuchsaufbau, das verwandte Tiermaterial sowie die Methoden zur Meßwerterfassung, Meßwertaufbereitung und Meßwertverarbeitung waren mit dem
im Kapitel „Untersuchung zum zeitlichen Verlauf von intrakraniellen, hämodynamischen und Stoffwechselparametern nach einem akuten Schädel-Hirn-Trauma" (Kapitel 4.2.) angegebenen Verfahren identisch. Um Inhomogenitäten im
Tiermaterial, Veränderungen der personellen Betreuung sowie jahreszeitliche
Schwankungen auszuschließen, wurden die Tiere beider Versuche nach einem
Randomisierungsplan zufallsverteilt. Weitere Einzelheiten können dem Kapitel
4.2. entnommen werden.

Versuchsgruppen

a) *THAM-Gruppe (T-Gruppe):* Die 10 Tiere der T-Gruppe atmeten vor dem
   Schädel-Hirn-Trauma und während der ersten 4 min danach spontan (F_IO_2:
   0.28). Nach der 4. Minute wurden die Tiere mit 0,1 mg/kg KG Alloferin i.v.
   relaxiert und bis zum Ende der 120minütigen Beobachtungsperiode mit einem Luft-Sauerstoff-Gemisch (F_IO_2: 0.28) maschinell beatmet, wobei eine
   leichte Hyperventilation mit pCO_2-Werten zwischen 30 und 35 mm Hg angestrebt wurde. Ab der 6. Minute nach dem Trauma bis zur 45. Minute erhielten die Tiere 3 mmol/kg KG THAM (Trishydroxymethylaminomethan) i.v.
   als kontinuierliche Infusion (3 ml/kg KG einer einmolaren Lösung, Fa.
   Braun, Melsungen).

b) *Kalziumantagonistengruppe (C-Gruppe):* Auch die C-Gruppe beinhaltete 10
   Tiere, die in der gleichen Weise wie die Tiere der T-Gruppe ab der 4. Minute
   posttraumal beatmet wurden. Ab der 6. Minute erhielten diese Tiere bis zur
   45. Minute ebenfalls THAM, jedoch nur 1,5 mmol/kg KG, dies entspricht
   der Hälfte der Menge, die den T-Tieren verabreicht wurde. Zusätzlich jedoch
   gaben wir ab der 10. Minute nach dem Trauma bis zum Beobachtungsende
   kontinuierlich 20 µg/kg/min Diltiazem (Fa. Goedecke, Freiburg). i.v.
   Um die Vergleichbarkeit bezüglich der Kreislaufparameter mit den anderen
   Gruppen zu gewährleisten, mußten bei einigen Tieren wegen der hypotonie-
   induzierenden Wirkung des Diltiazems individuell bis zu 100 ml Dextran 60
   (Macrodex) und/oder Dopamin bis zu 20 µg/kg/min supplementiert werden.
   Diese kreislaufstützende Therapie wurde unter Berücksichtigung des Herzzeitvolumens und des peripheren Widerstandes so gesteuert, daß der arterielle Mitteldruck, das Herzzeitvolumen und der zentralvenöse Druck mit den
   erhobenen Werten in der T-Gruppe und auch in der B-Gruppe überein-
   stimmten.

5.2.2 Ergebnisse

Vorbemerkungen: Die in der T- und C-Gruppe erhobenen Befunde werden zur besseren Interpretation den Werten der K- und B-Gruppe gegenübergestellt, ohne daß jedoch nochmals eine Besprechung der Ergebnisse dieser Gruppen durchgeführt wird. Allerdings soll dort auf die K- und B-Gruppe verwiesen werden, wenn sich bei den mit THAM und Kalziumantagonisten behandelten Tieren Unterschiede gegenüber den anderen Gruppen ergaben.

Bei denjenigen Parametern, bei denen sich keinerlei neue Gesichtspunkte gegenüber der B-Gruppe ergaben, wird hier auf eine erneute Darstellung der Werte verzichtet und allenfalls auf die B-Gruppe verwiesen.

5.2.2.1 Intrakranieller Druck und zerebraler Perfusionsdruck

Der *intrakranielle Druck (ICP)* in der T- und C-Gruppe verhielt sich bis zur 10. Minute nach dem Trauma analog den Werten der B-Gruppe, ab der 15. Minute kann man jedoch in der T-Gruppe einen deutlichen Abfall verzeichnen (Abb. 52), der Unterschied zum Ausgangswert ist ab diesem Zeitpunkt nicht mehr statistisch zu sichern, und ab der 30. Minute war auch kein Unterschied mehr zur Kontrollgruppe nachweisbar. Nach der 45. Minute sind die ICP-Werte nahezu auf das Ausgangsniveau abgesunken. In der C-Gruppe hingegen war der ICP-Abfall weit weniger ausgeprägt, die Unterschiede zum Ausgangswert sind bis zur 90. Minute signifikant, gegenüber der K-Gruppe unterschied sich die C-Gruppe bis zum Beginn der zweiten Stunde. Der Unterschied zwischen der B- und T-Gruppe war zum Zeitpunkt 45 min statistisch absicherbar, während zwischen B- und C-Gruppe – wegen der geringen Streuung in der C-Gruppe – zu den Zeitpunkten 45, 60 und 90 min sich die ICP-Werte deutlich unterschieden.

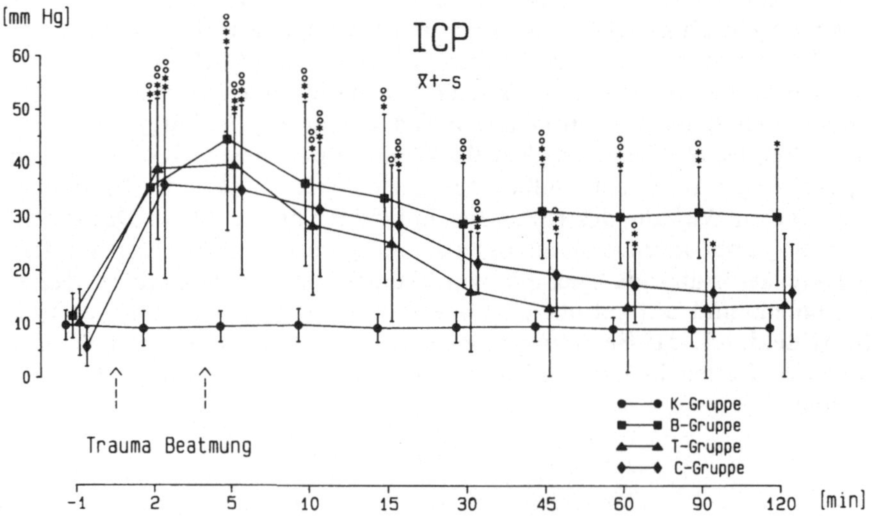

Abb. 52   *: p ≤ 0,05 im Vergleich zum Ausgangswert;
°: p ≤ 0,05 im Vergleich zur Kontrollgruppe

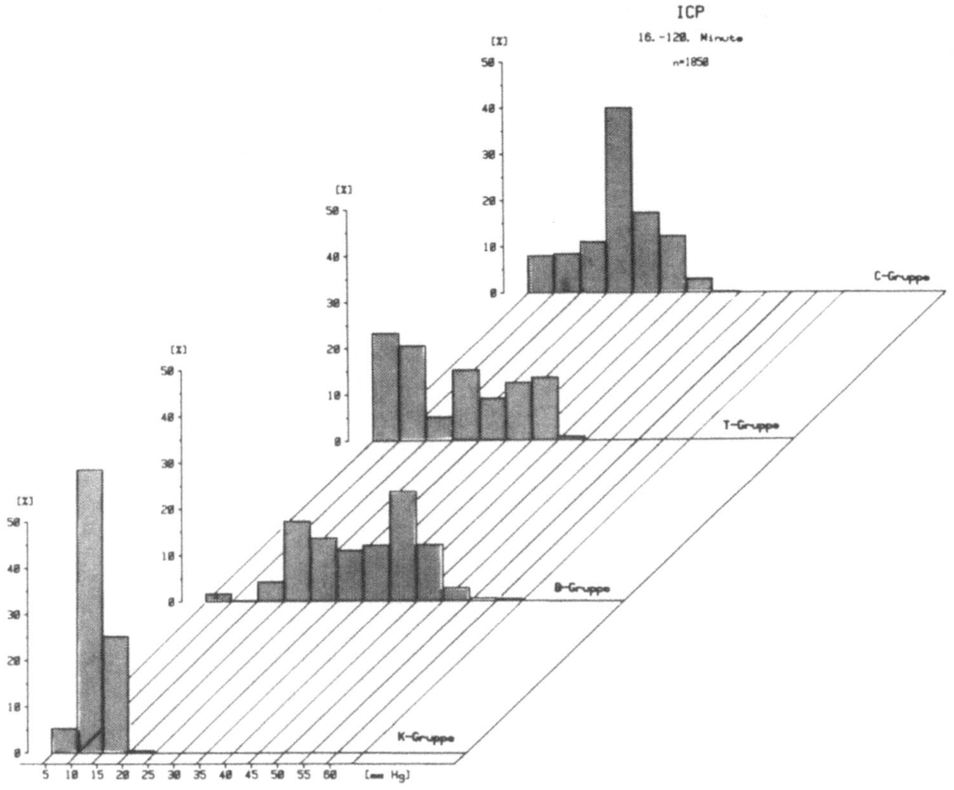

Abb. 53

Aus den „online" aufgezeichneten Werten wurden von der 16. bis zur 120.
Minute Histogramme erstellt. Deutlich ist in Abb. 53 zu erkennen, daß die Werte
der K-Gruppe zu 100% in einem Bereich zwischen 5 und 20 mm Hg liegen. In
der B-Gruppe dagegen findet eine sehr starke Verschiebung zu hohen ICP-Wer-
ten statt, der Hauptpeak liegt zwischen 40 und 45 mm Hg. Fast gar keine Werte
lassen sich dagegen in dieser Gruppe im Normalbereich finden. Durch die Anwendung von 3 mmol/kg KG THAM von der 6. bis zur 45. Minute gelingt eine
teilweise Normalisierung der ICP-Verteilung. Durch die Applikation eines Kalziumantagonisten und der halben Menge THAM ist diese ICP-Normalisierung
weit weniger zu beobachten, der ICP ist über einen Bereich zwischen 5 und 40
mm Hg verteilt, mit Betonung der Werte zwischen 20 und 25 mm Hg.

Ähnlich, aber mit umgekehrten Vorzeichen, verhielt sich der *zerebrale Perfusionsdruck* (Abb. 54). Von ca. 90 mm Hg war in der T-Gruppe ein Abfall unter 60
mm Hg in der 5. Minute zu beobachten, die Tiere der C-Gruppe lagen etwas
darüber. Beide Gruppen erholten sich nach der 30. Minute langsam, wobei bis
zum Ende der Beobachtungsperiode jedoch noch signifikante Unterschiede gegenüber den Ausgangswerten bestanden. Die Verteilung des CPP von der 16. bis
zur 120. Minute kann Abb. 55 entnommen werden. Auch hier ist zu sehen, daß

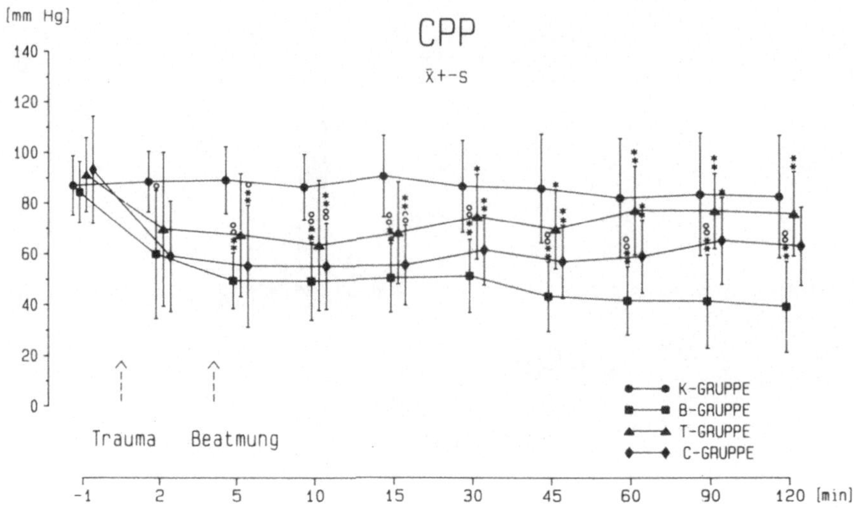

Abb. 54

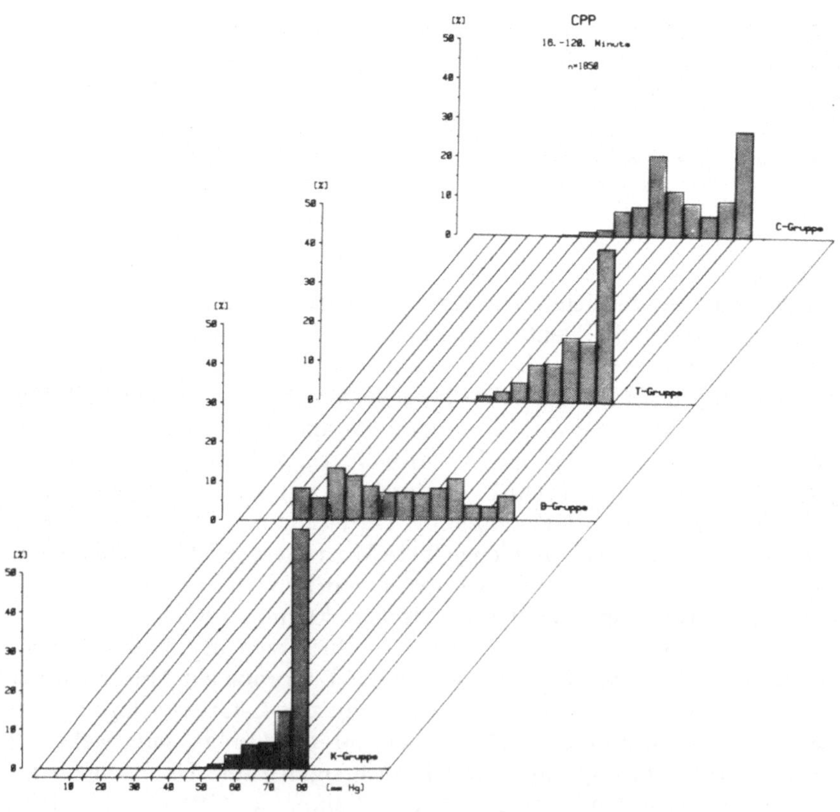

Abb. 55

Tabelle 33

			−1′	2′	5′	10′	15′	30′	45′	60′	90′	120′
HR [1/min]	K-Gruppe	x̄	136,8	137,7	139,4	135,9	136,3	141,8	140,7	141,6	145,4	142,8
		s	20,3	21,1	18,7	21,4	19,6	18,9	23,1	28,7	20,6	21,7
	B-Gruppe	x̄	118,0*	209,0*°	196,1*°	177,2*°	171,8*°	172,0*°	174,2*°	172,6*	170,3*	163,9*
		s	13,4	32,4	33,7	20,7	17,7	19,9	27,3	31,8	28,3	28,8
	T-Gruppe	x̄	142,2	217,1*°	218,2*°	185,8*°	187,1*°	179,9*°	169,7°	172,1*	165,2	173,3
		s	28,0	28,2	30,0	16,1	21,4	18,1	13,4	19,9	23,3	35,8
	C-Gruppe	x̄	115,1*	211,0*°	191,1*°	159,4*	157,0*	160,7*	156,9*	159,1*	155,6*	154,3*
		s	11,6	30,5	35,8	20,6	19,4	24,3	32,9	41,4	24,5	22,9
MAP [mm Hg]	K-Gruppe	x̄	96,5	97,4	98,3	95,9	99,6	95,8	95,1	91,0	92,5	91,9
		s	10,5	10,5	12,1	12,2	15,7	17,2	20,2	23,5	22,9	23,0
	B-Gruppe	x̄	95,8	96,9	93,3	86,1	85,4	80,7	73,3*	73,0*	72,8*	70,6*
		s	11,0	23,0	17,9	15,1	15,9	14,5	9,5	11,3	13,1	11,9
	T-Gruppe	x̄	101,3	108,3	106,8	91,5	93,0	90,5	82,4*	90,1*	89,8*	89,5*
		s	10,6	24,2	24,5	21,7	17,0	16,1	16,7	14,9	13,6	13,8
	C-Gruppe	x̄	98,7	94,6	89,8	86,2*	83,7	82,6	75,9*	76,0*	81,0	79,0
		s	19,7	16,0	22,4	20,7	15,7	11,6	10,1	10,5	12,5	10,9
MPAP [mm Hg]	K-Gruppe	x̄	23,4	23,5	23,7	22,8	23,2	23,7	22,7	22,3	23,2	24,1
		s	3,9	3,4	3,8	3,2	3,3	3,7	4,2	4,0	6,1	6,8
	B-Gruppe	x̄	21,4	23,3	24,4	24,1	23,4	23,5	22,9	22,9	23,1	25,1
		s	5,1	7,4	7,0	6,1	5,8	5,6	4,8	4,8	6,3	6,0
	T-Gruppe	x̄	20,5	25,3	28,1	26,8*	26,3*	22,5	20,4	20,6	22,4	23,6
		s	4,8	6,8	9,1	6,6	6,3	4,4	4,0	4,2	5,3	5,9
	C-Gruppe	x̄	23,0	24,2	24,5	23,6	24,0	22,5	21,6	21,7	23,0	22,5
		s	4,9	5,7	5,3	5,6	5,5	4,6	4,1	5,1	5,7	5,3
PCWP [mm Hg]	K-Gruppe	x̄	5,6	5,9	5,6	5,5	5,4	5,5	4,1	4,4	3,8	3,4
		s	2,0	1,7	1,4	1,2	1,6	2,1	2,4	2,4	2,2	3,0
	B-Gruppe	x̄	6,9	5,7	5,9	6,7	6,0	6,3	6,2	6,7	5,4	6,1
		s	2,0	4,4	3,3	2,0	2,1	2,9	3,7	3,3	3,8	3,8
	T-Gruppe	x̄	5,0	6,9	5,3	7,4	7,8	6,6	5,2	4,6	4,6	4,0
		s	3,2	4,4	3,1	1,9	2,7	1,4	1,8	2,0	2,2	2,6
	C-Gruppe	x̄	7,1	5,3	6,1	6,9	6,7	6,0	6,5	6,2	5,6	4,5
		s	3,7	4,0	3,6	2,7	2,8	2,9	3,2	3,8	3,5	3,0
CI [ml/min/kg]	K-Gruppe	x̄	180,8	189,6	186,2	182,3	180,1	183,2	173,6	175,0	179,2	171,3
		s	27,4	32,7	34,1	30,6	32,3	36,9	36,8	48,1	40,1	36,5
	B-Gruppe	x̄	212,3	264,2*	252,8°	237,3°	239,0	232,7	210,2	207,2	196,2	187,0
		s	53,0	57,5	49,7	50,7	62,4	56,7	37,9	44,7	41,0	50,0
	T-Gruppe	x̄	228,6°	237,3	249,9°	240,6°	240,7°	217,6	204,8	197,4	176,2*	173,4*
		s	32,1	63,3	29,8	31,3	40,8	28,2	33,8	32,5	25,7	31,7
	C-Gruppe	x̄	208,3	258,4	239,2°	219,9	236,3°	242,6	219,8	231,9	231,3	230,8°
		s	43,6	74,5	41,6	59,0	51,3	63,7	67,1	66,5	46,3	43,4

* p = 0,05 (zeitlicher Verlauf);   ° p = 0,05 (zwischen den Gruppen)

Tabelle 34

			−1′	2′	5′	10′	15′	30′	45′	60′	90′	120′
pO_2 arteriell	K-Gruppe	x̄	102,9	100,8	100,4	100,8	103,2	105,0	103,1	102,3	94,8	97,1
[mm Hg]		s	13,7	13,8	13,3	11,2	13,6	17,8	18,0	16,9	13,7	19,8
	B-Gruppe	x̄	106,3	92,8	129,8*°	114,9	121,1°	123,4°	131,4°	130,4°	118,5°	123,1°
		s	17,0	49,1	28,9	28,5	23,0	13,7	17,8	16,7	19,7	24,3
	T-Gruppe	x̄	100,1	88,1	109,0	109,5	106,5	109,6	100,0	101,6	106,9	114,0
		s	17,2	41,6	35,4	27,4	27,6	25,4	26,7	24,0	19,7	18,7
	C-Gruppe	x̄	81,9°	87,5	98,8	97,5	94,6	93,8	91,7	87,7	84,0	100,9
		s	17,9	33,2	22,7	19,0	20,6	18,7	16,7	17,4	14,8	17,9
pCO_2 arteriell	K-Gruppe	x̄	35,0	35,4	35,5	36,0	35,8	36,2	36,4	36,0	37,2	37,8
[mm Hg]		s	2,2	2,5	1,4	1,9	2,2	3,2	3,4	3,4	2,5	4,9
	B-Gruppe	x̄	46,5°	52,6°	42,2	40,4	38,4*	33,6*	31,4°	30,6°	30,2°	29,5°
		s	3,6	15,7	11,6	8,1	6,7	4,3	4,9	3,7	4,8	4,0
	T-Gruppe	x̄	47,3°	49,9°	47,8°	38,1*	36,1*	30,2*°	29,2*°	29,7*°	30,5*	29,0*
		s	5,8	8,8	21,8	9,5	8,5	3,5	2,6	2,6	2,6	2,4
	C-Gruppe	x̄	50,6°	55,0°	45,4°	40,6*°	38,7*	36,1*	34,2*	33,2*	32,8*°	31,3*°
		s	3,3	10,4	5,2	4,2	4,1	3,9	3,2	2,3	1,3	1,7
pH arteriell	K-Gruppe	x̄	7,5	7,5	7,5	7,5	7,5	7,5	7,5	7,5	7,5	7,5
		s	0,0	0,0	0,0	0,0	0,1	0,1	0,1	0,1	0,1	0,1
	B-Gruppe	x̄	7,4°	7,3°	7,4°	7,4°	7,4	7,5*	7,5*	7,5	7,5	7,6°
		s	0,0	0,1	0,1	0,1	0,1	0,1	0,1	0,1	0,1	0,0
	T-Gruppe	x̄	7,4°	7,4°	7,4°	7,5	7,5*	7,6*	7,6*°	7,6*°	7,6*°	7,6*°
		s	0,0	0,1	0,1	0,1	0,1	0,1	0,0	0,1	0,0	0,0
	C-Gruppe	x̄	7,4°	7,3°	7,4°	7,5*°	7,5*	7,5*	7,5*	7,5*	7,5*	7,6*°
		s	0,0	0,1	0,0	0,0	0,0	0,1	0,1	0,0	0,0	0,0
BE arteriell	K-Gruppe	x̄	6,5	5,9	6,0	6,0	5,7	6,0	6,0	5,9	5,6	5,6
[mmol/l]		s	2,1	2,2	2,4	2,5	2,5	2,9	3,1	2,9	3,7	3,2
	B-Gruppe	x̄	3,2°	1,1°	1,4°	1,7°	1,8°	2,9°	4,0	4,3	5,2	5,3
		s	1,8	3,0	4,4	3,9	3,3	2,8	2,4	2,6	2,3	1,8
	T-Gruppe	x̄	3,7°	2,3*°	1,8°	3,9	5,2	7,3*	8,8*°	8,2*	8,3*	8,5*°
		s	2,2	2,4	3,1	3,8	3,6	2,4	1,8	2,3	2,0	1,9
	C-Gruppe	x̄	4,4	3,2*°	3,3°	4,9	5,6	6,0	6,7*	6,3	6,5	6,9
		s	1,7	1,6	1,7	1,8	1,7	2,3	2,3	2,0	2,3	2,4

* $p \leq 0,05$; ° $p \leq 0,05$

die T-Gruppe sich den Werten der K-Gruppe am weitesten annäherte, während die „nur beatmeten" Tiere (B-Gruppe) die niedrigsten CPP-Werte aufwiesen. Die C-Gruppe, mit einer gleichmäßigen Verteilung der CPP-Werte über den ganzen Bereich, lag dazwischen.

5.2.2.2 Hämodynamische Meßgrößen

Da eine Prämisse des Versuchsprotokolles darin bestand, daß die hämodynamischen Parameter in allen Traumagruppen möglichst identisch waren, unterschieden sich die mit THAM und mit Diltiazem behandelten Tiere in ihren hämodynamischen Kenngrößen nicht von der B-Gruppe (Tabelle 33). Es wird deshalb auf eine weitergehende Wiedergabe der Ergebnisse verzichtet. Erwähnt werden soll, daß 7 Tiere der C-Gruppe unter der Infusion von Diltiazem eine deutliche Neigung zur Hypotonie zeigten. Zur Kompensation dieses Blutdruckabfalles wurde 2 Tieren nur Dopamin infundiert (7–20 µg/min), bei 1 Tier nur Volumen zugeführt (100 ml Macrodex), 4 Tiere erhielten Dopamin und Macrodex. Bei 3 Tieren der C-Gruppe, bei denen kein unterschiedliches Verhalten gegenüber der B-Gruppe festzustellen war, wurde außer der angewandten Beatmung und der Gabe von THAM und Diltiazem keine weitere Therapie durchgeführt.

5.2.2.3 Respiratorische Kenngrößen

Sowohl die Blutgase (Tabelle 34) als auch die Parameter des Gasstoffwechsels wurden weder durch THAM noch durch den Kalziumantagonisten in von der B-Gruppe abweichender Weise beeinflußt.

Die alkalisierende Therapie mit THAM führte zu keiner Veränderung der arteriellen pH-Werte gegenüber der B-Gruppe, der biphasische Verlauf – initialer Abfall, dann durch die Hyperventilation bedingter Anstieg – blieb erhalten. Als einziger Parameter zeigte die Basenabweichung im arteriellen Blut für die T-Tiere eine gewisse überschießende Tendenz, wenn auch zur K-Gruppe der Unterschied nicht statistisch zu sichern war.

Das Verhalten des gravimetrisch bestimmten extravaskulären Lungenwassers ist in Abb. 56 aufgeführt. Zur Verdeutlichung sind hier noch einmal alle Gruppen einander gegenübergestellt. Man sieht, daß die kontrollierte Beatmung den entscheidenden Faktor zur Verminderung des EVLW darstellt, wenn auch die extravaskulären Lungenwasserwerte in der T- und C-Gruppe den Werten der K-Gruppe noch mehr angenähert sind.

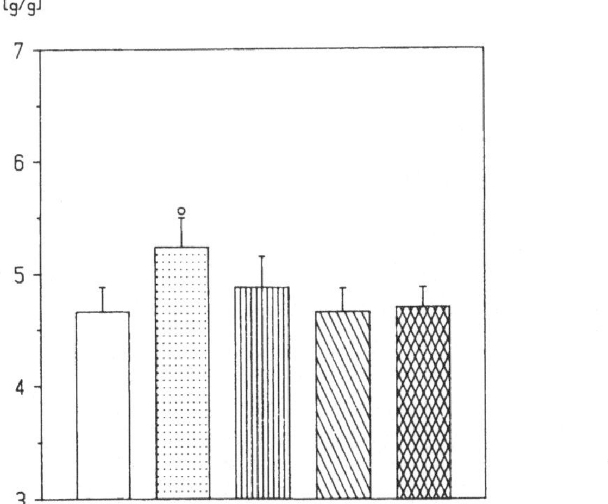

Abb. 56. Extravaskuläres Lungenwasser ($\bar{x} \pm s$)

5.2.2.4 Biochemische Kenngrößen im arteriellen Plasma

Auch die biochemischen Kenngroßen im arteriellen Plasma, wie Hk, Elektrolyte, Osmolalität, KOD, Glukose und Laktat zeigten ein der B-Gruppe identisches Verhalten; ebenso die Plasmaaminosäuren und die freien Fettsäuren. Der Verlauf der Katecholamine Adrenalin und Noradrenalin zeigte ebenfalls initial einen extremen Anstieg, der sich aber nach Einsetzen der kontrollierten Beatmung rasch normalisierte und unabhängig von THAM und Diltiazem einen ähnlichen Verlauf wie in der B-Gruppe nahm. Die ebenfalls bestimmten Dopamin- und DOPAC-Spiegel werden nicht wiedergegeben, da sich in der K-, S-, B- und T-Gruppe keine Veränderungen ergaben, auf der anderen Seite durch die exogene Dopaminzufuhr in der C-Gruppe aber extrem hohe Spiegel ab der 45. bis 60. Minute erreicht wurden. Dies beeinflußte allerdings den Verlauf der anderen Katecholamine nicht (Tabelle 35).

5.2.2.5 Elektrische Hirnfunktion

Spontan-EEG: Die Spontan-EEG-Aktivität fiel in der T- und C-Gruppe ebenfalls innerhalb weniger Sekunden nach dem Trauma – gemessen an der „Spectral-Edge-Frequency" – von 12 auf 8 Hz ab (Abb. 57), um über die nächsten 2 h auf dem niedrigeren Niveau zu verbleiben. Diese Linksverschiebung signalisiert für alle Tiere, gleichgültig welche Behandlung sie erhielten, den Zustand der tiefen Bewußtlosigkeit nach dem Schädel-Hirn-Trauma.

Elektrische Hirnleistung: Die elektrische Hirnleistung („Power") ergab, analog der Frequenzverschiebung zu niedrigeren Werten, innerhalb der ersten 5 min

Tabelle 35

			$-1'$	$2'$	$5'$	$10'$	$15'$	$30'$	$45'$	$60'$	$90'$	$120'$
Adrenalin [pg/ml]	K-Gruppe	$\bar{x}$	179,7	140,1	173,4	191,3	210,4	221,8	244,6	297,0	428,5	559,2
		s	164,5	160,3	170,5	181,3	166,9	153,1	165,0	264,0	415,3	569,1
	B-Gruppe	$\bar{x}$	224,5	4148,2*	2696,5*	945,8°	899,2°	473,9	563,7	326,3	209,7	191,0
		s	197,1	6514,8	5017,8	1440,8	546,6	395,8	685,7	469,2	233,1	250,4
	T-Gruppe	$\bar{x}$	534,9*	2308,8*	1871,1°	880,6°	674,9°	393,1	224,6	242,5	206,0	283,1
		s	398,5	1187,1	1006,9	988,9	727,1	253,2	164,6	154,8	114,3	221,8
	C-Gruppe	$\bar{x}$	200,3*	2279,7°	938,7°	577,3°	777,1°	837,4°	755,6°	661,0°	389,6	483,4
		s	192,6	1965,7	700,0	344,6	699,8	834,2	666,3	495,5	390,4	509,3
Noradrenalin [pg/ml]	K-Gruppe	$\bar{x}$	182,0	156,1	152,8	154,0	179,3	157,4	155,4	211,9	275,7	257,8
		s	128,4	76,7	75,1	82,3	133,8	105,9	75,1	123,2	166,4	233,7
	B-Gruppe	$\bar{x}$	252,1	5115,1*	1446,4*	559,8°	398,0	482,4	411,1	506,9	397,3	248,4
		s	432,7	1235,0	1948,3	580,0	407,8	681,2	509,1	952,4	625,6	380,8
	T-Gruppe	$\bar{x}$	323,2*	981,1°	1276,1°	521,0	572,8	234,4	187,7	215,6	228,9	241,7
		s	246,5	588,0	1642,1	726,9	885,5	256,9	279,0	248,4	237,1	336,9
	C-Gruppe	$\bar{x}$	217,3*	1449,8°	1130,4°	276,4	309,7	298,4	352,5°	392,1	833,3	306,8
		s	137,0	2091,1	2094,8	244,9	284,4	265,3	244,2	437,4	1588,9	249,3

* p ≤ 0,05;   ° p ≤ 0,05

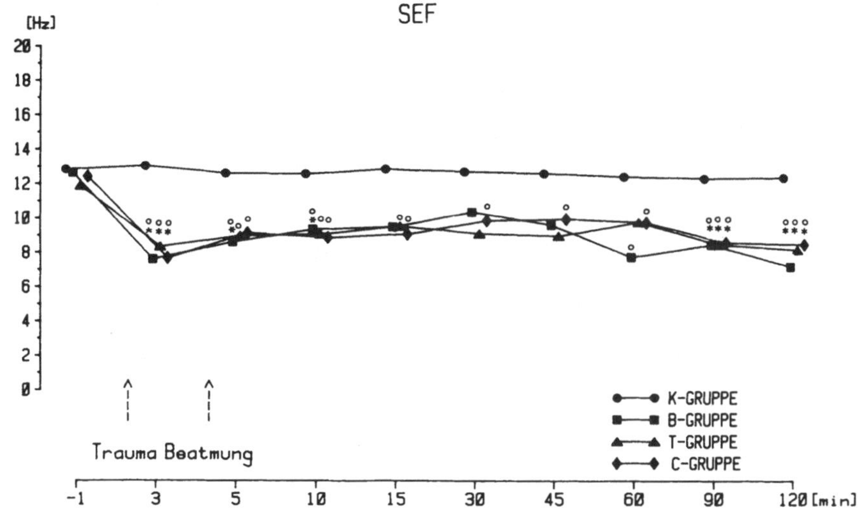

Abb. 57

nach dem Trauma eine Reduktion auf 30% des Ausgangswertes (Abb. 58). Sie fiel im Mittel von 1550 pW auf 430 pW ab und verblieb in der T-Gruppe auf diesen niedrigen Werten, ja lag am Ende der 2stündigen Beobachtungsperiode nur noch bei 20% des Ausgangswertes; die Unterschiede zur K-Gruppe waren ab der fünften Minute statistisch zu sichern. Anders verhielten sich hingegen die Tiere der C-Gruppe. Auch sie zeigten den initialen Leistungsabfall, die „Power" lag bis zur 30. Minute signifikant unter der der K-Gruppe. Ab der 30. Minute ließ sich bei diesen Tieren jedoch ein langsamer Wiederanstieg der elektrischen

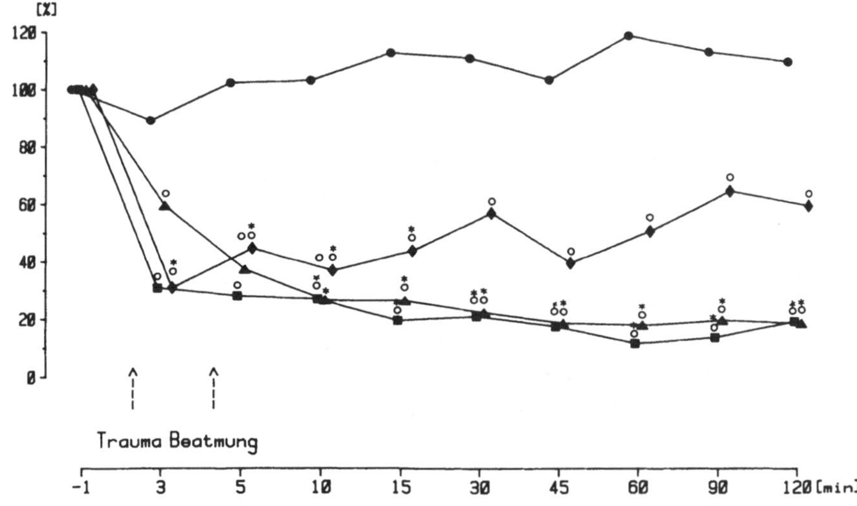

Abb. 58. Power; •—• K-Gruppe, ■—■ B-Gruppe, ▲—▲ T-Gruppe, ◆—◆ C-Gruppe

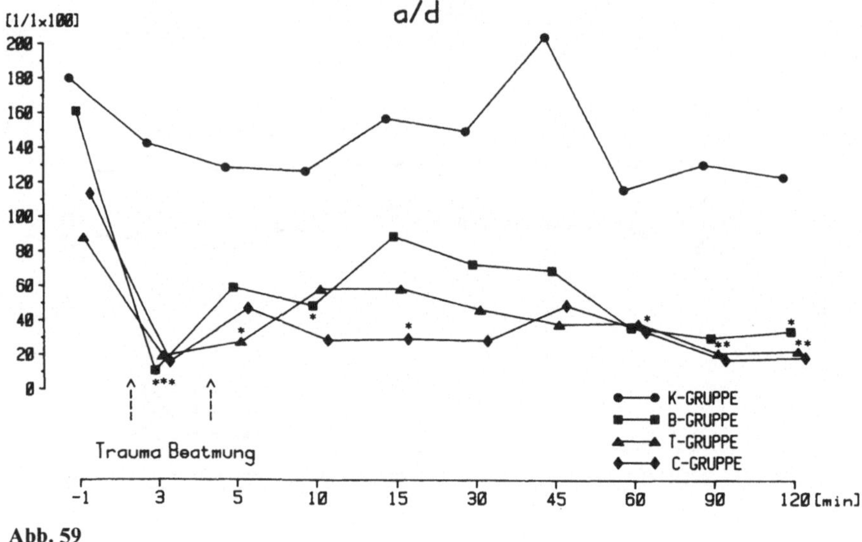

Abb. 59

Hirnleistung finden, die in der 120. Minute 55% des Ausgangswertes erreichte. Für den Zeitpunkt 90 und 120 min war der Unterschied zur K-Gruppe auf dem 5%-Niveau nicht mehr statistisch sicherbar. Daß die elektrische Hirnaktivität in der C-Gruppe dabei nicht auf Kosten eines einzelnen Frequenzbandes zunahm, sondern in allen Frequenzbereichen gleichermaßen, ist Abbildung 59 zu entnehmen.

Hier zeigte sich, daß im Gegensatz zum Gesamtbetrag der Hirnleistung, das Verhältnis von schnellen zu langsamen Frequenzen (α-Band zu δ-Band) in allen 3 Traumagruppen einen gleichförmigen Verlauf nahm. Da die „Power" in der C-Gruppe am Ende des Versuches deutlich über derjenigen der B- und T-Gruppe lag, mußten demnach schnelle und langsame Frequenzen gleichermaßen zugenommen haben.

Evozierte Potentiale: Die Latenzzeit zwischen der Medianusstimulation und dem Auftreten des Antwortpotentials in der Area somatosensorica verhielt sich unter THAM-Gabe different zur B-Gruppe. Zwar war die Latenzzeit P_{20} bis zur 15. Minute, wie auch bei den Tieren der B-Gruppe, fast unverändert oder zeigte sogar eine Verkürzung (Tabelle 36), dann jedoch blieb der bei den Tieren der B-Gruppe zu findende starke Anstieg aus; es zeigte sich nur eine diskrete Verlängerung von 19,7 auf ca. 26 ms. Erst zwischen der 90. und 120. Minute verlängerte sich die Nervenleitungszeit um über 200% auf 44 ms. Die Latenzzeit bis zum Auftreten von P_{20} stieg bei den Tieren der C-Gruppe auch nach der 90. Minute nicht an, sie unterschied sich in dieser Gruppe trotz einer Verlängerung auf 25 ms nicht statistisch von der K-Gruppe.

Die Potentialschwankungen in den Assoziationszentren (z. B. P_{65}) traten schon unmittelbar nach dem Trauma im Sinne einer Vertiefung der Bewußtlosigkeit verspätet auf. Auch hier nahm jedoch, im Gegensatz zur B-Gruppe, in der C-

Tabelle 36

			$-1'$	$2'$	$5'$	$10'$	$15'$	$30'$	$45'$	$60'$	$90'$	$120'$
SSEP P_{20} [ms]	K-Gruppe	x̄	19,7	19,8	–	–	19,7	19,6	19,6	19,5	19,7	19,5
		s	1,5	1,5	–	–	1,6	1,3	0,8	0,8	1,5	1,5
	B-Gruppe	x̄	18,9	16,7°	–	–	20,2	42,4	42,6°	43,8*	49,2*	67,7*
		s	2,1	1,5	–	–	7,2	60,0	55,8	59,0	58,0	75,6
	T-Gruppe	x̄	19,7	17,8°	–	–	18,4	24,4	24,7	27,8	26,7°	44,3*
		s	1,5	3,0	–	–	3,0	11,6	15,3	12,0	11,3	56,0
	C-Gruppe	x̄	19,6	20,4	–	–	20,4	23,4	22,2	23,4	25,8	26,4
		s	1,5	8,5	–	–	4,5	6,8	7,5	8,4	9,1	8,8
SSEP N_{65} [ms]	K-Gruppe	x̄	58,2	67,5	–	–	64,3	63,0	69,3	62,1	68,7	71,6
		s	10,4	9,6	–	–	8,7	7,9	13,4	11,3	16,0	13,6
	B-Gruppe	x̄	69,0	84,6	–	–	82,1	111,1°	111,3	135,0*	103,2	132,8*
		s	10,4	23,0	–	–	18,8	40,6	40,3	53,5	38,7	48,2
	T-Gruppe	x̄	65,7	70,6	–	–	93,5	99,9°	109,1*	112,2*	107,0°	117,1*
		s	6,9	21,2	–	–	30,3	20,2	21,7	13,2	25,7	41,0
	C-Gruppe	x̄	72,5	83,5	–	–	88,6	90,2	88,8	81,1	84,5	90,2
		s	17,1	33,4	–	–	19,9	15,1	12,8	21,1	25,3	24,7

* $p \leq 0,05$;   ° $p \leq 0,05$

Gruppe die Verspätung nicht zu, sondern blieb unter dem Einfluß des Kalziumantagonisten stationär. Auch die antiazidotische THAM-Therapie hielt die Schädigung der Nervenleitungsgeschwindigkeit in Grenzen. Dasselbe Verhalten war an der „Central-Conduction-Time" (CCT) abzulesen. Dieser interindividuell

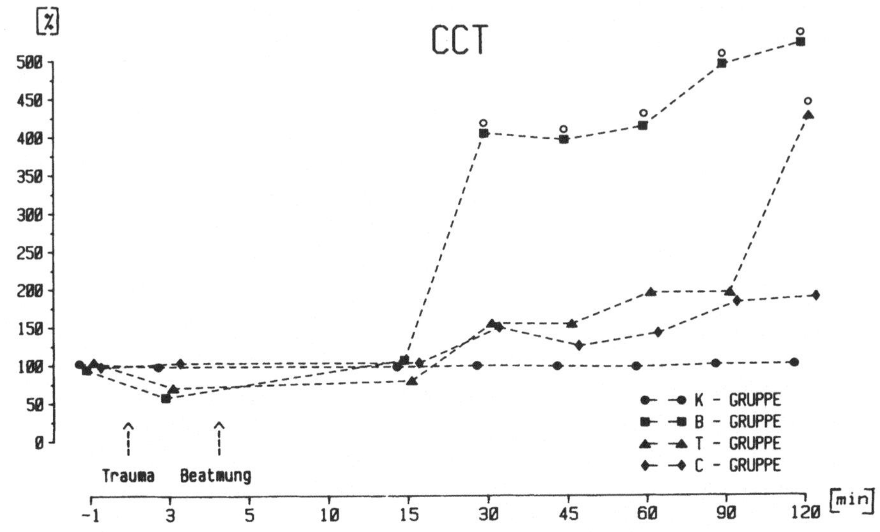

Abb. 60

sehr wenig schwankende Parameter, der die Nervenleitungszeit zwischen Hirnstamm und Großhirn repräsentiert, blieb bis zur 15. Minute auf dem Ausgangsniveau, um dann in beiden Gruppen – im Gegensatz zum drastischen Anstieg in der B-Gruppe – nur geringfügig anzusteigen. Auch hier war jedoch wiederum in der T-Gruppe eine deutliche Verlängerung am Beobachtungsende feststellbar, während sich in der C-Gruppe die ab der 30. Minute zu beobachtende diskrete Erhöhung stabilisiert hatte (Abb. 60).

5.2.2.6 Kenngrößen des Gehirnstoffwechsels

5.2.2.6.1 Hirnvenöse Blutwerte

Der *gehirnvenöse pO_2* (Tabelle 37) zeigte in beiden Gruppen ausgehend von einem Wert von 37 mm Hg initial einen Abfall auf 30 mm Hg, um am Ende der Beobachtungsperiode zwischen 27 und 32 mm Hg zu liegen. Dabei unterschied sich die T-Gruppe ab der 15. Minute und die C-Gruppe ab der 10. Minute von der Kontrollgruppe.

Der *hirnvenöse pCO_2* hingegen (Tabelle 37) stieg unmittelbar nach dem Trauma bis auf 75 mm Hg an, wobei sich diese Werte in allen beiden Gruppen vom Ausgangswert signifikant unterschieden. Nach Beginn der kontrollierten Beatmung sank der hirnvenöse Kohlensäurepartialdruck langsam ab, um am Ende der Beobachtungsperiode mit ca. 42 mm Hg unter den Ausgangswerten zu liegen. Unterschiede gegenüber der B-Gruppe ließen sich nicht feststellen.

Ein ähnliches Verhalten wie im arteriellen Blut zeigten die *hirnvenösen pH-Werte*. Sie lagen vor Versuchsbeginn um 0,1 pH-Einheit unter den Werten der K-Gruppe, fielen nach dem Trauma signifikant ab, um dann je nach zugeführter THAM-Menge unterschiedlich anzusteigen. Am meisten wirkte sich der Anstieg in der T-Gruppe aus, die Werte lagen ab der 45. Minute über denen der K-Gruppe. Die pH-Werte der C-Gruppe näherten sich der K-Gruppe an, während diejenigen der B-Gruppe darunter blieben. Zur 45. und 60. Minute war zwischen der B- und T-Gruppe der Unterschied statistisch absicherbar.

Ein identisches Verhalten konnte beim *hirnvenösen Basenüberschuß* ermittelt werden (Tabelle 37).

Die *Elektrolyte* sowie *Laktat* und *Glukose* zeigten gegenüber dem arteriellen Blut keine Besonderheiten, außer daß die hirnvenösen Plasmaglukosewerte etwas niedriger als die Werte im arteriellen Blut lagen.

5.2.2.6.2 Biochemische Parameter im Hirngewebe

Vorbemerkung: Wie schon in Kapitel 4.2 angeführt, werden an dieser Stelle wegen der besseren Übersichtlichkeit und den damit gegebenen konkreteren Vergleichsmöglichkeiten alle Gruppen – außer der nicht ausgewerteten S-Gruppe – zusammen besprochen.

Gewebewasser und Gewebeosmolalität: Zur Charakterisierung eines eventuell entstandenen Hirnödems, sei es intrazellulärer oder vaskulärer Natur, wird der *Gewebewasseranteil* angegeben. Er schwankte in unseren 4 Gruppen zwar nur ge-

Tabelle 37

			− 1′	2′	5′	10′	15′	30′	45′	60′	90′
pO_2 gehirn-venös [mm Hg]	K-Gruppe	x̄	32,4	32,7	31,7	32,7	33,3	34,2	33,4	32,6	33,4
		s	3,5	3,1	3,9	2,9	2,6	3,4	2,7	3,2	2,8
	B-Gruppe	x̄	38,0°	31,4	35,4	33,8	33,2	31,8	30,1	31,2	33,8
		s	4,8	7,4	8,1	8,9	7,2	3,8	9,5	8,6	6,7
	T-Gruppe	x̄	37,7°	29,2	36,8	32,2	30,1*	29,8*°	28,5*°	28,0*°	29,3*
		s	3,3	11,9	10,0	7,9	6,2	4,9	5,4	5,0	4,7
	C-Gruppe	x̄	36,4	30,4	30,0	27,9*	26,8*°	27,4*°	25,7*°	26,6*°	27,8*°
		s	5,8	8,1	9,5	5,6	4,9	6,3	5,4	6,5	6,0
pCO_2 gehirn-venös [mm Hg]	K-Gruppe	x̄	44,5	44,4	45,2	44,3	45,2	45,0	45,2	46,1	47,1
		s	2,6	2,2	2,2	2,7	2,8	2,9	3,0	3,2	4,0
	B-Gruppe	x̄	57,4°	73,2*°	70,4°	64,1°	63,7°	53,4	47,5*	45,9*	43,5*
		s	3,9	10,5	10,6	7,8	13,5	11,3	6,1	6,0	6,8
	T-Gruppe	x̄	59,1°	71,6*°	72,3°	61,7	58,9	43,9*	38,9*°	39,6*°	40,1*°
		s	7,2	14,3	31,5	32,1	27,8	8,5	5,1	3,4	2,3
	C-Gruppe	x̄	61,5°	82,3*°	77,4*°	65,9°	59,0°	49,3*	47,2*	46,2*	45,1*
		s	3,4	9,9	12,8	9,7	7,9	5,3	3,9	3,7	3,4
pH gehirn-venös	K-Gruppe	x̄	7,4	7,4	7,4	7,4	7,4	7,4	7,4	7,4	7,4
		s	0,04	0,04	0,04	0,04	0,04	0,05	0,05	0,05	0,06
	B-Gruppe	x̄	7,3°	7,2*°	7,2°	7,3°	7,2°	7,3°	7,4°	7,4	7,4
		s	0,02	0,06	0,07	0,06	0,08	0,09	0,06	0,05	0,05
	T-Gruppe	x̄	7,3°	7,3*°	7,2°	7,3	7,4	7,5*	7,5*°	7,5*°	7,5*°
		s	0,05	0,08	0,15	0,17	0,16	0,09	0,06	0,05	0,04
	C-Gruppe	x̄	7,3°	7,2*°	7,2*°	7,3°	7,3°	7,4*	7,4*	7,4*	7,4*
		s	0,02	0,04	0,06	0,06	0,06	0,04	0,05	0,04	0,03
BE gehirn-venös [mmol/l]	K-Gruppe	x̄	6,1	5,8	5,8	5,6	5,7	5,5	5,5	5,6	5,7
		s	1,9	2,0	2,1	2,4	2,2	2,4	2,6	2,4	2,9
	B-Gruppe	x̄	3,2°	0,7°	−0,3°	0,0°	−0,6°	1,0°	1,3°	2,2°	3,4°
		s	1,7	2,1	3,0	3,0	3,0	2,6	3,0	2,5	1,9
	T-Gruppe	x̄	3,2°	2,1°	0,8°	3,2	4,0	6,1*	7,6*	7,4*	7,4*
		s	2,3	2,3	4,3	4,4	3,9	2,6	2,3	2,5	2,1
	C-Gruppe	x̄	4,0°	2,3*°	1,9*°	3,5	4,5	5,6	5,9	5,5	5,7
		s	1,9	1,8	1,8	2,0	2,3	1,9	2,3	2,1	2,3

* $p \leq 0,05$; ° $p \leq 0,05$

ringfügig, aber trotzdem lagen die Tiere der B-Gruppe in allen Gehirnbereichen durchwegs um 1–2% über dem Gewebewasseranteil in der K-Gruppe (Tabelle 38). Der durchschnittliche Wassergehalt in der K-Gruppe betrug 88,5%, wobei die Werte im Hirnstamm niedriger lagen. Der Wassergehalt der T- und C-Gruppe unterschied sich nicht von der K-Gruppe.

Keine einheitliche Tendenz war in der *Gewebeosmolalität* der Traumagruppen zu erkennen; die Werte wiesen eine große Streubreite auf und unterschieden sich in den einzelnen Gruppen nicht (Tabelle 38). Zwar lag die Gewebeosmola-

Tabelle 38

		Großhirn parietal	Rhombenzephalon	Großhirn frontal	Dienzephal.	Großhirn occipital
Gewebewasser:						
K-Gruppe	x̄	77,85	80,85	80,11	81,09	81,01
	s	1,34	1,54	1,26	1,21	0,86
B-Gruppe	x̄	78,19	81,50	81,26	82,08	82,66°
	s	1,84	1,01	1,27	0,81	1,07
T-Gruppe	x̄	76,40	79,53	80,48	80,40	81,20
	s	1,66	1,30	0,95	0,88	0,92
C-Gruppe	x̄	77,34	79,98	80,74	81,08	81,25
	s	1,23	1,23	1,07	0,95	0,84
Osmolalität im Gewebe:						
K-Gruppe	x̄	315,1	314,8	312,2	316,4	313,0
	s	11,3	13,6	6,9	13,7	16,1
B-Gruppe	x̄	322,8	324,2	331,4	323,3°	319,4
	s	9,7	10,3	4,9	10,1	13,2
T-Gruppe	x̄	325,0	320,2°	324,3	328,5°	319,3
	s	7,5	10,9	7,4	24,2	12,3
C-Gruppe	x̄	324,5	322,6	323,9	324,7°	322,7
	s	8,8	12,4	10,1	11,7	13,6

° $p \leq 0,05$

lität in allen Traumagruppen gegenüber der K-Gruppe numerisch höher, jedoch ließ sich dies statistisch nicht absichern.

Energiereiche Phosphate und Energy-Charge: Die energiereichen Phosphate wurden im Großhirn bestimmt, und zwar unmittelbar an der Stelle, wo die Druckwelle des Fluid-Percussion-Gerätes angesetzt hatte, sowie im Frontal- und Occipitalhirn.

Die *ATP-Konzentrationen* im Großhirn der Kontrollgruppe lagen zwischen 2,3 und 2,4 μmol/g Frischgewicht, dabei war zwischen den einzelnen Hirnregionen kein Unterschied vorhanden (Abb. 61). In den Gehirnen der B-Gruppe dagegen war der ATP-Gehalt auf ca. 25% der Werte der K-Gruppe abgefallen; er betrug zwischen 0,6 und 0,85 μmol/g. In allen 3 betrachteten Gehirnabschnitten waren die Werte gegenüber der K-Gruppe signifikant verschieden. Auf fast doppelt so hoch wie in der B-Gruppe belief sich der ATP-Gehalt in der T-Gruppe; er bewegte sich zwischen 1,4 μmol/g im Frontalhirn und 1,8 μmol/g im Occipitalhirn. Jedoch ließ sich frontal und parietal der Unterschied zur K-Gruppe ebenfalls noch statistisch nachweisen. In der C-Gruppe hatte sich der ATP-Gehalt des Gehirngewebes bis auf das Occipitalhirn nahezu normalisiert, die Konzentrationen lagen im Frontalhirn bei 2,1 μmol/g im Parietalhirn bei 2,12 μmol/g und im Occipitalhirn bei 1,37 μmol/g. Nur letzterer Wert unterschied sich noch von der K-Gruppe.

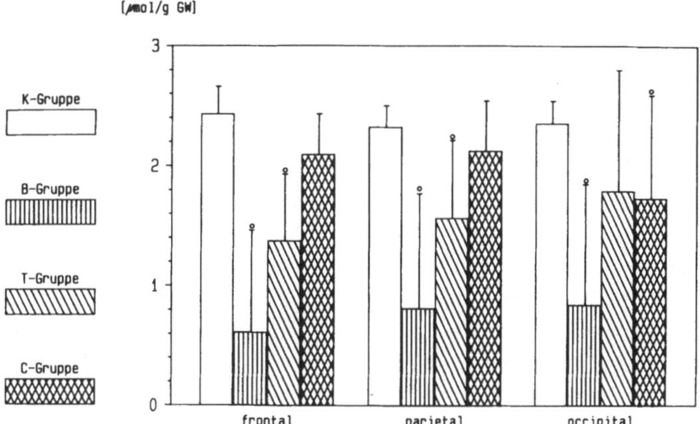

Abb. 61. ATP im Großhirn ($\bar{x} \pm s$)

ADP als Zwischenprodukt sowohl beim Abbau der energiereichen Phosphate als auch beim Aufbau belief sich in allen Gruppen auf 0,40–0,41 µmol/g Frischgewicht. Das als Endprodukt beim Abbau der energiereichen Phosphate anfallende *AMP* lag in der K-Gruppe zwischen 0,07 und 0,10 µmol/g Hirngewebe. In der B-Gruppe war in allen Gehirnbereichen ein Anstieg auf 350–500% über den Kontrollwert zu verzeichnen. Die Konzentrationen lagen zwischen 0,35 und 0,53 µmol/g. Durch die Verabreichung von THAM-Puffer fiel der Anstieg in der T-Gruppe weit geringer aus, die Werte bewegten sich zwischen 0,15 und 0,17 µmol/g. Die Kombination THAM und Kalziumantagonist hatte trotz identischer Hirntraumatisierung den AMP-Gehalt des Hirngewebes im Frontal- und Parietalbereich vollkommen, im Occipitalhirn nahezu normalisiert. Gegenüber der K-Gruppe war kein Unterschied mehr feststellbar (Abb. 62).

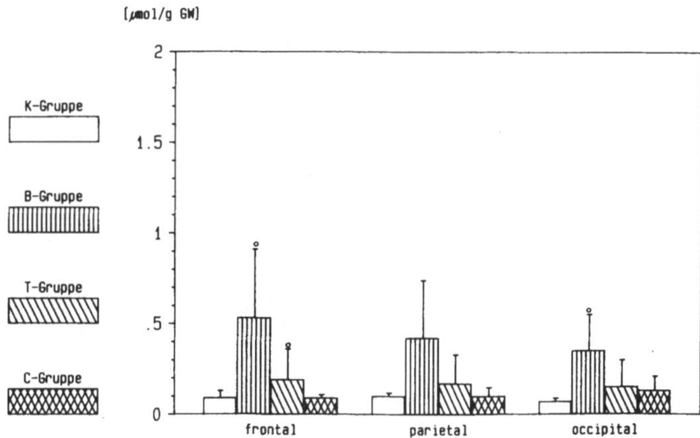

Abb. 62. AMP im Großhirn ($\bar{x} \pm s$)

Kreatinphosphat (Abb. 63), die Speicherform des ATP, zeigte ein dem ATP identisches Verhalten in allen Gruppen. Bemerkenswert war, daß die Werte in der C-Gruppe dem Gehalt in der K-Gruppe nicht nur angenähert waren, sondern sogar noch gering darüber lagen. Dieses überschießende Verhalten ist aus Untersuchungen zur kompletten Ischämie mit anschließender erfolgreicher Reperfusion bekannt.

Aufbau und Verbrauch der energiereichen Phosphate werden in einem Quotienten, dem *„Energy-Charge“* (EC) nach Atkinson [12] zusammengefaßt. Der Quotient beträgt im intakten Hirngewebe zwischen 0,85–0,90. In der K-Gruppe belief sich der EC auf 0,86–0,88 (Abb. 64), um in der B-Gruppe auf 0,43–0,53 abzusinken. Durch die THAM-Behandlung waren Aufbau- und Abbauvorgänge nahezu wieder normalisiert, in der C-Gruppe hatte der EC das Ausgangsniveau wieder erreicht oder gar überschritten.

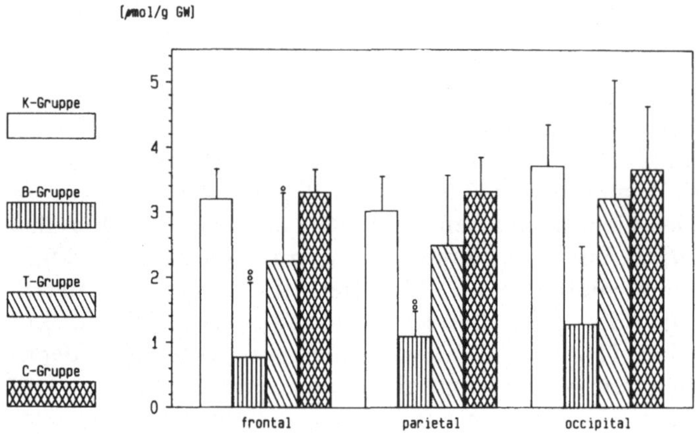

Abb. 63. Kreatinphosphat im Großhirn ($\bar{x} \pm s$)

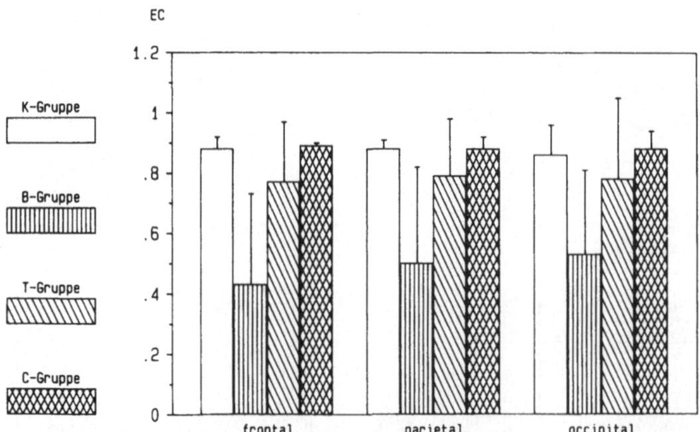

Abb. 64. Energy-Charge im Großhirn ($\bar{x} \pm s$)

Glukose und Laktat im Hirngewebe: *Glukose* ist die einzige dem Gehirn zur Energieproduktion akut zur Verfügung stehende Substratquelle. Ein intrazerebraler Glukosemangel kann entweder durch ein ungenügendes Angebot im arteriellen Blut verursacht sein, oder aber bei genügendem Angebot ist die zerebrale Durchblutung so herabgesetzt, daß das Angebot an die einzelne Zelle nicht mehr ausreicht. Obwohl bei unseren Tieren relativ große Streuungen bei der Bestimmung des Glukosegehaltes im Hirngewebe auftraten, lassen sich doch eindeutige Unterschiede zwischen den einzelnen Gruppen feststellen.

Der Glukosegehalt des Hirngewebes lag in der K-Gruppe (Abb. 65) zwischen 1,94 und 2,40 µmol/g Frischgewebe. In der B-Gruppe war der Glukosegehalt signifikant auf ca. 20% gegenüber der K-Gruppe abgesunken, er betrug nur noch im Mittel 0,34–0,66 µmol/g Hirngewebe. Eine deutliche Erholung zeigten die Tiere der T-Gruppe, deren Gehirnglukosespiegel zwischen 1,04 und 1,70 µmol/g Gewebe lag. In der C-Gruppe waren über der K-Gruppe liegende Gewebegluko-

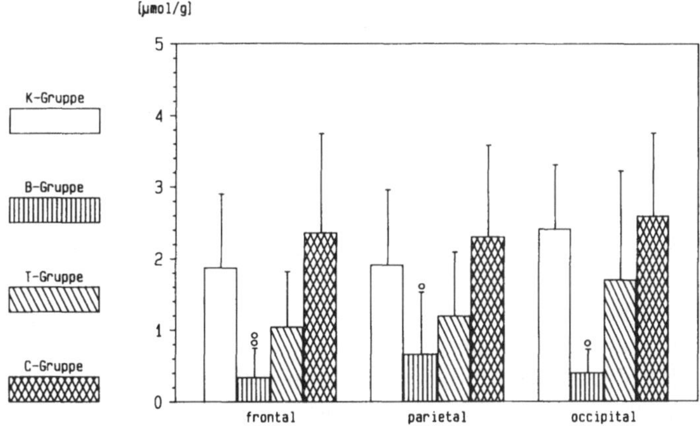

Abb. 65. Glukose im Großhirn ($\bar{x} \pm s$)

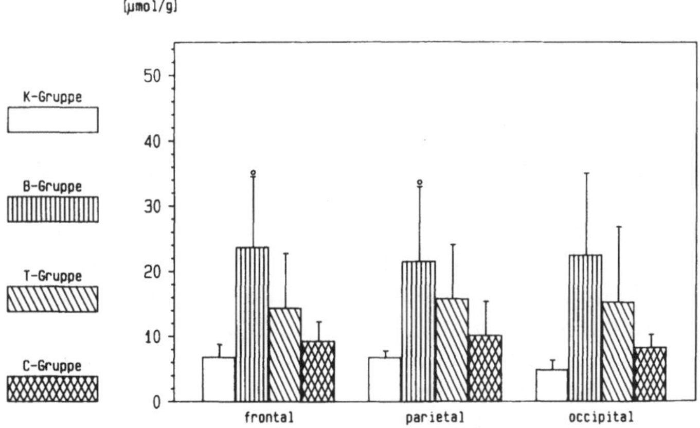

Abb. 66. Laktat im Großhirn ($\bar{x} \pm s$)

sekonzentrationen zu beobachten, wenn dies auch wegen der großen Streuung statistisch nicht absicherbar war.

Reziprok zum Glukosegehalt verhielten sich die *Laktatspiegel* im Hirngewebe (Abb. 66). Sie bewegten sich in der K-Gruppe zwischen 5 und fast 8 μmol/g Hirngewebe. In der B-Gruppe wurden bei einem Anstieg um 500% Werte zwischen 21,5 und 39 μmol/g erreicht. Alle untersuchten Hirnbereiche der B-Gruppe unterschieden sich signifikant von der K-Gruppe. Deutlich niedriger lagen die Laktatkonzentrationen in der T-Gruppe, nämlich zwischen 14 und 16 μmol/g Gewebe. In der C-Gruppe waren fast die Ausgangskonzentrationen mit Werten zwischen 8 und 10 μmol/g wieder erreicht. Nur im Occipitalbereich konnte hier ein Unterschied gegenüber der K-Gruppe noch abgesichert werden.

Elektrolyte im Hirngewebe: Die Elektrolytkonzentrationen, gemessen als Gesamtelektrolyte, zeigten allesamt einen relativ großen Streubereich, so daß man zwar an den gefundenen Werten optisch gewisse Unterschiede in den einzelnen Gruppen zu erkennen glaubt, diese sich aber meistens statistisch nicht verifizieren lassen. Alle Elektrolyte wurden auf den Gewebewassergehalt bezogen.

Der *Natriumgehalt* (Tabelle 39) im Groß- und Stammhirn lag durchweg zwischen 57 und 60 μmol/g GW. Im Occipitalbereich ließ sich in der B-Gruppe mit 63,23 μmol/g GW der Unterschied zur K-Gruppe auf dem 5%-Niveau absichern.

Die *Kaliumkonzentration* zeigte ein dem Natrium gegenläufiges Verhalten (Tabelle 39). In der B-Gruppe ließ sich in allen untersuchten Großhirnbereichen mit Werten zwischen 90,6 und 96,3 μmol/g GW ein deutlicher Unterschied gegenüber der K-Gruppe mit Werten zwischen 106 und 110 μmol/g GW aufzeigen. Die Kaliumkonzentrationen in der T- und C-Gruppe dagegen zeigten keinen Unterschied zur Kontrollgruppe.

Bei der Betrachtung des *Chloridgehaltes* sind keine einheitlichen Tendenzen feststellbar. Die *Kalziumkonzentration* im Hirngewebe lag in der C-Gruppe durchwegs am niedrigsten, wobei sie sich im Frontalbereich von der Kontrollgruppe signifikant unterschied (Tabelle 39). Die anderen Gruppen wiesen Kalziumwerte auf, die zur K-Gruppe keinen Unterschied erkennen ließen.

5.2.2.6.3 *Freie Aminosäuren im Hirngewebe*

Da, wie im Plasma, nicht so sehr die Absolutkonzentration der freien Aminosäuren interessierte, sondern vielmehr das Verhältnis der einzelnen Aminosäuren zueinander, wird auch im Hirngewebe nur die prozentuale Zusammensetzung der freien Aminosäuren angegeben. Aus Tabelle 40 ist zu entnehmen, daß in der B-Gruppe die Aminosäuren Asparaginsäure und Glutaminsäure gegenüber der K-Gruppe vermindert sind, während der prozentuale Anteil an Alanin, Valin, Arginin und GABA eine Zunahme erkennen läßt. In der T-Gruppe erhöhen sich die Anteile von Alanin, Valin, Cystathionin und Phenylalanin, in der C-Gruppe sind Alanin und Cystathionin erhöht, während Tryptophan erniedrigt vorliegt.

Für einige repräsentative freie Aminosäuren werden zur besseren Interpretation in den folgenden Abbildungen 67–69 die prozentualen Abweichungen von der K-Gruppe näher betrachtet. Es zeigt sich, daß Alanin in der B-Gruppe um

Tabelle 39

		Großhirn parietal	Rhomben-zephalon	Großhirn frontal	Dien-zephal.	Großhirn occipital
Natrium im Gewebe [μmol/g]						
K-Gruppe	$\bar{x}$	57,4	57,1	59,0	58,0	56,0
	s	3,9	5,0	4,1	2,7	2,6
B-Gruppe	$\bar{x}$	56,7	60,0	54,3	58,6	63,3°
	s	3,0	2,9	4,8	3,1	5,2
T-Gruppe	$\bar{x}$	60,1	58,0	57,0	58,1	59,0
	s	4,8	2,5	2,2	3,7	3,2
C-Gruppe	$\bar{x}$	58,9	59,7	57,5	57,8	55,9
	s	2,9	1,9	2,4	4,7	3,5
Kalium im Gewebe						
K-Gruppe	$\bar{x}$	107,4	105,9	106,1	107,4	109,6
	s	7,3	4,2	4,7	3,6	3,9
B-Gruppe	$\bar{x}$	102,7°	96,3	97,6°	97,7	90,6°
	s	8,3	7,3	10,4	6,5	8,7
T-Gruppe	$\bar{x}$	111,4	105,0	107,6	105,6	103,9
	s	8,3	6,0	4,1	5,0	6,1
C-Gruppe	$\bar{x}$	109,6	108,1	109,4	107,9	106,4
	s	5,8	6,3	6,4	8,8	7,8
Kalzium im Gewebe						
K-Gruppe	$\bar{x}$	1,58	1,65	1,53	1,64	1,88
	s	0,49	0,46	0,37	0,48	1,31
B-Gruppe	$\bar{x}$	1,64	1,55	1,44	1,61	1,63
	s	0,30	0,60	0,21	0,92	0,50
T-Gruppe	$\bar{x}$	1,55	1,30	1,63	1,59	1,38
	s	0,34	0,43	0,45	0,30	0,32
C-Gruppe	$\bar{x}$	1,02	1,10	1,14°	1,09	1,37
	s	0,52	0,54	0,47	0,44	0,21
Chlorid im Gewebe						
K-Gruppe	$\bar{x}$	43,7	40,0	47,0	42,6	41,6
	s	2,0	4,7	3,8	3,7	7,0
B-Gruppe	$\bar{x}$	34,7	39,5°	36,9	38,1°	48,1
	s	4,0	5,3	7,1	6,0	5,8
T-Gruppe	$\bar{x}$	44,4	38,7	39,0	42,2	45,5
	s	12,7	2,4	3,6	7,4	3,7
C-Gruppe	$\bar{x}$	43,0	44,3	45,1	41,5	45,2
	s	3,3	2,6	3,7	3,9	3,8

°p ≤ 0,05

250% über den Werten der K-Gruppe liegt. Die antiazidotische Behandlung mit THAM läßt den Alaninspiegel nur noch um 100% über den der K-Tiere ansteigen, die Kombination aus THAM und Kalziumantagonisten nur noch um 75%.

Tabelle 40. Prozentualer Aminosäureanteil im Hirngewebe

AS	K-Gruppe		B-Gruppe		T-Gruppe		C-Gruppe	
	$\bar{x}$	s	$\bar{x}$	s	$\bar{x}$	s	$\bar{x}$	s
TAU	5,85	1,99	6,25	1,53	6,63	1,55	8,75	1,90
PEA	8,42	5,29	7,48	2,96	8,36	2,37	9,84	0,85
ASP	11,21	1,24	8,37°	2,45	9,97	2,42	9,57	1,88
THR	2,41	0,61	2,29	0,51	1,89	0,72	1,75°	0,40
SER	3,85	0,53	3,89	0,60	3,59	0,53	3,55	0,59
GLN	19,04	2,32	18,49	2,29	18,16	2,28	18,44	1,31
GLU	35,68	3,24	30,47°	5,17	34,55	2,58	33,14	2,23
GLY	3,70	0,64	4,24	0,75	3,78	0,79	3,84	0,71
ALA	1,77	0,52	6,34°	3,33	3,61°	2,18	3,01	1,87
AAA	1,15	1,15	0,86	0,75	0,46	0,31	0,24	0,09
VAL	0,67	0,11	1,04°	0,32	1,00°	0,31	0,86	0,17
CYSTA	0,26	0,22	0,40	0,20	0,58	0,23	0,55°	0,03
ILE	0,32	0,19	0,47	0,18	0,38	0,11	0,32	0,09
LEU	0,41	0,14	0,65	0,29	0,55	0,18	0,43	0,12
TYR	0,42	0,15	0,51	0,16	0,50	0,13	0,39	0,11
PHE	0,25	0,07	0,36	0,10	0,35°	0,11	0,28	0,09
GABA	3,27	0,84	6,13	3,02	4,04	1,37	3,70	1,19
LYS	0,39	0,17	0,53	0,13	0,47	0,17	0,30	0,12
HIS	0,34	0,15	0,43	0,08	0,38	0,11	0,33	0,07
ARG	0,29	0,05	0,36°	0,10	0,28	0,08	0,28	0,07

° $p \leq 0,05$

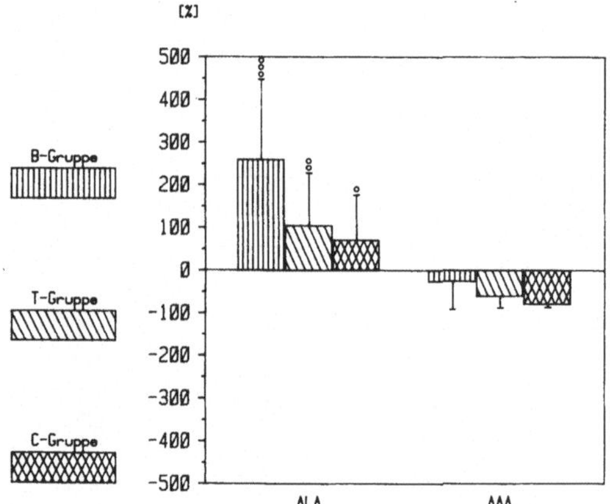

Abb. 67. Aminosäuren (Alanin und Alphaaminoadipinsäure) im Gehirn. Abweichung von der K-Gruppe ($\bar{x} \pm s$)

Valin (Abb. 68) und GABA (Abb. 69) zeigen ein identisches Verhalten, wobei der Rückgang auf Normalwerte bei der GABA besonders deutlich zu beobachten ist. Asparaginsäure und Glutaminsäure (Abb. 68) sowie PEA (Abb. 69) lassen hingegen ein spiegelbildliches Verhalten zu den vorbeschriebenen Aminosäuren erkennen. Während in der B-Gruppe die Abnahme gegenüber der K-Gruppe am ausgeprägtesten war, fand sich in der T- und C-Gruppe eine Tendenz zur Nor-

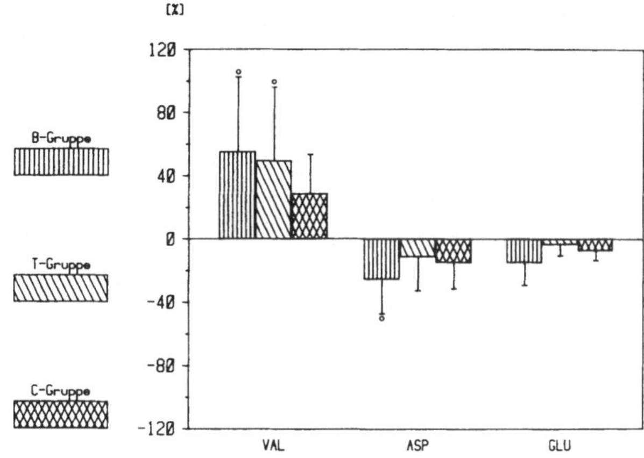

Abb. 68. Aminosäuren (Valin, Asparaginsäure und Glutaminsäure) im Gehirn. Prozentuale Abweichung von der K-Gruppe ($\bar{x} \pm s$)

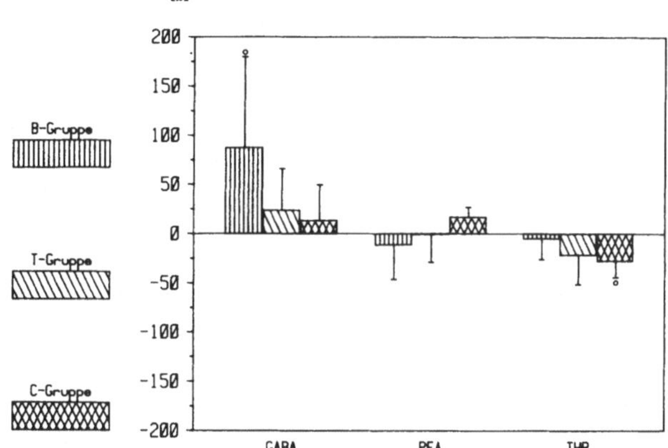

Abb. 69. Aminosäuren (GABA, PEA und Threonin) im Gehirn. Prozentuale Abweichung von der K-Gruppe ($\bar{x} \pm s$)

malisierung. Alphaaminoadipinsäure (Abb. 67) und Threonin (Abb. 69) hingegen wiesen ein wieder völlig anderes Verhalten auf. Die Werte der B-Gruppe wichen kaum von der K-Gruppe ab, durch THAM und noch mehr durch Diltiazem kam es zu einem Abfall unter die Norm, der bei Threonin in der C-Gruppe gegenüber den Kontrolltieren statistisch zu sichern war.

Nach Conger [44, 45] ist das Verhältnis einzelner Aminosäuren im Gehirn zueinander beweisend für ischämische Vorgänge. Besonders wird von ihm der Quotient Alanin/Glutaminsäure erwähnt. Da die Glutaminsäure während einer Sauerstoffmangelversorgung so gut wie keine Veränderung erfährt, wird der Quotient durch das Verhalten des Alanin bestimmt. Aus Tabelle 41 ist zu erkennen, daß der Quotient, der in der K-Gruppe bei $4{,}91 \cdot 10^{-2}$ liegt, in der B-Gruppe hochsignifikant auf $22{,}93 \cdot 10^{-2}$ ansteigt. Auch in der T- und C-Gruppe ist noch ein deutlicher Anstieg zu finden. Andere Quotienten, z.B. Glutaminsäure/Glutamin oder Asparaginsäure/Glutaminsäure, zeigen keine Veränderungen, während der Quotient Glutamin/GABA in der B-Gruppe einen deutlichen Abfall erkennen läßt (Tabelle 41).

Tabelle 41. Konzentrationsverhältnisse einiger Aminosäuren im Gehirn

	K-Gruppe		B-Gruppe		T-Gruppe		C-Gruppe	
	$\bar{x}$	s	$\bar{x}$	s	$\bar{x}$	s	$\bar{x}$	s
ALA/GLU	0,049	0,013	0,229	0,148	0,108	0,079	0,094	0,066
GLU/GLN	1,890	0,220	1,670	0,320	1,930	0,280	1,810	0,170
GLN/GABA	11,830	4,760	6,910	4,800	9,260	2,500	9,600	2,390
ASP/GLU	0,316	0,041	0,272	0,047	0,288	0,063	0,289	0,053

5.2.2.7 Bildgebende Verfahren zur Darstellung des Gewebe-pH an Gehirnschnitten

Abbildung 70 zeigt mit Umbilliferon behandelte, repräsentative pH-Bilder, geschnitten auf Höhe des Parietalhirns. Deutlich ist der um 7,0 liegende Gewebe-pH-Wert des K-Tieres zu erkennen, während das B-Tier einen extrem ins Sauere verschobenen pH-Wert erkennen läßt. Das T- und das C-Tier lassen teilweise sehr inhomogene pH-Strukturen sichtbar werden, durch die alkalisierende Therapie mit THAM erscheint der Gewebe-pH-Wert des T-Tieres jedoch nahezu normalisiert zu sein, das C-Tier weist einen mittleren pH von ca. 6,7 auf.

Diese am Einzeltier erhobenen Beobachtungen lassen sich auch über die ganze Gruppe bestätigen. Während in der K-Gruppe der densitometrisch ausgewertete mittlere pH-Wert in allen untersuchten Gehirnbereichen bei 7,0 pH-Einheiten lag, waren in der B-Gruppe pH-Werte zwischen 6,1 und 6,25 zu verzeichnen (Abb. 71 und 72). Die pH-Werte in der T-Gruppe beliefen sich trotz alkalisierender Therapie im Mittel zwischen 6,5 und 6,6 Einheiten und waren damit noch deutlich unterhalb der K-Gruppe zu finden. Die C-Gruppe zeigte, wohl wegen der geringeren THAM-Zufuhr etwas niedrigere Gehirn-pH-Werte. In allen gemessenen Gehirnbereichen lagen die pH-Werte in den Traumagruppen signifikant unter denen der K-Gruppe. Erinnert sei hier, daß sowohl im arteriellen wie auch im hirnvenösen Blut die pH-Werte in der T- und in der C-Gruppe über denen der K-Gruppe gelegen hatten.

5.2.2.8 Zerebrale Durchblutung

Die zerebrale Durchblutung in den einzelnen untersuchten Bereichen – Großhirn parietal links und rechts, Großhirn frontal links und rechts, Kleinhirn, Rhombencephalon und Hirnstamm – kann Tabelle 42 entnommen werden. Die aus diesen Einzelarealen errechnete Gesamtdurchblutung des Gehirns ist in Abb. 73 wiedergegeben. Man sieht, daß in der K-Gruppe der zerebrale Blutfluß (CBF) mit 55–57 ml/min/100 g Hirngewebe über den ganzen Beobachtungszeitraum sehr konstant gehalten wurde.

Im Vergleich dazu fiel der CBF in der B-Gruppe 5 min nach dem Trauma auf 23 ml/min/100 g ab, in der T-Gruppe auf im Mittel 31 ml/min/100 g und in der

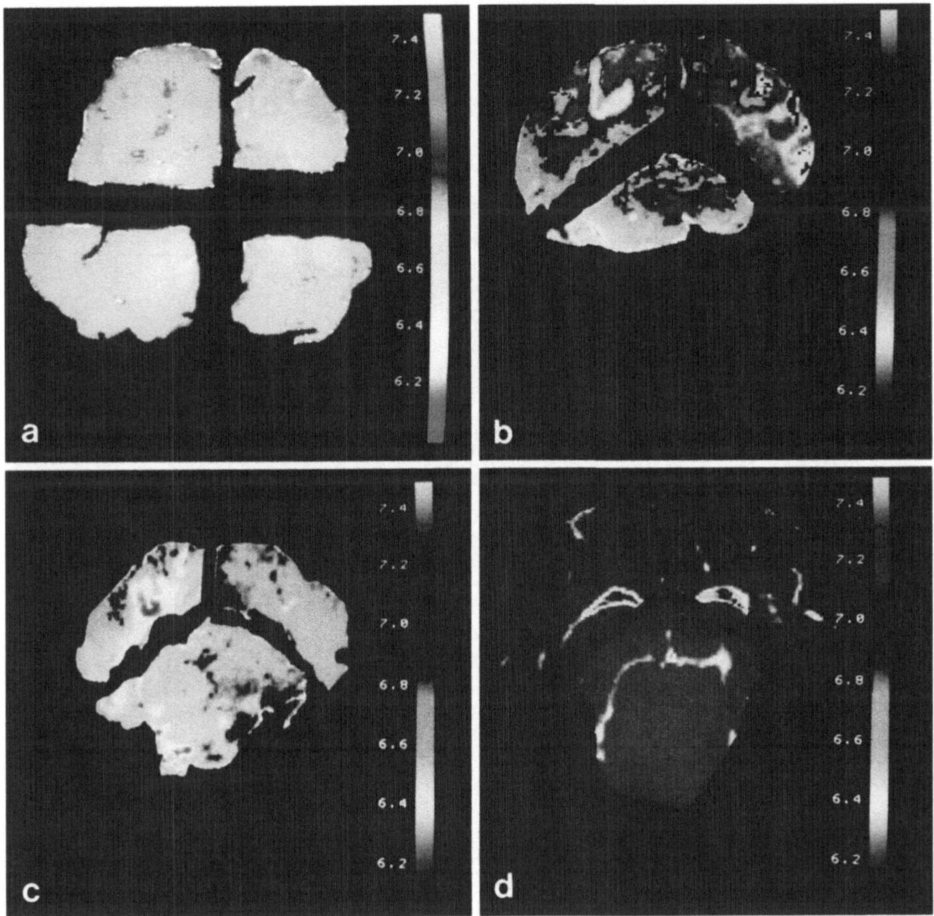

Abb. 70

C-Gruppe auf 28 ml/min/100 g Hirngewebe. Alle Werte lagen zu diesem Zeitpunkt signifikant unter denen der K-Gruppe. Durch die alleinige kontrollierte Beatmung verbesserte sich die zerebrale Durchblutung nicht, sie nahm bis zur 90. Minute (dem letzten Meßzeitpunkt) sogar noch auf 20 ml/min/100 g ab. Während der THAM-Gabe stieg zwar die zerebrale Durchblutung auf im Mittel 38,6 ml/min/100 g an, um aber nach Absetzen der alkalisierenden Lösung bis zur 90. Minute wieder auf 32 ml/min/100 g abzusinken. Erst die Kombination aus THAM und dem kontinuierlich verabreichten Kalziumantagonisten Diltiazem normalisierte bis zur 90. Minute den CBF. Gegenüber der K-Gruppe war hier kein Unterschied mehr feststellbar. Der Gruppenmittelwert betrug 48,5 ml/min/100 g.

Normalerweise muß die zerebrale Durchblutung, da sie sehr stark pCO_2-abhängig ist, auf die aktuellen pCO_2-Werte korrigiert werden. Es ist allgemein üb-

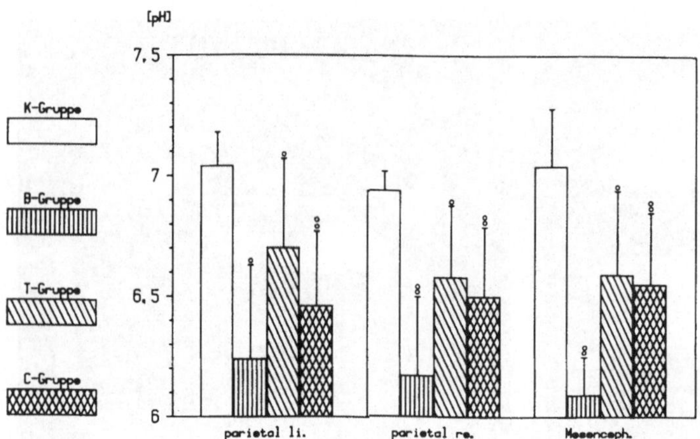

Abb. 71. pH im Parietalhirn und im Mesenzephalon ($\bar{x} \pm s$)

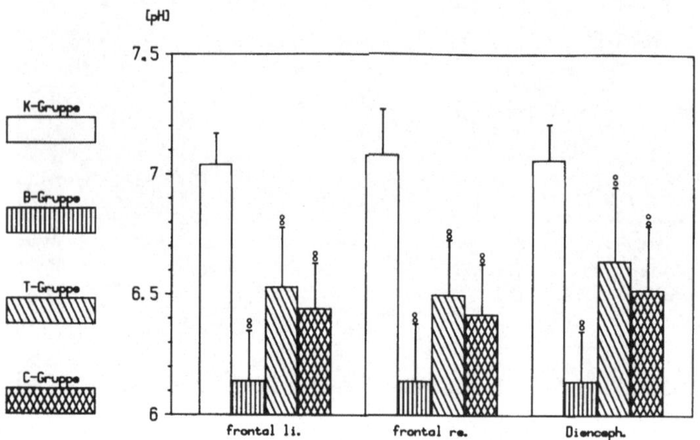

Abb. 72. pH im Frontalhirn und im Dienzephalon ($\bar{x} \pm s$)

lich, auf einen pCO_2 von 37 mm Hg zu korrigieren, dabei verändert sich der CBF um 3%/mm Hg pCO_2-Abweichung. Indem man den tatsächlich gemessenen CBF dem durch diese pCO_2-Korrektur sich rechnerisch ergebenden CBF gegenüberstellt, läßt sich der Verlust an pCO_2-Reagibilität abschätzen. In Abbildung 74 wurde deshalb von dem von uns tatsächlich gemessenen zerebralen Blutfluß der nach Reivich et al. [249] sich nach pCO_2-Korrektur ergebende CBF abgezogen. Man erkennt deutlich, daß 5 min nach dem Trauma keinerlei Ansprechen der zerebralen Gefäße auf von der Norm abweichende pCO_2-Werte zu finden ist. Für die B-Gruppe bleibt dieses Verhalten auch bis zum letzten Meßzeitpunkt bestehen. Die T- und C-Gruppe lassen 30 min nach dem Trauma schon wieder ein deutliches Reagieren der zerebralen Gefäße auf pCO_2-Veränderungen erken-

Tabelle 42

			5′	30′	90′
CBF [ml/min/100 g]	K-Gruppe	x̄	58,11	60,87	61,01
Großhirn li. parietal		s	5,95	5,90	5,19
	B-Gruppe	x̄	22,39°	21,66°	22,20°
		s	10,40	13,57	15,94
	T-Gruppe	x̄	32,14°	41,51°	37,60°
		s	11,12	7,57	16,27
	C-Gruppe	x̄	30,56°	44,41°	50,53*
		s	9,44	15,22	19,34
CBF [ml/min/100 g]	K-Gruppe	x̄	60,13	61,36	59,87
Großhirn re. parietal		s	10,72	8,05	4,97
	B-Gruppe	x̄	24,04°	22,76°	17,86°
		s	7,38	16,04	13,74
	T-Gruppe	x̄	31,80°	41,28°	35,06°
		s	12,31	9,38	16,28
	C-Gruppe	x̄	27,98°	43,75°	50,51*
		s	8,59	12,13	14,21
CBF [ml/min/100 g]	K-Gruppe	x̄	48,37	48,56	51,32
Rhombenzephalon		s	7,96	8,20	5,06
	B-Gruppe	x̄	24,40°	23,76°	23,46°
		s	6,90	13,63	13,29
	T-Gruppe	x̄	35,37°	37,92°	29,54°
		s	7,45	8,13	12,35
	C-Gruppe	x̄	31,99°	45,03	50,42
		s	6,55	13,11	18,65
CBF [ml/min/100 g]	K-Gruppe	x̄	54,02	57,76	53,73
Großhirn li. frontal		s	4,85	7,55	2,64
	B-Gruppe	x̄	22,78°	20,65°	18,81°
		s	6,21	16,78	12,14
	T-Gruppe	x̄	28,70°	36,78°	29,52°
		s	8,21	8,14	12,37
	C-Gruppe	x̄	24,81°	40,36*°	47,97*
		s	4,21	13,40	18,36
CBF [ml/min/100 g]	K-Gruppe	x̄	55,43	56,33	57,21
Großhirn re. frontal		s	3,61	4,34	6,20
	B-Gruppe	x̄	21,79°	22,05°	20,01°
		s	7,70	17,49	12,80
	T-Gruppe	x̄	27,18°	35,78°	30,27°
		s	10,95	11,33	12,45
	C-Gruppe	x̄	24,59°	41,27*°	46,28*°
		s	5,11	13,29	15,80

Tabelle 42 (Fortsetzung)

			5′	30′	90′
CBF [ml/min/100 g] Kleinhirn	K-Gruppe	$\bar{x}$	58,24	59,22	59,16
		s	5,18	3,32	5,20
	B-Gruppe	$\bar{x}$	23,90°	21,17°	18,32°
		s	9,59	16,88	13,51
	T-Gruppe	$\bar{x}$	30,39°	38,42°	33,27°
		s	6,89	9,96	11,86
	C-Gruppe	$\bar{x}$	27,83°	39,20°	44,06*
		s	10,81	14,93	16,77
CBF [ml/min/100 g] Medulla oblongata	K-Gruppe	$\bar{x}$	37,59	42,65	39,80
		s	2,58	4,56	3,28
	B-Gruppe	$\bar{x}$	21,23°	18,21*	18,40°
		s	3,44	10,04	10,78
	T-Gruppe	$\bar{x}$	21,87°	26,35°	21,41°
		s	7,35	8,26	7,42
	C-Gruppe	$\bar{x}$	28,83°	32,02°	35,21*
		s	6,11	9,17	7,70

* $p \leq 0,05$;   ° $p \leq 0,05$

nen, in der C-Gruppe ist nach 90 min der tatsächliche Blutfluß mit dem theoretisch nach CO_2-Korrektur errechneten Werten nahezu identisch, d.h. die Gefäße sind wieder voll pCO_2-reagibel.

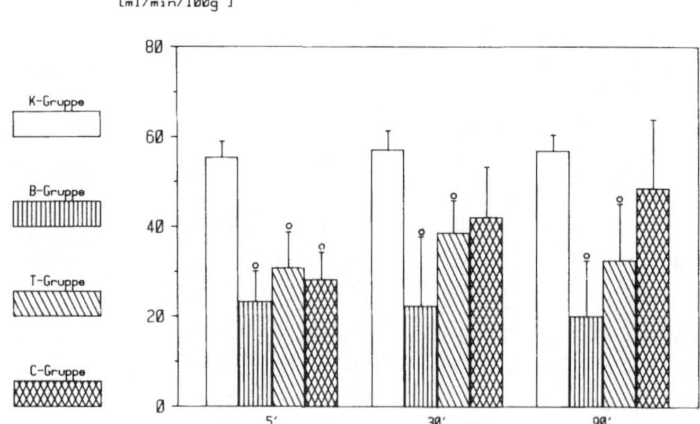

Abb. 73. CBF total ($\bar{x} \pm s$)

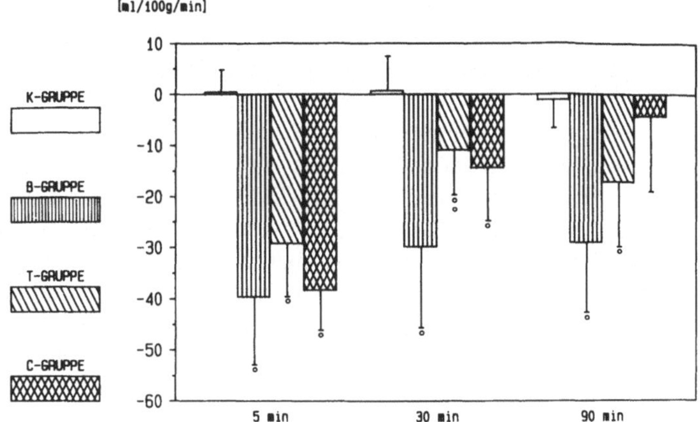

Abb. 74. CBF total – CBF Reveich (korrigiert auf K-Gruppen-Werte)

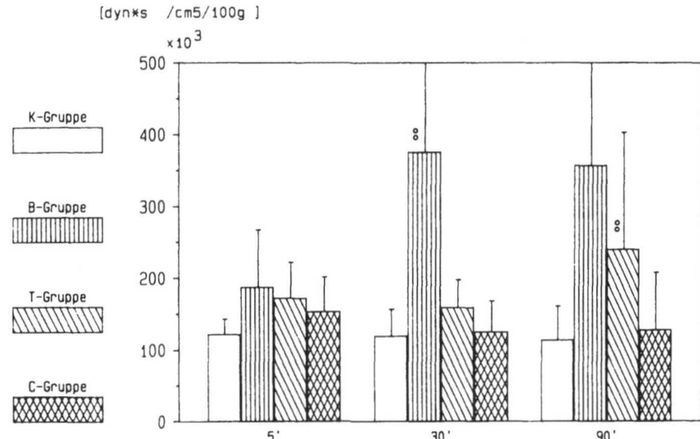

Abb. 75. CVR ($\bar{x}\pm s$)

5.2.2.9 Berechnete Kenngrößen des Gehirnstoffwechsels

Zerebraler Gefäßwiderstand (CVR): Der zerebrale Gefäßwiderstand bestimmt bei konstantem Perfusionsdruck im wesentlichen die zerebrale Durchblutung. Da er in vivo nicht direkt bestimmt werden kann, errechnet er sich aus vorgegebenem Perfusionsdruck und zerebralem Blutfluß.

In der K-Gruppe lag er zu allen Zeitpunkten bei $125\cdot10^3$ dyn·s/cm^5/100 g (Abb. 75). Unmittelbar nach dem Trauma stieg der CVR in allen Gruppen geringfügig auf ca. $175\cdot10^3$ dyn·s/cm^5/100 g. 30 min nach dem Akutereignis errechnete sich in der B-Gruppe eine Erhöhung des CVR auf $375\cdot10^3$ dyn·s/cm^5/100 g, d.h. ein Anstieg auf 300% des Wertes in der K-Gruppe. Diese starke Vasokonstriktion blieb bis zur 90. Minute bestehen. In der T- und C-Gruppe hingegen war 30 min nach der Schädeltraumatisierung keine weitere Vasokonstriktion zu beobachten, die C-Gruppe wies mit $127\cdot10^3$ dyn·s/cm^5/100 g zum 90-Minuten-Zeitpunkt denselben Wert wie die K-Gruppe auf. In der T-Gruppe zeigte sich nach Absetzen der THAM-Therapie allerdings bis zur 90. Minute ein signifikanter Anstieg auf $239 \cdot 10^3$ dyn·s/cm^5/100 g.

Prozentuale Hirndurchblutung: Die Hirndurchblutung betrug in der K-Gruppe 300% im Verhältnis zur Durchblutung des übrigen Körpergewebes (Abb. 76). In allen 3 Traumagruppen war der CBF% 5 min nach dem Akutereignis auf das Niveau des übrigen Körpergewebes abgefallen, um in der B-Gruppe bis zum Versuchsende auf diesem Wert zu verbleiben. In der T-Gruppe trat ab der 30. Minute eine leichte Erhöhung ein, wobei sich zu diesem Zeitpunkt noch kein Unterchied zur C-Gruppe zeigte. Erst nach 90 min lag der CBF% der C-Gruppe über dem der T-Gruppe, allerdings war auch zu diesem Zeitpunkt in allen 3 Traumagruppen der Unterschied zu den Kontrolltieren statistisch zu sichern.

Arteriovenöse Sauerstoffgehaltsdifferenz und Sauerstoffextraktionsrate: Die arteriogehirnvenöse Sauerstoffgehaltsdifferenz und die zerebrale Sauerstoffextraktionsrate zeigten einen praktisch identischen Verlauf (Tabelle 43). Während bei der *Sauerstoffgehaltsdifferenz* der Mittelwert in der K-Gruppe initial 4,22 ml/dl betrug, lagen die 3 Traumagruppen mit ca. 3,20 ml/dl etwas darunter. Der unter Spontanatmung höhere pCO_2 hatte eine vermehrte Hirndurchblutung mit verminderter O_2-Ausschöpfung bewirkt. Die D_{a-s} O_2 stieg in der B-, T- und C-Gruppe mit dem Trauma an, um dann insgesamt über dem Niveau der K-Gruppe zu verbleiben. Am deutlichsten war dies in der C-Gruppe ausgeprägt, die sich zur K-Gruppe von der 15. bis zur 90. Minute unterschied. In der T-Gruppe war nur zur 90. Minute eine Differenz zur K-Gruppe nachweisbar. Da das arterielle Sauerstoffangebot durch die kontrollierte Beatmung in allen Gruppen einheitlich war, verlief die *Sauerstoffextraktionsrate* praktisch identisch zur Sauerstoffgehaltsdifferenz.

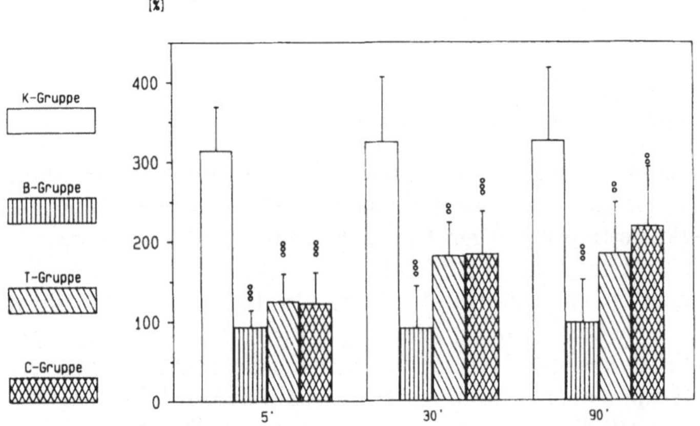

Abb. 76. CBF % ($\bar{x} \pm s$)

Tabelle 43

			$-1'$	$2'$	$5'$	$10'$	$15'$	$30'$	$45'$	$60'$	$90'$
$D_{a-s}O_2$ [ml/dl]	K-Gruppe	$\bar{x}$	4,22	4,13	4,37	4,11	3,96	3,79	3,94	4,12	3,72
		s	0,93	0,85	1,16	0,83	0,85	0,90	0,82	0,95	0,74
	B-Gruppe	$\bar{x}$	3,13°	4,51	4,09	4,11	4,16	4,23	4,82	4,52	3,95
		s	0,97	2,23	1,66	1,69	1,54	0,90	2,29	1,98	1,63
	T-Gruppe	$\bar{x}$	3,28°	4,50	3,92	4,66	4,85	4,90	4,98	5,23	5,01°
		s	0,92	1,76	1,97	2,24	1,92	1,61	1,52	1,49	1,26
	C-Gruppe	$\bar{x}$	3,21°	4,71	5,10	5,19	5,38°	5,43°	5,61°	5,45°	5,14°
		s	1,16	1,81	2,33	1,21	1,31	1,66	1,38	1,52	1,52
$O_{2(er)}$ [%]	K-Gruppe	$\bar{x}$	37,4	36,8	39,0	36,8	35,5	33,9	35,2	37,1	34,8
		s	7,4	6,6	9,1	6,2	5,8	7,4	6,3	6,9	6,3
	B-Gruppe	$\bar{x}$	28,1°	38,7	34,2	37,0	37,8	39,8	45,5	43,1	36,8
		s	8,2	16,3	13,0	14,8	12,2	7,2	20,3	17,7	13,0
	T-Gruppe	$\bar{x}$	27,5°	42,6	41,7	39,4	42,9	43,4	46,0°	47,3°	44,6
		s	5,8	23,9	15,0	15,2	13,4	10,1	11,0	10,8	10,3
	C-Gruppe	$\bar{x}$	28,9°	40,7	44,3	47,6°	49,9°	48,9°	52,5°	50,5°	47,3°
		s	10,3	14,9	20,9	12,9	11,2	13,2	13,0	14,5	12,5

° $p \leq 0,05$

Tabelle 44

			$5°$	$30'$	$90'$
$O_{2(del)}$ [ml/min/100 g]	K-Gruppe	$\bar{x}$	6,29	6,42	6,06
		s	0,91	0,91	0,58
	B-Gruppe	$\bar{x}$	2,75°	2,38°	2,17°
		s	0,64	1,60	1,39
	T-Gruppe	$\bar{x}$	3,89°	4,35°	3,62°
		s	1,28	1,06	1,48
	C-Gruppe	$\bar{x}$	3,38°	4,62°	5,23°
		s	1,14	1,19	1,66
$CMRO_2$ [%]	K-Gruppe	$\bar{x}$	513,77	437,90	437,75
		s	138,32	143,32	176,12
	B-Gruppe	$\bar{x}$	227,17°	189,27°	157,63°
		s	112,04	126,54	131,45
	T-Gruppe	$\bar{x}$	228,44°	321,33	303,09
		s	131,59	119,51	142,19
	C-Gruppe	$\bar{x}$	399,95	513,03	504,48
		s	236,37	266,69	237,84

° $p \leq 0,05$

Sauerstoffangebot ($O_{2\ (del)}$) und Sauerstoffverbrauch ($CMRO_2$): Das *Sauerstoffangebot* an das Gehirn ergibt sich aus der zerebralen Durchblutung und dem Sauerstoffgehalt des arteriellen Blutes. Es belief sich in der K-Gruppe im Mittel auf 6,25 ml/min/100 g Hirngewebe und blieb über den ganzen Beobachtungszeitraum unverändert (Tabelle 44). 5 min nach der Hirntraumatisierung war das Sauerstoffangebot in allen 3 Traumagruppen stark abgefallen, die Werte der B-Gruppe blieben wieder bis zum Versuchsende stark erniedrigt. In der C-Gruppe war zwar auch noch zum Zeitpunkt 30 min mit 3,62 ml/min/100 g eine signifikante Erniedrigung feststellbar, 60 min später ließ sich jedoch zur K-Gruppe kein Unterschied mehr aufzeigen. Die T-Gruppe lag zwischen der B- und C-Gruppe, wobei gegen Ende des Versuches ein leichter Abfall zu finden war.

Der *zerebrale Sauerstoffverbrauch* verhielt sich ähnlich wie das Sauerstoffangebot. Von 2,50 ml/min/100 g in der K-Gruppe war kurz nach dem Akutereignis ein signifikanter Rückgang auf ca. die Hälfte dieses Wertes in den drei Traumagruppen zu sehen (Abb. 77). Während in der T-Gruppe trotz numerisch erniedrigtem Wert nach 30 und 90 min ($1,91 \pm 0,70$ bzw. $1,74 \pm 0,89$ ml/min/100 g) gegenüber der K-Gruppe der Unterschied statistisch nicht absicherbar war, stieg der zerebrale Sauerstoffverbrauch in der C-Gruppe zum Zeitpunkt 90 min signifikant über den in der K-Gruppe an; es war somit eine überschießende Erholung zu beobachten.

Prozentualer zerebraler Sauerstoffverbrauch ($CMRO_2\%$): Pro Gewebeeinheit verbrauchte das Gehirn in der K-Gruppe um ca. 520% mehr Sauerstoff als das übrige Körpergewebe (Tabelle 44). Die C-Gruppe unterschied sich statistisch zu keinem Zeitpunkt von der K-Gruppe, wenn auch 5 min nach dem Trauma ein Rückgang von 500 auf 400% zu verzeichnen war. Der $CMRO_2\%$ in der B-Gruppe halbierte sich unmittelbar nach dem Trauma und blieb bis zum Versuchsende stark reduziert.

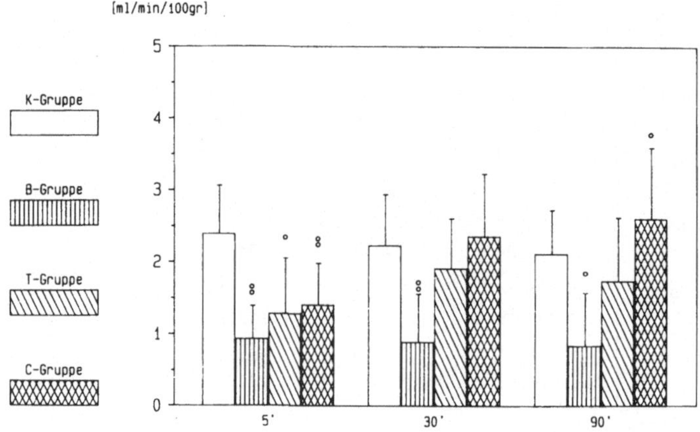

Abb. 77. $CMRO_2$ ($\bar{x} \pm s$)

Zerebrale arteriovenöse Glukosedifferenz und zerebrale Glukoseextraktionsrate:
Vor Versuchsbeginn bewegte sich die D_{a-s} Glu (Abb. 78) einheitlich zwischen
0,45 und 0,56 µmol/ml. Sie stieg 2 min nach der Hirntraumatisierung in der B-
und C-Gruppe auf 1,2 µmol/ml an, der Mittelwert der T-Gruppe lag etwas niedriger. Während bei den B- und C-Tieren nach Einsetzen der Therapie eine langsame Normalisierung zu beobachten war, verblieb die D_{a-s} Glu in der B-Gruppe
längere Zeit auf einem deutlich erhöhten Niveau. Zum Versuchsende unterschieden sich diese Tiere jedoch ebenfalls nicht mehr von der K-Gruppe.

Die *zerebrale Glukoseextraktionsrate,* die bei den Kontrolltieren initial 15% betrug, lag in den 3 Traumagruppen bei 10%. Ursächlich verantwortlich hierfür ist
wieder der erhöhte zerebrale Blutfluß bedingt durch die höheren pCO_2-Werte
unter Spontanatmung. Unmittelbar nach Setzen der zerebralen Läsion stieg die
Glukoseextraktionsrate in den Traumagruppen signifikant an und verhielt sich
im weiteren Verlauf ähnlich wie die D_{a-s} Glu (Tabelle 45).

Glukoseangebot an das Hirngewebe und zerebraler Glukoseverbrauch: Das Glukoseangebot an das Zerebrum *(Glu (del))* lag in der B-Gruppe zu allen Zeitpunkten deutlich niedriger als in der K-Gruppe. Während die mit THAM behandelten Tiere bis zur 30. Minute ein unverändertes zerebrales Glukoseangebot zeigten, überstieg Glu (del) in der C-Gruppe die Werte der K-Gruppe (Tabelle 45).

Der *zerebrale Glukoseverbrauch* zeigte eine relativ große Streubreite und es
fanden sich, im Gegensatz zum zerebralen Sauerstoffverbrauch, im zeitlichen
Verlauf kaum Veränderungen. Nur in der B-Gruppe lag zum Zeitpunkt 90 min
der Gruppenmittelwert unter dem der K-Gruppe (Abb. 79).

Zerebrale Laktatausschwemmung: Obwohl die im Hirngewebe bestimmten Laktatspiegel vor allem in der B-Gruppe mitunter exzessive Werte angenommen hat-

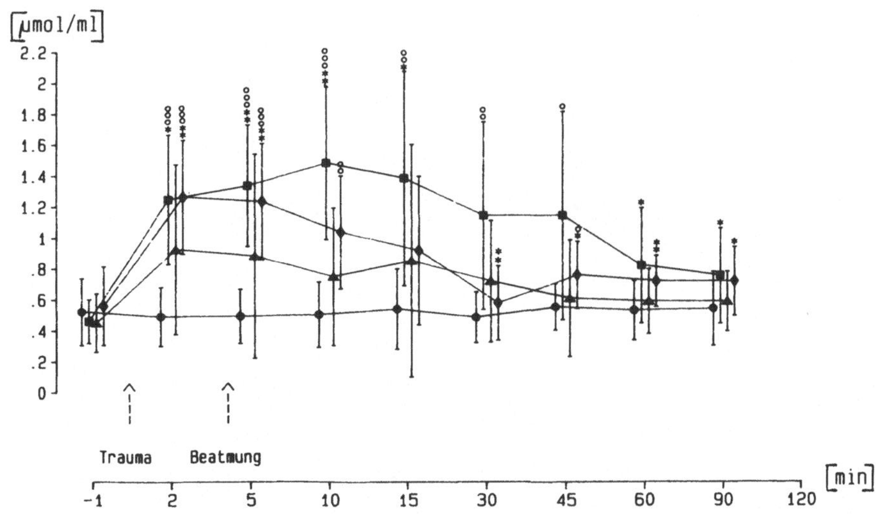

Abb. 78. D_{a-s}Glu ($\bar{x} \pm s$); ●—● K-Gruppe, ■—■ B-Gruppe, ▲—▲ T-Gruppe, ◆—◆ C-Gruppe

Tabelle 45

		$-1'$	$2'$	$5'$	$10'$	$15'$	$30'$	$45'$	$60'$	$90'$
Glu$_{(er)}$ [%]	K-Gruppe $\bar{x}$	14,5	13,3	13,2	14,1	14,2	14,1	15,5	15,7	16,2
	s	7,8	6,5	5,8	8,7	7,8	8,9	8,1	8,7	7,7
	B-Gruppe $\bar{x}$	8,8	23,6°	22,9°	25,4°	23,0	20,4	21,1	17,0	17,7
	s	2,6	9,3	7,2	11,6	14,6	12,7	15,5	12,6	12,9
	T-Gruppe $\bar{x}$	9,4	18,0	17,0	15,2	18,2	15,6	15,4	16,7	19,6
	s	3,1	7,0	12,2	9,3	14,8	6,6	10,8	8,7	9,6
	C-Gruppe $\bar{x}$	10,6	21,9°	20,4°	17,6	15,8	10,3	14,8	14,8	15,4
	s	5,7	6,0	4,9	7,1	8,1	4,6	6,3	7,5	6,7
Glu$_{(del)}$ [μmol/min/100 g]	K-Gruppe $\bar{x}$	–	–	220,0	–	–	213,6	–	–	193,2
	s	–	–	114,9	–	–	98,6	–	–	93,6
	B-Gruppe $\bar{x}$	–	–	137,4	–	–	124,3	–	–	82,1°
	s	–	–	99,0	–	–	99,3	–	–	49,0
	T-Gruppe $\bar{x}$	–	–	177,4	–	–	189,8	–	–	115,2
	s	–	–	70,4	–	–	76,3	–	–	52,6
	C-Gruppe $\bar{x}$	–	–	178,0	–	–	250,8	–	–	256,0
	s	–	–	62,4	–	–	131,9	–	–	143,5

° $p \leq 0,05$

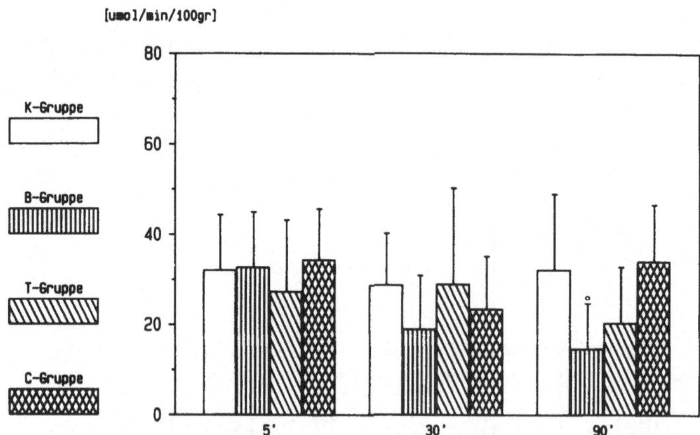

Abb. 79. CMR-Glu ($\bar{x} \pm s$)

ten, war die Laktatausschwemmung nur 30 min nach dem Trauma in der T-Gruppe signifikant gegenüber der K-Gruppe erhöht. Ansonsten schienen zwar die numerischen Mittelwerte in den Traumagruppen etwas höher zu liegen, dies konnte aber nicht abgesichert werden (Abb. 80).

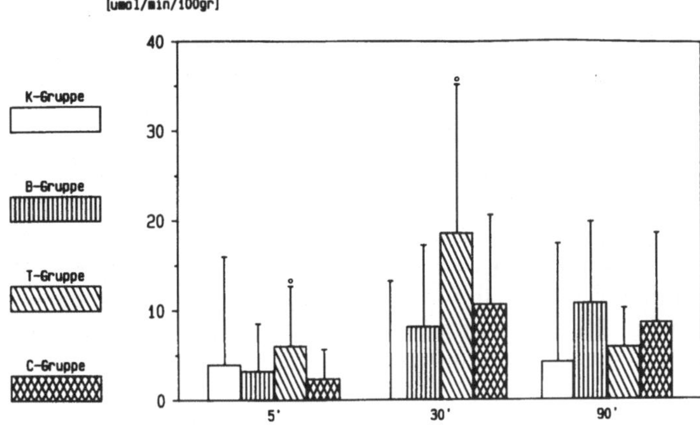

Abb. 80. CMR-Lak ($\bar{x} \pm s$)

5.2.2.10 Synoptischer Vergleich verschiedener am traumatisierten Gehirn erhobener Parameter

Im synoptischen Vergleich mehrerer erfaßter Parameter sollen nicht mehr die Werte in den einzelnen Gruppen betrachtet werden, sondern es wird versucht, aus der Gesamtheit der erhobenen Werte Gesetzmäßigkeiten abzuleiten. Zur Betrachtung gelangen nur die Werte zum Zeitpunkt 90 min, d.h. einem Zeitpunkt, bis zu dem genügend Zeit nach dem Trauma zur Manifestation eventueller Schäden verstreichen konnte.

In Abbildung 81 ist die elektrische Hirnleistung („Power") dem errechneten gesamtzerebralen Blutfluß gegenübergestellt. Die „Power" nimmt exponentiell mit dem CBF ab, wobei die traumatisierten Gehirne schon bei noch sehr hohen CBF-Werten eine stark verminderte elektrische Leistung aufweisen können. Obwohl global gesehen ein hochsignifikanter Zusammenhang zwischen beiden

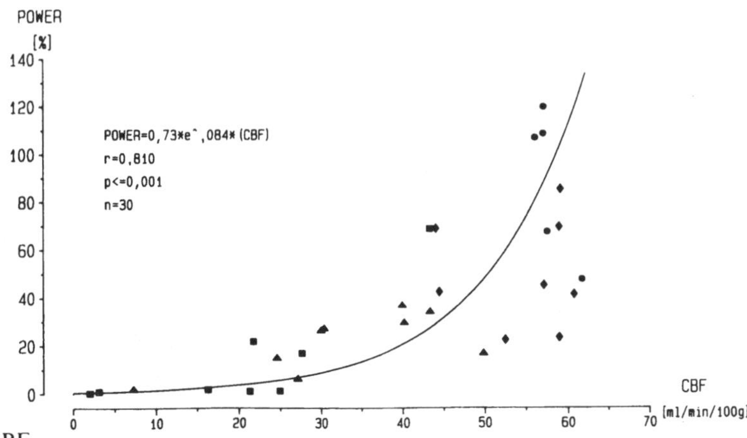

Abb. 81. Power/CBF

Größen besteht, ist eigentlich nur für Durchblutungswerte unter 20 ml/min/100 g ein sicheres Sistieren der elektrischen Hirnleistung festzustellen. Oberhalb eines CBF von 30 ml/min/100 g konnte immer eine hirnelektrische Aktivität nachgewiesen werden.

Da wie schon erwähnt, das Verhältnis bestimmter Aminosäuren zueinander ein Indikator für ischämische Vorgänge sein soll, auf der anderen Seite man aber weiß, daß während einer Sauerstoffminderversorgung aus Glukose Laktat entsteht, wurden den Aminosäurequotienten im Gehirn die Gewebelaktatkonzentration gegenübergestellt. Bei Heranziehung aller Tiere zeigte sich eine hochsignifikante Korrelation zwischen dem Gewebelaktatspiegel und dem Quotienten Alanin/Glutaminsäure einerseits (Abb. 82), sowie ein ebensolcher Zusammenhang – wenn auch mit umgekehrten Vorzeichen – zwischen Laktat und dem Quotienten Glutamin/GABA (r = 0,71).

Der Quotient Alanin/Glutamat korreliert andererseits sehr eng mit der zerebralen Durchblutung. Für Gehirndurchblutungswerte im zugehörigen Areal (linksparietal, in unmittelbarer Nähe des Traumas) unter 20 ml/min/100 g ergibt sich ein exponentieller Anstieg des Aminosäurequotienten. Die Korrelation ist hochsignifikant (Abb. 83).

Wenn man die arteriogehirnvenöse Sauerstoffdifferenz als Maß für den zerebralen Sauerstoffverbrauch der zerebralen Durchblutung gegenüberstellt, so sieht man, daß mit abnehmendem CBF die $D_{a-s}O_2$ ansteigt (Abb. 84). Allerdings sinkt die $D_{a-s}O_2$ unterhalb eines CBF von 22–23 ml/min/100 g plötzlich auf sehr niedrige Werte ab. Kennzeichnet man nun noch in dieser Graphik diejenigen Tiere, deren Hirngewebe bei der Gewebeanalyse praktisch kein ATP enthalten, so sieht man, daß es genau die Tiere sind, deren zerebrale Durchblutung unterhalb der Grenze von 22–23 ml/min/100 g liegt.

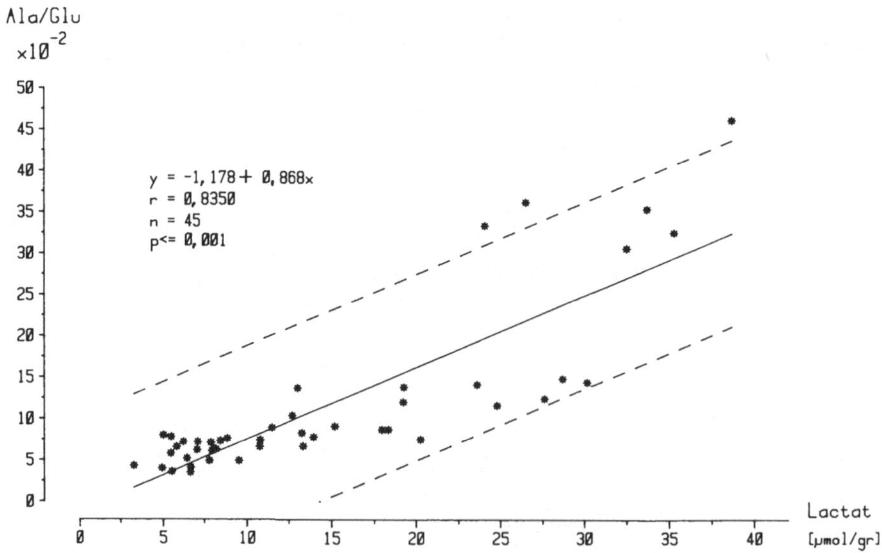

Abb. 82. Korrelation zwischen Laktat und Aminosäurequotienten im Gehirn

ALA/GLU
×100
ALA/GLU : CBF
50
40
30
20
10
0
[ALA/GLU]=321,26[CBF]^{-1,054}
r=0,772
P=0,001
n=39
CBF
[ml/min/100g]
0 10 20 30 40 50 60 70 80

Abb. 83

A-sDO2/CBF
90 min
A-sDO2
[ml/dl]
10
8
6
4
2
0
Y = 9,21 −0,0826 * X
r = 0,668
p <= 0,001
n = 26
0   20   40   60
CBF
[ml/min/100g]
K-Gruppe
B-Gruppe
T-Gruppe
C-Gruppe

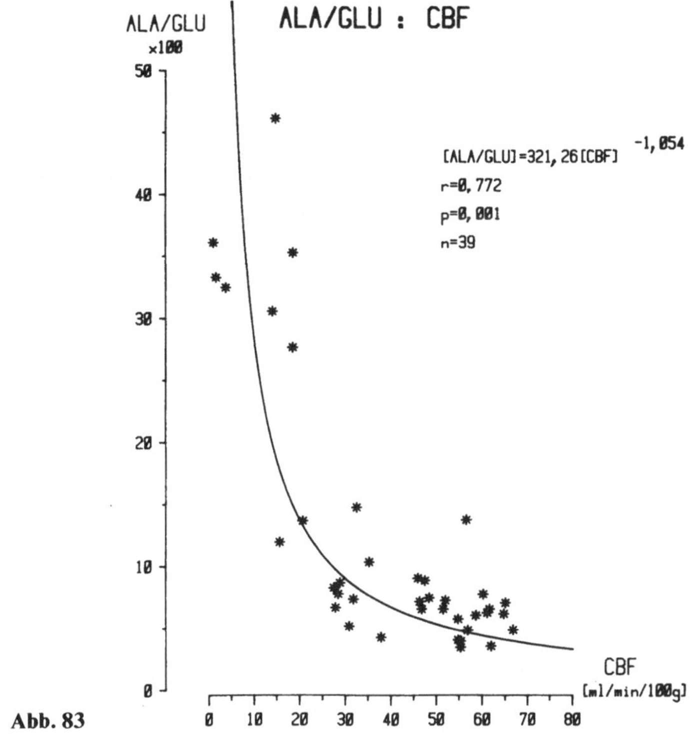

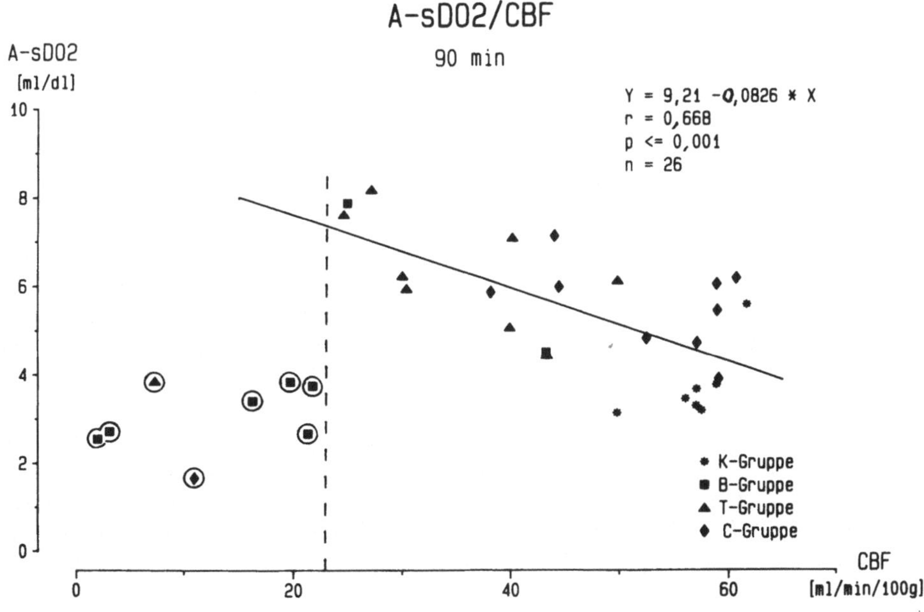

Abb. 84

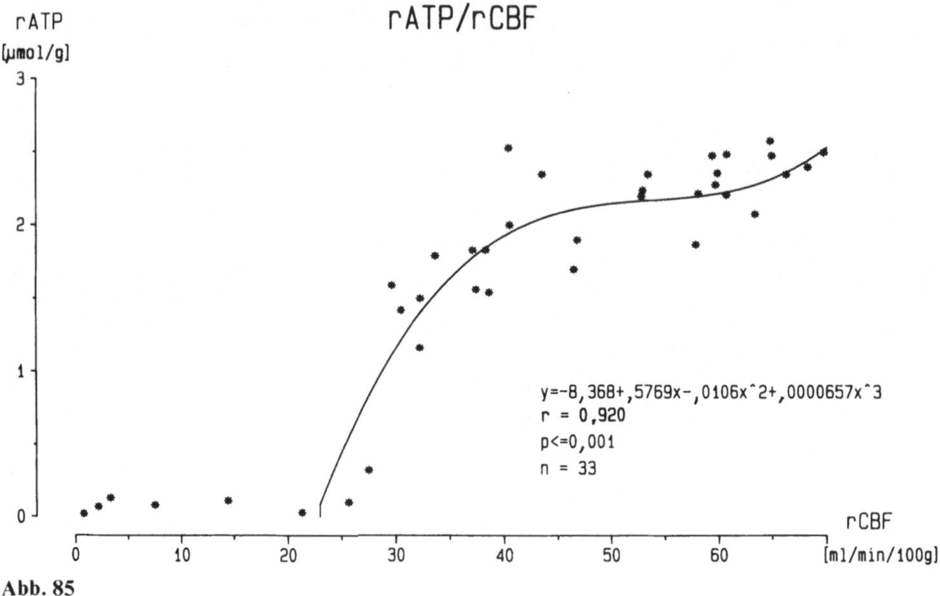

Abb. 85

Übereinstimmung damit ergibt die gemeinsame Betrachtung der regionalen Durchblutung und des regionalen ATP-Gehaltes z. B. im rechten Parietallappen. Die Beziehung zwischen beiden Größen, die mit einem Polynom beschrieben werden kann, schneidet die X-Achse bei einem rCBF von 22 ml/min/100 g. Unterhalb dieser Durchblutung ist der ATP-Gehalt im analysierten Hirngewebe Null (Abb. 85).

5.2.2.11 Zusammenfassung der Ergebnisse zu therapeutischen Ansätzen

1. Durch einen deutlich erhöhten zerebrovaskulären Widerstand verbunden mit einem abgesunkenen zerebralen Perfusionsdruck fällt der zerebrale Blutfluß wenige Minuten nach einem akuten Schädel-Hirn-Trauma drastisch ab. Der zerebrovaskuläre Widerstand steigt unter alleiniger Beatmungstherapie in den ersten 90 min nach dem Trauma an und vermindert den CBF weiter.
2. Ebenso wie bei der zerebralen Durchblutung ist eine starke Reduktion des zerebralen Sauerstoffverbrauches innerhalb 5 min nach dem Trauma zu verzeichnen, wobei dies nicht in einem verminderten Sauerstoffangebot an das Gehirn begründet ist, sondern zum einen an der Unfähigkeit, den angebotenen Sauerstoff auszuschöpfen, zum anderen an dem Unvermögen, den angebotenen Sauerstoff zur oxydativen Energiegewinnung zu nutzen. Stattdessen versucht das Gehirn, bei fast unverändertem Glukoseverbrauch durch anaerobe Glykolyse den Energiebedarf zu decken. Dies hat eine exzessive Laktatproduktion zur Folge, wobei das entstehende Laktat wegen der mangelnden Durchblutung nur zum geringen Teil ausgeschwemmt wird und im Gehirn akkumuliert.

3. Als Folge der unzureichenden zerebralen Durchblutung, des damit verbundenen verminderten Sauerstoffverbrauches sowie der erhöhten Laktatproduktion werden im Hirngewebe ein extrem abgefallener Gewebe-pH, fast aufgebrauchte Vorräte energiereicher Phosphate, ein abgesunkener Gewebe-Glukose-Spiegel sowie extrem angestiegene Gewebe-Laktat-Konzentrationen gefunden. Die Zusammensetzung der freien Aminosäuren im Hirngewebe ist durch einen Anstieg von Alanin und GABA gekennzeichnet.

4. THAM vermag sowohl im Tierexperiment als auch bei der notfallmäßigen Anwendung am Menschen den intrakraniellen Druck suffizient zu senken und bewirkt damit bei unveränderten Kreislaufverhältnissen einen Anstieg des zerebralen Perfusionsdruckes. Außerdem wird der pH des Hirngewebes deutlich angehoben, ohne daß relevante Änderungen im Säure-Basen-Haushalt des Gesamtkörpers zu finden wären.
   Durch die Optimierung des Gewebe-pH-Wertes sowie dem deutlich verbesserten zerebralen Perfusionsdruck steigt der zerebrale Blutfluß an. Über einen erhöhten Sauerstoffverbrauch, eine geringere Laktatproduktion und ein günstigeres Verhältnis aerober zu anaerober Stoffwechselvorgänge beläuft sich der Gehalt an energiereichen Phosphaten höher; ischämische Schädigungen der Nervenzellen, kenntlich an einer Verlängerung der Latenzzeiten der evozierten Potentiale, lassen sich über längere Zeit verhindern. Allerdings vermag die Applikation von THAM allein letztendlich ischämische Schäden nicht ganz zu vermeiden.

5. Erst eine Kombination aus kontrollierter Beatmung, THAM-Applikation und kontinuierlicher Kalziumantagonistengabe ist in der Lage, die meisten in der Frühphase nach einem schweren Schädel-Hirn-Trauma zu beobachtenden Veränderungen reversibel zu gestalten oder erst gar nicht entstehen zu lassen. Zwar liegt der intrakranielle Druck etwas höher als unter alleiniger THAM-Gabe, und der Gehirngewebe-pH ist etwas niedriger, aber die zerebrale Durchblutung unterscheidet sich bedingt durch eine Normalisierung des zerebro-vaskulären Widerstandes nicht mehr von der Kontrollgruppe. Der Gewebelaktatgehalt ist zwar noch leicht erhöht, aber der zerebrale Sauerstoffverbrauch sowie die energiereichen Phosphate haben die Normwerte nicht nur erreicht, sondern liegen sogar gering darüber. Eine Veränderung der als „Ischämie-Indikator" geltenden Central-Conduction-Time der somatosensorisch evozierten Potentiale ist nicht feststellbar.

6. Unabhängig von einer spezifischen Therapie zeigte sich, daß nach einem akuten Schädel-Hirn-Trauma bei einem Abfall des zerebralen Blutflusses unter ca. 22–23 ml/min/100 g mit dem Zusammenbruch der energiereichen Phosphate, einem exzessiven Gewebelaktatanstieg und dem Sistieren der hirnelektrischen Tätigkeit gerechnet werden muß.

6 Diskussion

6.1 Allgemeine Gesichtspunkte

Obwohl in den letzten Jahren enorme Fortschritte durch die Reorganisation des prähospitalen Rettungswesens erzielt werden konnten, stellt die Versorgung vor allem schwerverletzter Schädel-Hirn-Traumen ein nicht genügend gelöstes und deshalb besonders vordringliches Problem dar [105].

Das Einzugsgebiet unseres Notarztsystems erstreckt sich während des Tages auf ca. 110000 Personen und des nachts auf ca. 160000 Einwohner. Da jährlich ca. 70 Personen mit akutem Schädel-Hirn-Trauma erstversorgt wurden, beträgt für die Einwohner die jährliche Inzidenz, an einem Schädel-Hirn-Trauma zu erkranken, 1:1.857, für schwere Schädel-Hirn-Traumen 1:5.571. Vergleichszahlen hierfür sind in der Literatur kaum zu finden, die von Roberts [253] für die USA angegebenen Zahlen, daß pro Jahr die Inzidenz für ein Schädel-Hirn-Trauma 1:25 betrage, sind nicht im Rettungswesen erhoben worden und dürften auch leichteste Kopfverletzungen beinhalten. Wenn man in der Bundesrepublik Deutschland bei ca. 61 Millionen Einwohner mit 150000 Schädelverletzungen pro Jahr rechnet, würde das Risiko, eine Kopfverletzung zu erleiden, 1:400 betragen.

Ein akutes Schädel-Hirn-Trauma war bei unserem Krankengut in der Mehrzahl der Fälle mit anderen Verletzungen vergesellschaftet, vor allem mit weiteren Kopfverletzungen, Extremitätenfrakturen und Thoraxverletzungen. Die von uns erhobenen Zahlen stimmen mit denen anderer Autoren überein [80, 144, 159]. Die Problematik, die sich aus den Mehrfachverletzungen für die Versorgung des akuten SHT ergibt, ist an anderer Stelle ausführlich diskutiert worden [230–232, 234, 236, 238], hier soll nur darauf verwiesen werden. Aber trotzdem darf über aller weiterer Diskussion der akuten Gehirnverletzung – auch wenn sich unsere Untersuchungen im Tierexperiment nur auf das isolierte SHT beschränken – diese Problematik nicht unberücksichtigt bleiben.

6.2 Hämodynamische Veränderungen

In der Literatur wird vielfach auf Veränderungen des Herz-Kreislauf-Systems sowohl nach experimentell erzeugtem Schädel-Hirn-Trauma als auch unter klinischer Beobachtung hingewiesen [65, 87, 188, 195, 197, 202, 258, 307, 308]. Berichtet wird über Erhöhungen des arteriellen Blutdruckes, Herzfrequenzanstiege oder -abfälle, über eine periphere Vasokonstriktion verbunden mit einer Zunahme des Herzzeitvolumens und einer pulmonalen Gefäßwiderstandserhöhung. Unsere unmittelbar nach dem Trauma untersuchten Patienten zeigten hingegen normale Blutdruckwerte und eine an der Obergrenze der Norm liegende Herzfrequenz. Einzig polytraumatisierte Patienten wiesen durch den Volumenverlust erniedrigte Blutdruckwerte auf. Zur Schwere des zerebralen Traumas – gemessen an dem Glasgow-Coma-Scale – konnte kein Zusammenhang gefunden werden. Da der Glasgow-Coma-Scale sehr eng mit der Schweregradeinteilung nach NACA korrelierte, besteht nicht nur zum Bewußtseinszustand, sondern auch zur Gesamteinschätzung des Traumas kein Zusammenhang. Dies widerspricht den von Rosner et al. [259] am Tierexperiment mitgeteilten Befunden. Die Autoren fanden einen hochsignifikanten Zusammenhang zwischen der Schwere des erzeugten Schädel-Hirn-Traumas und Veränderungen des Blutdruckes. Allerdings bestand diese Übereinstimmung nur bis zu 100 s nach dem Trauma. Anschließend waren die Blutdruckverhältnisse auch in diesem Tierversuch [259] wieder auf das Ausgangsniveau zurückgekehrt. Es wird somit verständlich, daß wir bei unseren Patienten eventuelle Veränderungen des Herz-Kreislauf-Systems aus zeitlichen Gründen gar nicht diagnostizieren konnten, da bis zur Ersterhebung 6–21 min seit dem Trauma verstrichen waren. Anders war dies in unseren tierexperimentellen Untersuchungen. In der 1. Minute nach dem Trauma war in allen Gruppen ein signifikanter und steiler Anstieg des mittleren arteriellen Druckes, des mittleren pulmonal-arteriellen Druckes sowie der Herzfrequenz zu beobachten. Die Anstiege setzen innerhalb von 10 s nach dem Trauma ein, um in ganz kurzer Zeit die Maxima zu erreichen. Innerhalb von 2 min hatten sich bis auf die Herzfrequenz alle hämodynamisch gemessenen Größen wieder normalisiert. Diese Befunde stehen zum Teil in Einklang mit Untersuchungen anderer Autoren an Ratten, Schafen, Katzen, Hunden und Rhesusaffen, zum Teil widersprechen sie aber auch den Mitteilungen in der Literatur [65, 87, 188, 189, 195, 197, 202, 258, 307, 308]. So fanden einige Untersucher an Katzen und Hunden nach dem Trauma ebenfalls innerhalb von 10–30 s einen steilen Anstieg des MAP um ca. 70–100%, der allerdings nicht so schnell wie bei unseren Tieren, sondern erst nach 3–10 min zum Ausgangswert zurückkehrte [176, 195–197, 257, 259, 293, 317]. Ein ähnliches Verhalten wurde von Millen et al. [197] für den pulmonal-arteriellen Druck beschrieben. Der Grund für dieses unterschiedliche Verhalten unserer Versuchstiere gegenüber den mitgeteilten Befunden in der Literatur muß in verschiedenen Ursachen gesucht werden. Zum einen ist sicher ein speziesspezifischer Unterschied zu vermuten – Katzen und Hunde zeigen zum Teil völlig andere Kreislaufreaktionen als das Hausschwein –, zum anderen scheint aber auch der Mechanismus der Gehirnschädigung einen wesentlichen Einfluß auf die Kreislaufreaktion zu bewirken. So konnte bei allen Schädel-Hirn-Traumen, die durch eine Schußverletzung hervorgerufen wurden, durchwegs keine tachykarden Zustände, sondern eine unmittelbar nach dem Trauma einsetzende Bradykardie, verbunden mit einem Blutdruckabfall, beobachtet werden [50, 51, 70]. Eventuell wäre aber auch denkbar, daß die von diesen Autoren gesehenen Bradykardien nicht nur mit der Art des Traumas, sondern auch mit der Tierspezies in Verbindung gebracht werden müssen, da alle beobachteten Bradykardien bei Untersuchungen an Primaten erhoben wurden [25, 50, 51, 70].

Aus verschiedenen tierexperimentellen Untersuchungen ist bekannt, daß ein Schädel-Hirn-Trauma zu einer massiven Katecholaminfreisetzung führt, wobei die höchsten Katecholaminspiegel schon 10 s nach dem Trauma gemessen wurden [15, 259]. Wir fanden bei unseren traumatisierten Tieren 2 min nach dem Trauma einen um das 20fach erhöhten Adrenalinspiegel und einen um das 15fach angestiegenen Noradrenalinspiegel. In einer anderen, hier nicht wiedergegebenen Versuchsreihe konnten wir zeigen, daß die hier 2 min nach dem Trauma erhobenen Katecholaminwerte bei weitem nicht das Maximum darstellen, sondern nur noch 20-30% der maximalen Ausschüttung, die 10–20 s nach dem Trauma zu finden ist.

Unklar ist, warum sich trotz fortbestehender erhöhter Katecholaminspiegel die hämodynamische Situation 2 min nach dem Trauma schon wieder normalisiert hatte. An Patienten konnte Clifton et al. [38] erhöhte Plasmakatecholaminspiegel nach akutem Schädel-Hirn-Trauma mehrere Tage nach dem Akutereignis nachweisen, wobei die höchsten Werte bei Patienten mit Hirnstammläsionen zu finden waren. Ob hier, wie Hayes et al. [119] vermuten, endogen ausgeschüttete Opioide die Katecholaminwirkung antagonisieren und sogar zu einer Myokard- und Kreislaufdepression führen, oder ob durch den Katecholaminexzess eine direkte Myokardschädigung hervorgerufen sein könnte [99, 259], kann nicht entschieden werden. Die Autoren konnten zumindest zeigen, daß nach einem SHT durch Naloxon-Gabe, wenn auch in problematisch hoher Dosierung, deutlich höhere Blutdruckwerte, bessere Blutgase sowie ein verbesserter zerebraler Perfusionsdruck zu erzielen waren; als Nachteil mußte jedoch auch ein erhöhter intrakranieller Druck in Kauf genommen werden.

Rosner et al. [259] glauben, die widersprüchlichen Aussagen anhand des Schweregrades des Traumas sowie über die zeitliche Anfolge in Einklang bringen zu können, und korrelierten dieses Verhalten mit den gemessenen Katecholaminspiegeln: Bei leichtem SHT würde es initial zu einer kurzdauernden Bradykardie, einem leichten Blutdruckabfall und geringen oder keinen Änderungen der Katecholaminspiegel kommen. Die Bradykardie scheint vagal vermittelt zu sein, da Evans et al. [70] sie durch Atropin vollständig blockieren konnten. Wir selbst sahen bei unseren Versuchstieren zwar initial keine Bradykardie, aber doch in der schnellen Zeitanalyse einen 3–6 s dauernden initialen geringen Blutdruckabfall, der dann allerdings sofort von einem massiven Anstieg abgelöst wurde. Auch Rosner [259] beschreibt die 2. Phase als massiven Anstieg des Blutdruckes und der Herzfrequenz einhergehend mit sehr hohen Plasmakatecholaminspiegeln. Als 3. Phase sehen die Autoren einen „Kollaps" des Kardiovaskulärsystems mit zunehmender Hypotension, wechselnden Arrhythmien und noch leicht erhöhten Katecholaminspiegeln. Hervorgerufen sei diese Phase durch eine abnehmende Myokardkontraktilität und Schlagvolumenverminderung [25, 173].

Gerade die letztere Aussage – die wiederum nur bei Schußverletzungen gefunden wurde – können wir nicht bestätigen. Unsere Tiere zeigten weder ein abnehmendes Herzzeitvolumen noch einen Abfall des pulmonal-arteriellen Druckes. Auch der pulmonal-kapilläre Verschlußdruck und der zentral-venöse Druck als Indikatoren für eine Links- oder Rechtsherzinsuffizienz blieben völlig normal.

In welchem Ausmaß eine Steigerung des Herzzeitvolumens oder ein Anstieg des systemischen Gefäßwiderstandes in den ersten 2 min nach dem Trauma für den arteriellen Druckanstieg und damit eventuell eine kurzfristige Überlastung des Herzens verantwortlich zu machen ist, kann mit den erhobenen Meßwerten nicht beantwortet werden. Andere Untersucher glaubten einen Anstieg des linksventrikulären enddiastolischen Druckes bei Linksherzüberlastung mit konsekutivem Anstieg des pulmonal-kapillären Druckes aus ihren Ergebnissen diskutieren zu müssen [35, 136, 146, 182, 195, 310, 327]. Wir selbst konnten in einer anderen Versuchsserie 10–30 s nach einem akuten Schädel-Hirn-Trauma einen signifikanten Anstieg des Herzzeitvolumens beobachten, ohne daß jedoch eine Erhöhung des PCWP auftrat. Die Erhöhung des Herzzeitvolumens deutete sich auch in den vorliegenden Daten 2 min nach dem Trauma an. Die gefundene kurzfristige, aber massive Drucksteigerung im großen und kleinen Kreislauf dürfte somit auf einen kombinierten α- und β-Effekt der Katecholamine zurückzuführen sein, wobei der β-Effekt, erkenntlich am Fortbestehen der deutlich erhöhten Herzfrequenz, über den ganzen Beobachtungszeitraum anhält.

Durch die kontrollierte Beatmung ab der 4. Minute ließ sich innerhalb kurzer Zeit eine Normalisierung der Katecholamine erreichen, ohne daß sich die hämodynamischen Parameter veränderten, allenfalls ein geringgradiges Absinken des arteriellen Druckes unter die Ausgangswerte war feststellbar. In der S-Gruppe hingegen blieben die Katecholamine, wenn auch auf deutlich niedrigerem Niveau, weiterhin erhöht, ein Hinweis, daß die Spontanatmung einen deutlichen „stressorischen" Effekt darstellt. Hieraus können sich auch die in der Literatur bei Patienten gefundenen erhöhten Katecholaminspiegel erklären, da die Patienten zumeist in Spontanatmung in die Klinik eingeliefert wurden [38, 142].

Durch die Beatmung selbst zeigten sich keine wesentlichen Veränderungen der hämodynamischen Situation gegenüber der initialen Spontanatmung, dem entsprechend wurde das HZV durch ein vermindertes Schlagvolumen bei mehr oder minder unveränderter Minutenarbeit des Herzens gefördert. Die alkalisierende THAM-Gabe zeigte keine Einwirkung auf den Kreislauf. In der Kalziumantagonistengruppe hingegen war es durch die Diltiazemgabe mit ihrer vasodilatatorischen Nebenwirkung [270] zu einem deutlichen Abfall des Blutdruckes gekommen, der nur durch Volumengabe oder Dopamininfusion ausgeglichen werden konnte. Somit war durch diese Kombinationstherapie ein Angleichen der hämodynamischen Parameter an diejenigen der anderen Traumagruppe problemlos möglich.

6.3 Intrakranieller Druck und zerebraler Perfusionsdruck

Über 20% unserer Patienten mit akuten Schädel-Hirn-Traumen weisen bei der ersten ICP-Messung in der Klinik einen behandlungsbedürftig erhöhten intrakraniellen Druck auf, dies steht in Einklang mit von uns früher erhobenen Befunden [238]. Ob der erhöhte intrakranielle Druck jedoch seit dem Trauma immer noch erhöht ist oder erst anzusteigen beginnt, kann mit klinischen Untersuchungen nicht entschieden werden.

Unsere Versuchstiere zeigten wenige Sekunden nach dem Trauma einen starken ICP-Anstieg, der zwischen der 3. und 5. Minute sein Maximum erreichte, wobei das Maximum zeitunabhängig zum arteriellen Druck verlief. Im weiteren

Versuchsablauf sank der ICP, vor allem nach Einsetzen der kontrollierten Beatmung, wieder ab, blieb jedoch gegenüber dem Ausgangsniveau weiterhin erhöht. Ein traumabedingter Anstieg des intrakraniellen Druckes wurde auch in anderen Tierexperimenten – mit ähnlicher oder differenter Versuchsanordnung – nachgewiesen [25, 47, 51, 71, 173, 175, 258, 293]. Allerdings erstrecken sich die im Tierexperiment erhobenen Befunde vom fehlenden ICP-Anstieg über eine leichte, kurz andauernde Erhöhung bis zu Anstiegen, die weit über unseren liegen. Auch mit demselben Modell wurden nicht von allen Autoren identische Ergebnisse beschrieben, so sahen Sullivan et al. [293] an Katzen nur sehr kleine, kurzfristige ICP-Erhöhungen. Sicher spielt hier die traumatisierende Energie [175] sowie von Autor zu Autor geringfügig variierende Abwandlungen an der technischen Ausführung des „Fluid-Percussion"-Gerätes eine gewisse Rolle.

Von wesentlicher Bedeutung ist, durch welche Mechanismen die Erhöhung des intrakraniellen Druckes bewerkstelligt wird. Im Gegensatz zu den Versuchen mit Einlegen eines epiduralen Ballons und damit dem Schaffen einer unmittelbaren Raumforderung, wird durch das „Fluid-Percussion"-Gerät in der von uns verwendeten Version keine raumfordernde Flüssigkeit in den intrakraniellen Raum übertragen, sondern nur Druckenergie. Da der Inhalt des Schädels bekanntlich aus 3 Bestandteilen gebildet wird, nämlich Hirngewebe, Liquor cerebrospinalis sowie Blut in den arteriellen, kapillären und venösen Gefäßen, und diese 3 Komponenten von einer knöchernen Kapsel umgeben sind, kann der intrakranielle Druck nur durch Zunahme einer der 3 Bestandteile erhöht werden. Corales et al. [47] konnten nachweisen, daß es nach einem SHT mit dem „Fluid-Percussion"-Modell zumindest in der ersten Zeit nach dem Trauma zu keinem Hirnödem kommt, dies stimmt überein mit unseren Natrium-, Chlorid- und Wassergehaltwerten im Hirngewebe. Produktions- und Resorptionsänderungen des Liquors sind sehr langsame Vorgänge, so daß für eine schnelle Änderung des intrakraniellen Rauminhaltes nur das zerebrale Gefäßsystem in Betracht kommt. Wei et al. [317] wiesen nach, daß unmittelbar nach einem zerebralen Trauma eine intensive Vasodilatation der Pialgefäße beobachtet werden kann, die einerseits abhängig ist von der Intensität des Traumas, auf der anderen Seite die Autoregulation mehr oder minder beeinträchtigt. Die Autoren beschrieben eine verminderte oder gar erloschene Reaktion auf erniedrigte pCO_2-Blutspiegel wie auch ein fehlendes Ansprechen auf arterielle Blutdruckänderungen. Nach einer schweren Traumatisierung veränderten sich die Pialgefäßdurchmesser völlig parallel zum systemischen Blutdruck.

Bei der Gegenüberstellung von ICP und MAP in unserem Tiermodell sahen wir, daß der intrakranielle Druck ca. 6 s vor dem arteriellen Druck anzusteigen begann. Anschließend verlief er parallel zum MAP, um aber dann nicht mit diesem abzufallen, sondern noch weiter anzusteigen. Da die Erhöhung des intrakraniellen Druckes somit schon vor der des arteriellen Druckes zu beobachten war, kann zumindest in den ersten Sekunden nach dem Trauma der katecholaminvermittelte Blutdruckanstieg nicht als Ursache angesehen werden. Nachdem jedoch die zerebrale Autoregulation wenige Minuten nach dem Trauma vollständig aufgehoben war, ist folgende Erklärungsmöglichkeit zu diskutieren: Da es durch die auf das Gehirn applizierte Druckwelle zu einem schlagartigen Zusammenbruch der elektrischen Gehirnaktivität kam, ist eine vollständige Depolarisation aller oder fast aller zerebraler Zellen anzunehmen. Diese Depolarisation scheint auch die Gefäßmuskelzellen zu betreffen. Sie verlieren somit ihren Tonus und werden durch den arteriellen Blutdruck passiv aufgedehnt; dies entspricht dem ICP-Anstieg in den ersten Sekunden nach dem Trauma. Anschließend trifft der massive Blutdruckanstieg auf die nichtreagiblen Arteriolen und arteriellen Schenkel der Kapillaren. Sie werden weit aufgedehnt, der ICP steigt weiter an. Bei dem nach 30 s folgenden Abfall des Blutdruckes können sich die arteriellen Gefäße nicht kontrahieren, die Autoregulation ist verloren gegangen [51, 317]. In Einklang damit stehen Befunde von Lewelt et al. [173, 175] und Crockard et al. [51], die ebenfalls über ein völliges Sistieren der Autoregulation im Tierversuch berichten sowie die Angaben dafür von Gobiet am Menschen [93]. Die Beobachtung von De Witt et al. [57], daß 1 Minute nach dem zerebralen Trauma zusammen mit dem massiven Blutdruckanstieg eine starke Vermehrung des zerebralen Blutflusses zu finden ist, untermauert diese These.

Durch die abrupte Aufdehnung der zerebralen Arterien und Arteriolen entstehen nach Wei et al. [317] multiple Endotheldefekte, die auch elektronenmikroskopisch als zellübergreifende Vakuolen sichtbar gemacht werden können. Dieselben Veränderungen konnten in Gefäßmuskelzellen, die in vitro einer starken Dehnung ausgesetzt waren, beobachtet werden (zitiert nach [317]). Nach Kontos et al. [161] könnten für die Vasodilatation nicht nur Abbauprodukte des Arachidonsäurestoffwechsels verantwortlich sein, sondern diese auch durch die Gefäßwandüberdehnung entstehen. Arachidonsäureabbauprodukte wie z.B. bestimmte Prostaglandine, bedingen zusammen mit Kalziumionen, die beim Zusammenbruch des Membranpotentials in die Zelle einströmen, in ansprechbaren Gefäßen eine starke Vasokonstriktion. Da die arteriellen Gefäße zur Vasokonstriktion durch ihre Schädigung nicht mehr fähig sind, ist nur mit einer Tonisierung der postkapillären Sphinkteren und Venen zu rechnen. Dies hat allerdings, bei ungehindertem arteriellen Einstrom, eine intrazerebrale Blutstase („Kongestion") zur Folge [29, 47, 88]. Der intrakranielle Druck steigt somit auch nach Absinken des arteriellen Druckes weiter an, die zerebrale Durchblutung sinkt dagegen bei ansteigendem zerebrovaskulären Widerstand ab. Beide Phänomene konnten in der B-Gruppe deutlich beobachtet werden.

Ein erhöhter intrakranieller Druck führt zur drastischen Reduktion der zerebralen Durchblutung [26, 93] und damit zu drohender Ischämie. Es ist deshalb alles daran zu setzen, nach einem SHT den ICP zu normalisieren [23]. Die Applikation von THAM vermochte – im Gegensatz zu Bikarbonat – den intrakraniellen Druck deutlich zu senken, nicht nur im Tierexperiment, sondern auch bei der notfallmäßigen Anwendung am Patienten. Die ICP-Senkung durch THAM steht in Einklang mit Untersuchungen von Knoblich et al. [156], die bei induziertem vasogenen Ödem – allerdings mit einer 5fach höheren Dosis – deutliche Hirndruckabfälle in der läsionsbetroffenen Hemisphäre sahen. Darüber hinaus wies die Arbeitsgruppe um Gaab [81, 82, 126] eine signifikant geringere Ausbildung von Ödemflüssigkeit, sowohl im direkt geschädigten Gebiet als auch in der kontralateralen Hemisphäre nach, während unter Bikarbonat gegenüber einer unbehandelten Kontrollgruppe kein Unterschied zu verzeichnen war. Zusätzlich konnte an Katzen eine drastische Verbesserung der verminderten EEG-Aktivität nach Kälteläsion unter THAM aufgezeigt werden [156]. Wir selbst sahen mit der epiduralen Ballondruckerhöhung unter Bikarbonat ein regelloses Verhalten sowohl des ICP als auch des CPP, während THAM beide Größen positiv beeinflußte. Die Schädel-Hirn-traumatisierten Tiere zeigten eine nahezu vollständige Normalisierung beider Parameter, zudem stabilisierte THAM über längere Zeit die mit Hilfe der evozierten Potentiale überprüfte Nervenleitungsgeschwindigkeit.

Durch seine schnelle Penetration aus dem intravasalen Raum in intra- und extrazelluläre Verteilungsräume könnte THAM die intramural-vaskuläre azidotische Stoffwechselsituation bessern und somit zu einer Reaktivierung der zerebralen Autoregulation in geschädigten Gebieten beitragen [82]. Wir konnten mit der epiduralen Raumforderung zeigen, daß nach THAM-Gabe eine deutlich bessere Ansprechbarkeit der zerebralen Gefäße im Sinne einer Vasokonstriktion auf Hyperventilation besteht. Auch Akioka et al. [4] wiesen nach, daß THAM die gestörte CO_2-Ansprechbarkeit zerebraler Gefäße wiederherzustellen vermag. Eine Reaktivierung der pCO_2-Ansprechbarkeit ist jedoch für eine erfolgreiche Hyperventilationstherapie als Voraussetzung anzusehen. Die verbesserte Gefäßreagibilität dürfte zum Großteil durch die deutliche Anhebung des Gewebe-pH-Wertes bedingt sein [258], da unterhalb eines pH von 6,5 mit konsekutiven Gewebeschädigungen gerechnet werden muß [258].

Die für die Aufrechterhaltung des Membranpotentials notwendigen energieabhängigen Transportmechanismen funktionieren trotz struktureller Intaktheit nicht unterhalb eines bestimmten pH-Wertes. Nur durch die Beseitigung einer entstandenen Gewebsazidose ist die Widerherstellung geschädigter Zellfunktionen, bzw. die Verhinderung des weiteren Fortschreitens der Schädigungen gewährleistet. Über die Ausschleusung von Kalziumionen aus venösen Endothelzellen ist die teilweise Beendigung der zerebralen Blutstase denkbar, ebenso durch die verbesserte Kontraktion arterieller zuführender Gefäße.

Der Einsatz eines Kalziumantagonisten zur weiteren Verbesserung bzw. Verhinderung deletär ablaufender ischämischer Vorgänge [282–284] ist beim akuten Schädel-Hirn-Trauma nicht unproblematisch. Gaab et al. [86] wie auch Guggiari et al. [111] sahen nach der Gabe von Kalziumantagonisten eine Erhöhung des intrakraniellen Druckes und rieten deshalb, Abstand davon zu nehmen. Durch die Vorgabe von THAM bzw. die überlappende Applikation konnten wir einen Wiederanstieg des ICP sowie damit verbunden einen Abfall des CPP weitgehend verhindern. Die histographische Verteilung des ICP und CPP war zwar nicht mehr ganz so günstig wie unter THAM-Therapie alleine, aber noch bedeutend besser als unter alleiniger kontrollierter Hyperventilation. Die kombinierte Anwendung beider Substanzen scheint uns deshalb sinnvoll.

6.4 Respiratorische Kenngrößen

Beobachtungen einer arteriellen Hypoxie unterschiedlichen Schweregrades, bei deletärem Verlauf assoziiert mit einem pCO_2-Anstieg, sind bei Patienten mit akutem Schädel-Hirn-Trauma für den Zeitraum der Klinikbehandlung in der Literatur häufig zu finden [77, 79, 148, 158, 178, 204, 276, 285, 310]. Jedoch liegen für die Frühphase des akuten SHT kaum Werte vor. So beschreibt Froman [77], daß Patienten mit schwerem SHT zwar erniedrigte p_aO_2-Werte, eine erhöhte alveoloarterielle Sauerstoffdifferenz, eine erhöhte Totraumventilation sowie erniedrigte p_aCO_2-Werte aufweisen, jedoch ist die Zeitangabe über die erste Blutgasanalyse nur relativ ungenau mit „Aufnahmetag" angegeben.

Kohi et al. [158] fanden unmittelbar nach Klinikaufnahme bei einer Vielzahl ihrer Patienten eine arterielle Hypoxie, jedoch nimmt diese Klinik meist Sekundärverlegungen aus anderen Krankenhäusern auf [144]. Die einzigen uns bekannten Werte über frühstmögliche Blutgasanalysen bei Klinikaufnahme nach direktem Transport werden für SHT-Patienten von Vicario et al. [310] angegeben. Jedoch liegen bei diesen Patienten die p_aO_2-Werte im Normbereich oder gar darüber, da die Verunfallten auf dem Transport Sauerstoff appliziert erhalten hatten.

Trotzdem besteht Einigkeit in der Literatur, daß nach einem akuten SHT ab dem Unfallzeitpunkt und auch während der Klinikbehandlung mit einer erhöhten Tendenz zu hypoxischen Zuständen gerechnet werden muß. Die Gründe für eine Minderung der Atmungsfunktion können dabei grundsätzlich in zentrale und periphere Störungen aufgeteilt werden. Schwere Gehirnzerstörungen bewirken zentral ausgelöste pulmonale Veränderungen (Übersicht bei [285]), direkte pulmonale Schäden, Schock und Polytrauma können zu einem peripher bedingten Lungenversagen führen [268]. Aus beiden Schädigungstypen resultiert letztendlich sowohl eine arterielle Hypoxie als auch Hyperkapnie. Da bei p_aO_2-Werten unter 60 mm Hg mit einem drastischen Anstieg der zerebralen Durchblutung gerechnet werden muß [169] und damit auch ein möglicher intrakranieller Druckanstieg droht, wird verständlich, daß Kohi et al. [158] eine deutliche Abhängigkeit zwischen dem Grad der Hypoxie bei Klinikaufnahme und der Prognose bezüglich der zerebralen Wiederherstellung der Patienten sahen. Da schon bei über 40% der Patienten mit SHT bei Klinikaufnahme eine Hypoxie vorliegt [148], oder bei bis zu 78% Atemstörungen zu finden sind [286], müssen die pathophysiologischen Alterationen in der Prähospitalphase ablaufen. So konnten wir auch bei unseren untersuchten Patienten wenige Minuten nach dem Unfallereignis einen deutlichen Zusammenhang zwischen der Bewußtseinslage der Patienten und dem Ausmaß einer Hypoxie nachweisen; jedoch zeigten die Werte eine deutliche Streuung und lagen besonders bei Polytraumatisierten unter dem Erwartungswert. Verständlich wird dies, wenn man bedenkt, daß sowohl Alter und Vorerkrankungen als auch Thoraxtraumatisierung den p_aO_2 beeinflussen.

Durch eine exzessive Katecholaminausschüttung sowie direkte Schädigung diencephaler Zentren entwickelt sich mitunter innerhalb von Minuten eine erhöhte Kapillarpermeabilität, die zu einem Anstieg des extravaskulären Lungenwassers führt (Übersicht bei [285]). Klinisch kann sich dieser pathophysiologische Vorgang in einer Erhöhung der $D_{A-a}O_2$ äußern [77, 148, 158, 285]. Frost et al. [79] fanden bei 86 Patienten mit isoliertem Schädel-Hirn-Trauma nicht nur eine Zunahme des intrapulmonalen Rechts-Links-Shunts, sondern darüber hinaus noch eine deutliche Abhängigkeit vom Schweregrad des Traumas. Da unsere Patienten zwar eine geringgradig über der Norm liegende $D_{A-a}O_2$ am Unfallort aufwiesen, diese aber keinen Zusammenhang zum Schweregrad der Bewußtseinsstörung erkennen läßt, muß angenommen werden, daß die von anderen in der Klinik gesehenen intrapulmonalen Störungen erst später zum Tragen kommen.

Übereinstimmend damit ergab sich in unseren Tierversuchen ebenfalls keine Alteration der $D_{A-a}O_2$. Sie blieb in allen Versuchsgruppen bis zum Beobachtungsende konstant, auch in der Spontanatmungsgruppe ließ sich keine Erhöhung erkennen; dieselbe Konstanz ergab sich bei der Betrachtung des arteriovenösen Shunts, der in der Klinik beim Schädel-Hirn-Trauma häufig erhöht gefunden wird [79, 285, 286]. Diese tierexperimentellen Befunde zusammen mit den Beobachtungen am Patienten schließen in der Frühphase nach einem Schädel-Hirn-Trauma intrapulmonal bedingte Gasstoffwechselstörungen aus.

Als therapeutische Maßnahme bei einem akuten SHT ist heute die kontrollierte Beatmung mit leichter Hyperventilation allgemein anerkannt [238]. Ziel ist neben einer adäquaten Oxygenierung die Senkung des erhöhten intrakraniellen Druckes durch die pCO_2-Erniedrigung. Dabei nimmt in reagiblen Bezirken die zerebrale Durchblutung um ca. 4%/mm Hg pCO_2-Senkung ab, das intrakranielle Blutvolumen korreliert ebenfalls mit der pCO_2-Änderung [106]. In bisherigen Untersuchungen wurde allerdings während der klinischen Behandlung unter Spontanatmung eher über eine Hyperventilation als eine Hypoventilation berichtet [77, 106, 217]. Zu gänzlich entgegengesetzten Ergebnissen kommen wir in unseren Studien, wenn wir die pCO_2-Werte nach der akuten Traumatisierung betrachten. Es ergab sich bei unserer präklinischen Untersuchung eine sehr gute Korrelation zwischen Bewußtseinszustand und dem Grad der Hypoventilation. Je weniger Punkte im GCS erreicht wurden, umso höher war der arterielle Kohlendioxydgehalt angestiegen. Polytraumatisierte Patienten mit SHT zeigten hier keinen Unterschied zur isolierten Schädelverletzung. Einzig Vicario et al. [310] haben kürzlich eine ähnliche Beobachtung bei Klinikaufnahme publiziert. Innerhalb der ersten 2 h nach dem Unfall sahen sie ebenfalls einen deutlichen Zusammenhang zwischen dem Glasgow-Coma-Scale und dem arteriellen pCO_2. Begleitende Thoraxverletzungen einschließlich Pneumothorax und Rippenserienfraktur beeinflußten den p_aCO_2 ebenfalls nicht [310]. Somit muß die gefundene Hypoventilation – abhängig vom Schweregrad der Bewußtseinsstörung – alleinig auf das zerebrale Trauma zurückgeführt werden. Neben einer mechanisch bedingten Verlegung der Atemwege kommt hier einer Depression des Atemzentrums wohl besondere Bedeutung zu. So kann im Tierversuch nach einem experimentell erzeugten SHT regelmäßig nicht nur eine Hypoventilation, sondern auch ein mehr oder minder langer kompletter Atemstillstand beobachtet werden [25, 50, 51, 173, 195, 214, 293]. Die in unseren Tierversuchen gefundenen apnoischen Phasen dauerten von 30 s bis zu 3 min nach dem Trauma, anschließend setzte eine bradypnoische Atmung mit tiefen Atemzügen ein. Die Atemfrequenz fiel von 70–90/min vor dem Trauma auf unter 20/min nach dem Trauma ab, ein Befund, den auch andere Autoren bestätigen [25, 50, 51, 173]. Da unsere Tiere alle über einen liegenden Endotrachealtubus atmeten, kann eine mechanische Verlegung der Atemwege ausgeschlossen werden, die gefundene Atemdepression, verbunden mit einem pO_2-Abfall und einem pCO_2-Anstieg, ist auf die alleinige Depression des Atemzentrums zurückzuführen.

Übereinstimmend zwischen Patienten und Versuchstieren zeigte sich, daß, je schwerwiegender die klinische Schädigung eingeschätzt werden muß, umso gravierender ist die Atemdepression. So verstarben alle spontanatmenden Tiere mit stark erniedrigten pO_2- und stark erhöhten pCO_2-Werten, wobei die Blutgase sich in einem Bereich bewegten, der bei unseren Patienten einer Punktezahl von 3–4 im Glasgow-Coma-Scale entsprach.

Die nach Einsetzen der kontrollierten Beatmung gefundene erhöhte CO_2-Abgabe erklärt sich aus der CO_2-Akkumulation während der initialen Apnoe und anschließenden Bradypnoe. Das Atemminutenvolumen war in dieser Phase bei allen traumatisierten Tieren stark reduziert, in der Spontanatmungsgruppe konnte ein erniedrigtes Atemminutenvolumen mit erhöhten pCO_2-Werten bis Versuchsende beobachtet werden. Die in der Literatur bei Spontanatmung gesehene Hyperventilation dürfte sich erst nach Ausbildung einer lokalen Gewebsazidose im Gehirn bzw. Liquorazidose einstellen [276], zumal ein Sistieren der spontanen Hyperventilation mit der Normalisierung der Liquorazidose einhergeht [276]. In der präklinischen Phase hingegen ist das Verhalten der Atmung im wesentlichen durch das Ausmaß der Primärschädigung und deren Lokalisation bestimmt. Hieraus erklärt sich – mehr als durch später zu beobachtende Diffusionsstörungen – die von uns gesehene Hypoxie. Eine adäquate Therapie, obligate Sauerstoffapplikation sowie Intubation und kontrollierte Beatmung bei einer Punktezahl unter 8 im GCS beim Patienten und einer generellen Beatmung aller unserer therapierten Tiere in den Traumagruppen, behob die gefundene Hyperkapnie vollständig.

Während Vicario et al. [310] über eine auf Kombination aus metabolischer und respiratorischer Azidose beruhenden pH-Verschiebung berichteten und Katsurada et al. [148] bei Klinikaufnahme nur allgemein in 20% ihrer Patienten eine Azidose feststellten, konnten wir für die pH-Verschiebung ebenfalls eine deutliche Abhängigkeit vom Bewußtseinszustand aufzeigen. Allerdings war diese Azidose rein respiratorischer Natur, allerdings polytraumatisierte Patienten lagen im Mittel unter dem Durchschnitt. In allen Subgruppen – außer den leicht traumatisierten Patienten – stieg der pH-Wert bis zur Klinikaufnahme an, identisch mit der Behebung der Hyperkapnie. Die metabolische Situation selbst, insbesondere bei polytraumatisierten Patienten, hatte sich durch eine entsprechende Volumensubstitution nicht nur nicht verschlechtert, sondern gebessert.

Ohne Volumenmangel im Tierexperiment zeigte sich die rein respiratorisch bedingte Verschiebung des pH-Wertes noch deutlicher. Die bei Spontanatmung anfänglich unter den Werten der Kontrollgruppe liegenden pH-Werte stiegen nach Einsetzen der kontrollierten Hyperventilation über die Norm an, ohne eine metabolische Beeinflussung aufzuweisen. Bei persistierender Spontanatmung waren weit niedrigere pH-Werte zu finden.

Die alkalisierende THAM-Therapie zeigte nur sehr geringe Auswirkungen auf den Säuren-Basen-Status der Versuchstiere. Zwar waren in der T-Gruppe die höchsten pH-Werte zu finden, der Unterschied zur B-Gruppe betrug jedoch maximal 0,1 pH-Einheiten und war somit wenig relevant. Die in der C-Gruppe halbierte THAM-Menge zeigte nahezu überhaupt keine Beeinflussung.

Die wohl am meisten bekannte extrazerebrale Organmanifestation eines akuten Schädel-Hirn-Traumas stellt das neurogene oder auch zentrogene Lungenödem dar. Lungenödeme werden nach Schädel-Hirn-Traumen, epileptischen Krampfanfällen, intrazerebralen Blutungen, intrakranieller Drucksteigerung und Subarachnoidalblutung beschrieben [42]. Pathogenetisch führen direkte Schädigungen des Hirnstammes, besonders des Nucleus tractus solitarius [59], sowie

Kompression der Olive [55], aber auch Läsionen im Hypothalamus [186], zum unmittelbaren Auftreten eines neurogenen Lungenödems. Eine generalisierte intrakranielle Druckerhöhung wird ebenso angeschuldigt. Von allen 3 genannten Auslösefaktoren ist bekannt, daß sie zu einer starken α-Rezeptor-Stimulation führen. Da an den Lungengefäßen die α-Rezeptoren gegenüber den β-Rezeptoren überwiegen, kommt es nach einer Adrenalinausschüttung zur Vasokonstriktion [17], ein ähnliches Verhalten finden wir an anderen viszeralen Organen. Zudem konstringieren sich nach einer intrakraniellen Druckerhöhung die pulmonalen Venolen und Venen mehr als die Arterien [190].

Ebenso scheint der zerebrale Perfusionsdruck eine gewisse Bedeutung zu besitzen. Hoff et al. [131] zeigten, daß ein Anstieg des extravaskulären Lungenwassers erst unterhalb eines zerebralen Perfusionsdruckes von 50 mm Hg zu verzeichnen war. Obwohl dieses Konzept der pulmonal-kapillären Druckerhöhung und damit über einen erhöhten hydrostatischen Druck sehr einleuchtend ist, zeigten Van Der Zee et al. [308], daß ein erhöhter intrakranieller Druck die pulmonal-vaskuläre Permeabilität auch ohne Pulmonaldruckerhöhung zu steigern vermag. In Einklang damit steht die Beobachtung, daß der Proteingehalt der Ödemflüssigkeit bei neurogenem Lungenödem im Gegensatz zum hämodynamisch ausgelösten Lungenödem nahezu identisch mit dem Proteingehalt des Blutplasmas ist [192].

Wir selbst sahen im Tierversuch bei unseren spontanatmenden Tieren ein stark erhöhtes Lungenblutvolumen, das sich deutlich im Gesamtlungenwasser niederschlug. Aber nicht nur der Gesamtlungenwassergehalt, sondern auch das extravaskuläre Lungenwasser war signifikant gegenüber den Kontrolltieren erhöht. Da die Vermehrung des extravaskulären Lungenwassers schon 2–3 min nach einer Erhöhung des intrakraniellen Druckes eintreten kann [49, 65], muß zusammen mit den gefundenen hämodynamischen Veränderungen die Transsudation intravasaler Flüssigkeit in das Lungeninterstitium in den ersten Minuten nach dem Trauma angesetzt werden. Ob der unmittelbar nach dem Trauma gefundene kurzfristige Hämatokritanstieg im arteriellen Blut ebenfalls damit in Zusammenhang gebracht werden kann, läßt sich nicht eindeutig festlegen, da unsere Versuchstiere nicht splenektomiert waren. Allerdings lag bei den spontanatmenden Tieren, die als einzige erhöhte Lungenwasserwerte aufwiesen, der Hämatokrit bis zum Absterben der Tiere über den Werten in den anderen Gruppen.

Therapeutisch läßt sich im Tierexperiment die Entwicklung eines neurogenen Lungenödems durch α-Rezeptoren-blockierende Medikamente verhindern [187]. Nach unseren Ergebnissen vermag aber auch eine frühzeitig einsetzende kontrollierte Beatmung das erhöhte extravaskuläre Lungenwasser nach akutem Schädel-Hirn-Trauma zu normalisieren.

6.5 Stoffwechselparameter im arteriellen Plasma

Die gefundenen Veränderungen der Stoffwechselparameter am Patienten und auch im Tierversuch sind typische posttraumatische Reaktionsabläufe, die der sogenannten „Injury" oder auch „ebb-Phase" entsprechen [6]. Sie ist gekennzeichnet durch eine veränderte Glukoseregulation, gesteigerten Fettabbau und vermehrten Eiweißabbau mit renalem Stickstoffverlust. Diese erste Reaktion des Organismus nach massivem Streß, sei es durch Trauma, Operation, Schock, Infektion oder Sepsis, dient der Abwendung der akuten Lebensgefahr durch Mobilisation aller zur Verfügung stehender energetischer Reserven [269]. Die Umstellung auf vielfältige Arten von Streß kann deshalb auch als Flucht- und Kampfmechanismus, als Alarmreaktion oder auch als generelles Adaptationssyndrom verstanden werden [325]. Die 1. Phase wird beherrscht von einer exzessiven Katecholaminausschüttung, Adrenalin als auch Noradrenalin waren bei unseren Tieren extrem erhöht. Als Folge davon ist eine ausgeprägte Supression der Insulinsekretion zu finden, gleichzeitig kommt es zu einer deutlichen Erhöhung der antiinsulinären Hormone, vor allem des Glukagons [6]. Trotz dieser antiinsulinären Phase, in der die maximal ablaufende Glykogenolyse und die anlaufende Glukoneogenese bei gleichzeitiger Verwertung von Fettsäuren und Ketonkörpern der Peripherie als Energieversorgung dienen, erreicht der Blutzuckerspiegel selten Werte über 250 mg/dl. Zwischen der Schwere des Traumas – gemessen an der Glasgow-Coma-Scale und dem Blutzuckerspiegel bestand in der Prähospitalphase jedoch keine Korrelation. Im Tierversuch gar kam es nur zu einer minimalen Änderung der Blutzuckerwerte. Dies steht im Gegensatz zu Rosner et al. [259], die wenige Minuten nach einem experimentellen Schädel-Hirn-Trauma an Katzen einen steilen Blutzuckeranstieg beschrieben. Nach Dahn und Lange [54] würden klinisch relevante Hyperglykämien in dieser Phase nur bei exogener Kohlenhydratzufuhr auftreten.

Weit deutlicher sind die Auswirkungen der Adrenalinausschüttung am Serum-Kalium-Spiegel ablesbar. Im Tierversuch ist unmittelbar nach der Traumatisierung ein signifikanter Anstieg des Serum-Kaliums zu beobachten, der nach 30 min in eine Hypokaliämie umschlägt. Wenn Adrenalin als Bolus oder als intravenöse Infusion verabreicht wird, kommt es zunächst durch eine kombinierte α- und β-rezeptorenstimulierende Wirkung zu einem Anstieg und anschließend durch eine reine β-Rezeptorstimulation zu einem Abfall des Kaliumspiegels [167, 299]; eine deutliche Parallele zeigt sich hier zum Verhalten des arteriellen Blutdruckes und der Herzfrequenz. Todd und Vick infundierten Hunden Adrenalin in einer Dosierung von 2μ/kg/min über 41 min. In den ersten 10 min wurde ein Anstieg der Kaliumkonzentration um nahezu 2 mval/l und in den nachfolgenden 60 min ein Abfall um 1 mval/l gemessen [299]. Durch eine Erhöhung der Adrenalinzufuhr konnte der Kaliumabfall noch verstärkt werden. Da unsere Patienten unmittelbar nach dem Unfall und auch noch bei Klinikaufnahme eine sehr gute Korrelation zwischen GCS und Serum-Kalium-Spiegel zeigten, muß daraus geschlossen werden, daß der initiale traumavermittelte Katecholaminausstoß umso höher war, je niedriger die im Glasgow-Coma-Scale erreichte Punktezahl lag.

Die freien Fettsäuren, als Folge der gesteigerten Lipolyse, zeigten eine leichte Erhöhung mit einem Maximum zwischen der 10. und 15. Minute um dann wieder abzufallen. Die Relation der einzelnen freien Fettsäuren zueinander änderte sich nicht. Da der Gehalt im arteriellen und gehirn-venösen Blut gleich hoch war, kann eine Freisetzung und Abgabe aus dem Gehirn in das Blut ausgeschlossen werden. Diese gesehene charakteristisch veränderte, posttraumatische Konstellation ist in der Literatur vielfach beschrieben [18, 34, 154]. Behandlungsspezifische Unterschiede zwischen den einzelnen Traumagruppen ließen sich im Tierversuch nicht feststellen.

Die Gesamtaminosäurenkonzentration sowie die Relation der einzelnen Aminosäuren zueinander zeigten im Gegensatz zu den in der Literatur für extrazerebrale Traumen mitgeteilten Befunden [60] keine Auffälligkeiten. Die geringfügige Verschiebung in der Relativkonzentration betraf alle Gruppen einschließlich der nichttraumatisierten K-Gruppe und ist wohl als unspezifische Reaktion auf Narkose und präparative Maßnahmen zurückzuführen.

Die Laktatkonzentration änderte sich zwar nur gering, zeigte aber nach dem Trauma sowohl arteriell als auch gehirn-venös einen Anstieg. Allerdings kam es bei den spontanatmenden Tieren ante mortem zu exzessiven Laktatspiegelanstiegen. Zusammen mit den ansteigenden pCO_2- und abfallenden pO_2-Werten ist anzunehmen, daß die Sauerstoffversorgung sowohl des peripheren Gewebes als auch der Leber in dieser Situation unzureichend war. In dem Versuch, eine ausreichende ATP-Produktion aufrecht zu erhalten, muß die Zelle auf die anaerobe Glykolyse zurückgreifen, bei der als Stoffwechselprodukt Laktat entsteht [282, 283]. Ein Laktatanstieg unter Spontanatmung nach einem SHT ist somit prognostisch als sehr ungünstig zu werten.

6.6 Elektrische Hirnfunktion

Spontan-EEG und evozierte Potentiale werden heute in vielen Gebieten der Medizin zu diagnostischen Zwecken sowie zur Überwachung von Patienten eingesetzt. Computergestützte EEG-Transformation wie Compressed Spectral Array (CSA) und Spectral Edge Frequency (SEF) werden auf Intensivstationen zum Monitoring komatöser Patienten eingesetzt [32, 33, 165, 166, 170, 314]. Evozierte Potentiale kommen bei kardiochirurgischen Eingriffen [76], bei der Überwachung von Patienten mit intrazerebraler oder subarachnoidaler Blutung [216, 256] und nach akutem Schädel-Hirn-Trauma [37. 104, 138, 139, 211, 212, 247] zum Einsatz.

Versuche, das konventionelle EEG in der Frühphase nach leichten Schädel-Hirn-Traumen abzuleiten, wurden schon früh unternommen. So schrieben Hensel und Müller 1959 „Wenn ein genügend starker Schlag den frei beweglichen Kopf des Versuchstieres trifft, erlöschen die Hirnpotentiale oder werden stark reduziert. Dann treten langsame, flache Wellen auf, und nach wenigen Minuten ist der Hirnrhythmus wieder normal" [125], und weiter führen die Autoren aus „Larsson et al. sowie Pampus und Grode bestätigten diese Ergebnisse durch Untersuchungen von Boxern unmittelbar nach dem Kampf".

Wir selbst sahen in der computergestützten EEG-Transformation (CSA) ebenfalls bei allen Tieren unmittelbar nach der Druckwellenapplikation ein sofortiges Sistieren der hirnelektrischen Aktivität, die nach ihrem Wiederauftreten sowohl frequenz- als auch leistungsmäßig auf weit niedrigerem Niveau verblieb. Hierbei kam es vor allem zu einer Abnahme der schnellen Frequenzen, die Restleistung des Gehirns bestand fast ausschließlich aus niederfrequenten Anteilen. Sullivan et al. [293] dagegen glaubten einen biphasischen Verlauf mit gleichmäßiger Erholung aller Frequenzbänder zu sehen, wobei, soweit aus ihren Angaben erkenntlich, die EEG-Aktivität unmittelbar nach dem Trauma nicht völlig sistierte, sondern nur reduziert war. Die Reduktion und anschließende Erholung war bei diesen Katzenversuchen deutlich von der Stärke des Traumas abhängig. Unsere Tiere hingegen zeigten – gemessen an der Spectral-Edge-Frequency (SEF) – unabhängig von therapeutischen Maßnahmen während der Beobachtungsperiode eine gleichbleibende Linksverschiebung des EEGs, wobei sich die SEF bei ca. 7–8 Hz stabilisierte. Im Gegensatz zur EEG-Aktivität vor dem Trauma konnte somit fast keine α-Aktivität mehr festgestellt werden. Nach Ingvar et al. sowie Sulg et al. setzt die Generierung einer normalen rhythmischen EEG-Aktivität im α-Band die Intaktheit kortikaler Neurone voraus. Eine Funktionsstörung im Bereich der Rinde würde sich in einer Verschiebung zu niedrigeren Frequenzen manifestieren (zitiert nach [293]). Demgegenüber kommt es bei einer primären Hirnstammläsion zu keiner wesentlichen Verlangsamung der Alpha-Frequenz [293]. Nach Krüger [165], die 67 bewußtlose oder bewußtseinsgestörte Patienten nach einem Schädel-Hirn-Trauma untersuchte, herrscht im traumatisch bedingten Koma die δ-Aktivität als Grundrhythmus vor. Krampfpotentiale, wie wir sie ausschließlich bei unseren spontanatmenden Tieren sahen, müssen als ungünstiges prognostisches Zeichen gewertet werden [165]. Für die Beurteilung der Verlaufskontrolle sei nach Angaben der Autorin nicht die Abnahme der δ-Aktivität, sondern die Zunahme der Frequenz im α-Band wichtig [165]. Allerdings wurden diese Untersuchungen nicht unmittelbar nach dem Trauma, sondern erst am 1. bis 3. Tag danach durchgeführt.

Betrachtet man den Verlauf des EEGs unserer Tiere, so muß, gemessen an den Aussagen von Pfurtscheller [293], Krüger [165] und Lehmkuhl [170], eine gleichmäßig anhaltende tiefe Bewußtlosigkeit angenommen werden.

Nicht nur die EEG-Frequenz änderte sich nach dem Trauma, sondern die elektrische Leistung („Power"), die als Amplitudenquadrat pro Zeiteinheit definiert ist, nahm schlagartig auf 30% des Ausgangswertes ab. Einzig die Tiere, die mit einer Kombinationstherapie aus THAM und dem Kalziumantagonisten Diltiazem behandelt wurden, zeigten nach 2 h eine Erholung der Gehirnleistung bis auf 56% des Ausgangswertes. Die hirnelektrische Tätigkeit, d. h. diejenigen Zellen, die am Wechselspiel Depolarisation und Repolarisation nach dem Trauma wieder teilgenommen hatten, unterschied sich somit in der C-Gruppe signifikant von den anderen Traumagruppen. Übertragen auf das Penumbra-Konzept nach Heiss und Rosner [120], das besagt, daß partiell geschädigte Zellen je nach den äußeren Gegebenheiten entweder sich erholen können oder in einen Zustand der irreversiblen Schädigung übergehen, könnte dieser Befund für eine partielle Erholung von Neuronen sprechen. Zwar dürfte für die anfängliche EEG-Veränderung eine allgemeine neuronale Depolarisation verantwortlich sein, aber mit zunehmendem Abstand vom Trauma gewinnen Art und Ausmaß der Schädigung Einfluß auf das Spontan-EEG [165, 166].

Anders ist die Wertigkeit evozierter Potentiale zu beurteilen. Da sie keine Spontanaktivität widerspiegeln, sondern die Fähigkeit der Nervenzellen auf Reize von außen zu reagieren, gelten für sie die in Ischämieversuchen festgestellten Gesetzmäßigkeiten, vorbehaltlich keiner direkten anatomischen Läsion der sensorischen Bahnen [74]. Die Integrität der elektrischen Funktion einer Zelle ist

nur gewährleistet, wenn die ionalen Konzentrationsgradienten zwischen intra-
und extrazellulärem Raum aufrechterhalten werden. Die dazu benötigte Energie
wird in Form von ATP, das im Rahmen der oxydativen Metabolisierung von
Glukose in den Mitochondrien aufgebaut wird, zur Verfügung gestellt. Bei unge-
nügender Versorgung der Mitochondrien mit Sauerstoff oder Glukose bricht der
zerebrale oxydative Metabolismus zusammen, der Gehalt an ATP und Kreatinphosphat nimmt rapide ab. Die alternative anaerobe Glykolyse ist nicht in der
Lage, eine ausreichende ATP-Produktion zu gewährleisten.

Veränderungen des EEGs am nicht geschädigten Gehirn treten bei einem zerebralen Blutfluß unter 20 ml/min/100 g auf; wenn der CBF unter 15 ml/min/
100 g sinkt, sistiert das Spontan-EEG, bei einem Flow unter 12 ml/min/100 g
sind auch evozierte Potentiale nicht mehr nachweisbar [9]. Aber nicht nur die
Absolutwerte, sondern auch die zeitliche Dauer spielt eine enorme Rolle. So ist
mit einer Rückkehr der neuronalen Aktivität nicht mehr zu rechnen, wenn der
zerebrale Blutfluß länger als 45 min 14 ml/min/100 g oder weniger beträgt [120].
Die dargestellten Befunde wurden in Narkose erhoben, es gibt Hinweise dafür,
daß am wachen Versuchstier die Werte etwas höher liegen (zitiert nach [245]).
Die exponentiell verlaufende Beziehung zwischen der elektrischen Hirnleistung
(„Power") und der zerebralen Durchblutung bei unseren Versuchstieren 90 min
nach dem Trauma deutet diesen Tatbestand ebenfalls an. Es ergab sich dabei
eine hochsignifikante Beziehung zwischen beiden Größen, wobei unterhalb einer Hirndurchblutung von 20 ml/min/100 g praktisch keine elektrische Leistung
mehr zu verzeichnen war.

Nach Walser und Dummermuth [314] ist vor allem die beidseitige Störung von
somatosensorischen Potentialen ein prognostisch wichtiger Parameter, da sich in
ihren Untersuchungen nur 9% der Patienten mit einer beidseitigen Störung von
ihrem schweren Schädel-Hirn-Trauma erholten, während umgekehrt 78% der
Patienten, deren somatosensorisch evozierte Potentiale nur einseitig gestört oder
beidseitig normal waren, einen guten Verlauf nahmen. Für die Komponenten
mit kurzer Latenzzeit bis etwa 18 ms ist die subkortikale Herkunft gesichert, die
nach 20 ms auftretende Potentialschwankung kennzeichnet die Ankunft des Reizes in der Area somatosensorica der Großhirnrinde. Dabei ist zu beachten, daß –
im Gegensatz zum Menschen – beim Tier dieses Potential eine positive Auslen-
kung zeigt, somit als P_{20} bezeichnet wird. Später auftretende Potentialschwankungen werden thalamokortikalen Projektionsbahnen zugeschrieben und sind
nach Meinung mancher Autoren ein Gradmesser für Vigilang, Bewußtseinszustand oder Schmerzempfindung (zitiert nach [292]), jedoch ist die Variabilität der
späten Poteniale sehr groß. Im Gegensatz dazu erfahren die frühen Potentiale
bezüglich ihres zeitlichen Auftretens kaum Veränderungen, weder durch Narkose, Wachheitszustand oder sonstigen Einflüssen.

Auffällig war in unseren Untersuchungen eine Verkürzung der Latenzzeit von
P_{20} unmittelbar nach dem Trauma, die sich bei fast allen Tieren zeigte. In der
Literatur wird zwar über Verlängerungen der Latenzzeiten berichtet, Verkürzun-
gen sind jedoch nicht beschrieben. Es ist auch schwer vorstellbar, daß sich durch
ein Trauma die Nervenleitungsgeschwindigkeit erhöhen sollte. Als einziger Hinweis findet sich bei Stöhr [292] die theoretische Überlegung, daß beim Ausfall
hemmender Neurone eine Erhöhung der synaptischen Überleitungszeit denkbar

sei. Da die elektrische Spontanaktivität unmittelbar nach dem Trauma völlig zum Erliegen gekommen war und später nur auf sehr niedrigem Niveau stattfand, könnte der inhibitorische Effekt bestimmter Neurone (z.B. Ranshow-Zellen) ausgefallen sein. Diese Verkürzung der Nervenleitungsgeschwindigkeit galt nicht für späte Potentialschwankungen aus den Assoziationszentren, deren Latenzzeiten waren a priori im Sinne einer allgemeinen tiefen Bewußtlosigkeit mehr oder minder stark verlängert. Bis zur 15. Minute hatte sich das für kurze Latenzzeiten beobachtete Phänomen der Überleitungsbeschleunigung wieder normalisiert und nahm nun abhängig von der spezifischen Behandlung einen sehr unterschiedlichen Verlauf. Tiere, die ausschließlich kontrolliert hyperventiliert wurden, zeigten eine starke Zunahme aller Latenzzeiten um bis zu 500% über die Norm. Wurden die Tiere dagegen mit 3 mmol/kg KG THAM zwischen der 6. und 45. Minute behandelt, so konnte ab der 15. Minute nur eine mäßige Verspätung von P_{20} gesehen werden, die jedoch zwischen der 90. und 120. Minute ebenfalls bis auf das Niveau der Tiere der B-Gruppe anstieg. THAM und Diltiazem zusammen verhinderten den Anstieg am Beobachtungsende, P_{20} unterschied sich nicht mehr signifikant von den Werten der Kontrollgruppe.

Da die Latenzzeit vom Stimulationsort am Nervus medianus bis zum Auftreten der Potentialantwort im somatosensorischen Areal mit der Körpergröße, der Armlänge und auch mit der Körpertemperatur variieren kann, stellt die „Central-Conduction-Time" (CCT), die die Überleitung der Erregung von der Medulla oblongate zum Großhirn darstellt, für repräsentative Vergleiche einen besseren Parameter dar. Sie ist unabhängig von den geschilderten Einflüssen und zudem relativ konstant mit einer nur sehr geringen Streuung [137–139, 256, 295]. Die CCT verhielt sich identisch zum Peak P_{20}; die initial beobachtete Verkürzung der Nervenleitungsgeschwindigkeit betraf somit die intrazerebrale Überleitung und nicht den Weg bis zur Medulla oblongata. Symon et al. [303] sowie Rosenstein et al. [256] beschrieben nach Subarachnoidalblutungen eine sehr enge Abhängigkeit der CCT vom zerebralen Blutfluß. Oberhalb eines CBF von 30 ml/min/100 g sei keine oder fast keine Veränderung der CCT zu finden, während unterhalb dieses Wertes die CCT kontinuierlich ansteigen würde. Zwischen CBF-Abnahme und CCT-Verlängerung bestehe ein linearer Zusammenhang. Hargadine et al. (zitiert nach [256]) zeigten beim Verschluß der Arteria cerebri media eine CCT-Verlängerung, wenn der lokale Blutfluß unter 16 ml/min/100 g sank. Symon et al. [295] schrieben deshalb: „CCT may be useful as a monitor of developing ischemia …". Hume, Cant und Shaw [138] wiesen nach, daß sowohl 10 als auch 35 Tage nach akutem Schädel-Hirn-Trauma ein hochsignifikanter Zusammenhang zwischen dem Verhalten der CCT und dem endgültigen Überleben der Patienten bestand.

Unter Berücksichtigung der Ergebnisse von Hume et al. [138, 139] – unsere Tiere waren Schädel-Hirn-traumatisiert –, Symon et al. [295] sowie Rosenstein et al. [256] – alle Tiere hatten subarachnoidale Blutauflagerungen – können unsere im Tierexperiment gefundenen Veränderungen der CCT folgendermaßen gedeutet werden: Da innerhalb der ersten 15 min nach dem Trauma eine normale oder verkürzte CCT zu beobachten ist, sind ischämische Schäden der betreffenden Nervenbahnen nicht zu vermuten. Unter alleiniger kontrollierter Hyperventilation zeigt die progressive Zunahme der CCT ab der 15. Minute stärkste ischämische Vorgänge an. Eine zusätzliche alkalisierende Therapie mit THAM – Optimierung des Zell-pH, Erleichterung regenerativer Vorgänge usw. – hält ischämische Schäden in Grenzen, solange THAM appliziert wird, einige Zeit nach Absetzen von THAM sind jedoch ebenfalls ischämische Schädigungen zu vermuten. Mit THAM und zusätzlicher Kalziumantagonistengabe laufen – gemessen an der CCT – trotz derselben Traumatisierung des Gehirns keine oder nur geringe ischämische Vorgänge ab.

6.7 Zerebraler Blutfluß und davon abgeleitete Größen

Die normale Funktion der Nervenzelle wird nur bei adäquater Zufuhr von Sauerstoff und Substraten sowie dem kontinuierlichen Abtransport von Metaboliten (vor allem CO_2 und Laktat) gewährleistet. Bei intaktem Gefäßsystem korreliert die Zufuhr in einer abgestimmten Feinregulation kontinuierlich mit dem Bedarf. Ist dies nicht mehr gewährleistet, sind Dysfunktion und Gewebeischämie zu befürchten [309]. Die Existenz von Veränderungen der zerebralen Zirkulation nach einem Schädel-Hirn-Trauma ist mehrfach nachgewiesen worden. Änderungen des zerebralen Blutflusses [25, 41, 57, 73, 93, 173, 176, 219, 221–223], verändertes Verhalten der zerebralen Autoregulation [41, 93, 175, 176, 220, 227] und Alterationen der zerebralen Gefäße [160, 162, 163, 317, 318] wurden nach akutem Schädel-Hirn-Trauma sowohl am Menschen als auch im Tierexperiment beschrieben.

Da ischämische zerebrale Schädigungen einen relativ häufigen Befund, vor allem bei Patienten darstellen, die nach einem SHT verstorben sind (Graham 1978), sowie bei Überlebenden computertomographisch nicht selten zerebrale Infarkte beobachtet werden können [201], kommt der zerebralen Durchblutung nach einem Schädel-Hirn-Trauma eine überragende Rolle zu.

Die globale zerebrale Durchblutung der K-Gruppe lag mit 50–60 ml/min/100 g Hirngewebe in dem mit der Microsphere-Technik auch von anderen Autoren erhobenen Bereich [305] und stimmt mit der am Menschen überein. Dabei stellt dieser Wert einen Mittelwert zwischen grauer und weißer Substanz dar, in der grauen Substanz liegt die Durchblutung, je nach Meßverfahren, um bis zu 100% darüber, in der weißen Substanz weit darunter. Auch übereinstimmend mit der Literatur lag die zerebrale Durchblutung im Stammhirn und in der Medulla oblongata niedriger als im Groß- und Kleinhirn. Die zerebrale Durchblutung betrug in der K-Gruppe pro Gewebeeinheit 300% der Durchblutung des Gesamtkörpers. Innerhalb 5 min nach dem Trauma konnte bei allen Tieren eine drastische Reduktion der zerebralen Durchblutung festgestellt werden, wobei dies einem erhöhten zerebralen vaskulären Widerstand, aber vor allem einem abgesunkenen zerebralen Perfusionsdruck angelastet werden muß. Der CBF war in allen Traumagruppen so stark reduziert, daß er nur noch knapp über der Durchblutung des Gesamtkörpers lag. Wie auch bei Sadoshima et al. [265], die die zerebrale Durchblutung mit einer artefiziellen ICP-Erhöhung reduzierten, zeigte sich der Hirnstamm und die Medulla oblongata resistenter gegen eine CBF-Reduktion; die prozentuale Abnahme, die im Großhirn zwischen 50–60% betrug, lag diencephal, mesencephal und in der Medulla zwischen 30–40%. Durch den Anstieg des zerebralen Gefäßwiderstandes auf fast 400% über die Norm sank in der B-Gruppe in den nächsten 90 min der CBF bei fast unverändertem zerebralen Perfusionsdruck weiter ab, um am Ende im Mittel bei 20 ml/min/100 g zu liegen.

In der Literatur wird ein sehr unterschiedliches Verhalten sowohl der zerebralen Durchblutung als auch des zerebrovaskulären Widerstandes nach akutem SHT beschrieben. Die Mitteilungen reichen von einer starken Reduktion des CBF bis zur Beschreibung einer „Luxusperfusion". Die wohl ausführlichsten Untersuchungen der zerebralen Durchblutung am Menschen nach Schädel-Hirn-Trauma stammen von Overgaard et al. [220–223], allerdings auch erst Stunden bis Tage nach dem Trauma. Diejenigen Patienten, die am frühesten untersucht werden konnten, zeigten meist niedrigere CBF-Werte als diejenigen, deren CBF später bestimmt wurde. Auch ließ sich bei wiederholter Messung feststellen, daß Patienten mit initial niedrigem CBF nach einigen Tagen durchaus sogar erhöhte Werte zeigen konnten. Overgaard [222] glaubt deshalb, "That only risk in the first 24 hours after injury was the risk of regional ischemic flow values substancial". Er vermutete dabei, daß eventuell ein Großteil sehr niedriger CBF-Werte gar nicht erfaßt werden würde, da sie in der Frühphase unmittelbar nach dem Trauma anzutreffen wären [223]. Dies würde in Einklang stehen mit der Tatsache, daß wir den CBF-Abfall schon unmittelbar nach dem Trauma sahen.

In den klinischen Studien war ein Zusammenhang zwischen Überleben der Patienten und CBF-Reduktion feststellbar [73, 221–223]. Fieschi et al. [73] berichteten im Zeitraum 12–36 h nach dem Trauma über CBF-Werte von im Mittel 36 ml/min/100 g bei Überlebenden und 27 ml/min/100 g bei später Verstorbenen. Auch diese Autoren sahen eine zeitliche Abhängigkeit der zerebralen Durchblutung mit den niedrigsten Werten zum frühestmöglichen Meßzeitpunkt. Durchblutungswerte unterhalb 22–23 ml/min/100 g würden nur bei Patienten zu beobachten sein, die später versterben [223]. Wir selbst konnten 90 min nach dem Trauma an unseren Versuchstieren denselben Grenzwert eruieren, wenn wir den Laktatanstieg, die verminderte zerebrale arteriovenöse Sauerstoffausschöpfung sowie den Zusammenbruch der energiereichen Phosphate betrachten. Keines der Versuchstiere, unabhängig von der spezifischen Behandlung, wies unterhalb von 22 ml/min/100 g Hirndurchblutung einen nennenswerten ATP-Gehalt im Hirngewebe auf. Diese untere Grenze stimmt mit dem von Jones et al. [145] für wache Affen angegebenen Wert für eine fokale Ischämie überein.

In anderen Tierexperimenten, die ebenfalls unmittelbar nach dem Trauma die zerebrale Durchblutung bestimmten, konnten ähnliche Ergebnisse wie bei uns gefunden werden. So fanden Levett et al. [173] nach Schußverletzungen einen CBF-Abfall von 42 auf 19 ml/min/100 g, andere Autoren berichteten ähnliches [57, 175], allerdings wird der Stellenwert des zerebrovaskulären Widerstandes (CVR) für den CBF-Abfall uneinheitlich beurteilt. Während Levett et al. [173] nur über einen geringen CVR-Anstieg berichteten, sahen Lewelt et al. [175] – abhängig vom arteriellen Mitteldruck – unterhalb 80 mm Hg einen drastischen Anstieg. Das Verhalten des CVR war von der Stärke des applizierten Traumas abhängig.

Unter THAM-Behandlung sahen wir – solange die Applikation andauerte – keinen Anstieg des CVR, zusammen mit dem erhöhten zerebralen Perfusionsdruck ließ sich die Hirndurchblutung deutlich verbessern, allerdings stieg nach Beendigung der alkalisierenden Therapie der CVR an, als Folge sank die zerebrale Durchblutung ab. Diltiazem hingegen vermochte den zerebralen Gefäßwiderstand vollkommen zu normalisieren und ermöglichte damit eine fast normale zerebrale Durchblutung.

Die Reduktion der zerebralen Durchblutung durch eine Erhöhung des zerebralen Gefäßwiderstandes und deren Besserung mit Kalziumantagonisten erinnert sehr stark an Pathophysiologie und Therapie nach einer spontanen Subarachnoidalblutung. In der Tat sahen auch wir bei allen Tieren subarachnoidale Blutauflagerungen, vor allem im Bereich der Hirnbasis und des -stammes. Subarachnoidalblutungen führen in der Regel zu einer mehr oder weniger ausgeprägten Vasokonstriktion der basalen Hirnarterien [135, 136, 280]. Takahashi et al. [296] untersuchten mit Hilfe von Mikroelektroden im Rattengehirn Ionenbewegungen nach akutem SHT, Hubschmann et al. [136] mit derselben Technik die Ionenveränderungen bei einer Subarachnoidalblutung. In beiden Versuchsanordnungen ergab sich unmittelbar sowohl nach der Traumatisierung als auch nach einer artefiziellen Blutinjektion ein Anstieg der extrazellulären Kaliumkonzentration von 4,1 auf 30 mmol/l [296] bzw. von 3,2 auf 14–32 mmol/l [136]. Der Anstieg der extrazellulären Kaliumkonzentration war von einem starken Abfall der Kalziumkonzentration begleitet [136], dies auch in Gehirnbezirken, die nicht direkt geschädigt waren. Eine Depression oder das völlige Sistieren des Spontan-EEGs ging damit Hand in Hand. Die Autoren ziehen aus diesen Experimenten zwei wichtige Schlußfolgerungen: Zum einen, daß eine Zellmembraninstabilität auch dann auftreten kann, wenn die Zelle nicht in unmittelbarer Nähe der Läsion liegt, und zum anderen, daß eine Zellmembraninstabilität immer einen extra-intrazellulären Kalziumeinstrom zur Folge hat. Dieser Kalziumeinstrom kann zwar relativ folgenlos bleiben, wenn bei intakter Zellmembran die ATP-abhängigen Transportsysteme Kalzium wieder ausschleusen oder über Ionenpumpen Kalzium in die Mitochondrien oder in das endoplasmatische Retikulum aufgenommen wird [284], ist die Zellwand jedoch geschädigt oder der Kalziumeinstrom in einer Größenordnung, der die Kapazität der Transportsysteme übersteigt, kommt eine verhängnisvolle Kaskade in Gang. Die Erhöhung der zytoplasmatischen Kalziumkonzentration aktiviert die Enzyme Phospholipase A und C und setzt damit zum einen die Arachidonsäurekaskade in Gang, zum anderen werden die kontraktilen Elemente vasomotorischer Zellen aktiviert. Neben der Kontraktion der großen basalen Arterien bewirken die freigesetzten Mediatoren aber auf der anderen Seite eine massive Dilatation kleinster intraparenchymaler Arteriolen. Die hierdurch verursachte „Kongestion" sowie Plättchenaggregation und Sludge-Phänomene reduzieren über eine Erhöhung des zerebrovaskulären Widerstandes einerseits und einer Zunahme des intrakraniellen Druckes andererseits den zerebralen Blutfluß [136].

Kalziumantagonisten sind in der Lage, die intrazelluläre Kalziumkonzentration in den Hirnzellen zu senken und die kalziumvermittelte Kontraktion der Gefäßmuskelzellen aufzuheben [136]. Dieses Konzept bestätigte sich nicht nur bei der Therapie subarachnoidaler Blutungen, sondern auch nach zerebraler Ischämie beim Herz-Kreislauf-Stillstand [320]. Während bei unbehandelten Tieren nach Reperfusion der zerebrovaskuläre Widerstand bis zum Erliegen der

Hirndurchblutung anstieg, änderte sich die Hirndurchblutung in der mit Kalziumantagonisten behandelten Gruppe nicht, sie lag sogar höher als vor der Ischämie [320].

Da wir nach akutem SHT völlig identische Ergebnisse erzielen konnten, darf daraus geschlossen werden, daß Diltiazem über die Senkung der intrazellulären Kalziumkonzentration den in der B-Gruppe gefundenen Anstieg des zerebrovaskulären Widerstandes verhinderte und damit in der C-Gruppe den zerebralen Blutfluß normalisierte. Zusätzlich konnten durch die Optimierung des intrazellulären pH-Wertes durch THAM die reparativ-membranstabilisierenden Vorgänge voll zum Tragen kommen, dies gilt vor allem für die Wiederherstellung einer intakten Autoregulation [4]. Normalerweise ist es üblich, zur besseren Vergleichbarkeit, den gemessenen CBF rechnerisch auf einen vorgegebenen p_aCO_2 (meist 37 mm Hg) zu korrigieren. Da jedoch nach einem akuten SHT nicht bekannt ist, inwieweit die CO_2-Ansprechbarkeit der zerebralen Gefäße verloren gegangen ist, erscheint eine Korrektur in dieser Situation wenig sinnvoll [41]. Andererseits kann man von prätraumalen CBF-Werten oder den CBF-Werten einer Vergleichsgruppe ausgehend den rechnerisch sich ergebenden „Soll-CBF" mit dem tatsächlichen CBF vergleichen und aus der Differenz den Verlust der Autoregulation abschätzen. Unter Verwendung der Korrekturformel nach Reivich [249] sahen wir bei den mit THAM und Kalziumantagonist behandelten Tieren eine völlige Wiederherstellung der Autoregulation.

Da der intrazerebrale vaskuläre Gefäßwiderstand zwischen der 5. und 30. Minute nach dem Trauma in der B-Gruppe signifikant anstieg, sowie ab der 15. Minute bei der Ableitung evozierter Potentiale ischämische Schädigungen erkennbar waren, müssen in diesem Zeitraum entscheidende, die Mikrozirkulation beeinflussende Veränderungen abgelaufen sein. Aus der druckpassiven initialen Aufdehnung der arteriellen zerebralen Gefäße entwickelte sich ein Vasospasmus, der zum weiteren Absinken des CBF beitrug. Van Nueten und Vanhoutte [309] sowie Miller et al. [198] teilten den zerebralen Gefäßwiderstand in verschiedene Teilbereiche auf, die nicht nur anatomisch zu lokalisieren sind, sondern auch als pathophysiologisches Korrelat verstanden werden müssen. So verlieren unter hypoxischen Bedingungen die Erythrozyten ihre Flexibilität, die Blutviskosität erhöht sich, und das Blut kann kleinere Kapillaren nicht mehr passieren [309]. Inwieweit und an welchen Stellen der zerebrovaskuläre Widerstand sich verändert, wie der Übergang von der ersten Phase der „Blutüberschwemmung" des Gehirns zur zweiten Phase der Vasokonstriktion stattfindet und wo genau lokalisatorisch Kalziumantagonisten ihre Wirkung entfalten, kann mit der vorliegenden Versuchsanordnung nicht beantwortet werden.

6.8 Zerebraler Stoffwechsel

Allgemein anerkannt ist die Meinung, daß nach einem akuten Schädel-Hirn-Trauma der zerebrale Sauerstoffverbrauch ($CMRO_2$) stark herabgesetzt sei [27, 173, 219, 221, 223, 226], dies nicht als Folge einer mangelnden Durchblutung, sondern von der Tiefe der Bewußtlosigkeit abhängig würde ein verminderter metabolischer Bedarf bestehen [219]. Das Konzept der „Luxusperfusion" nach einem SHT postuliert sogar, daß der zerebrale Metabolismus weit stärker als die Durchblutung supprimiert sei [40, 41, 168, 219].

In unseren Versuchen stiegen bei gleichbleibendem arteriellen Sauerstoffgehalt nach dem Trauma sowohl die zerebrale arteriovenöse Sauerstoffgehaltsdifferenz ($D_{a-s} O_2$) als auch die Sauerstoffextraktionsrate ($O_{2(er)}$) an, die C-Gruppe lag dabei am höchsten, am wenigsten war der Anstieg in der B-Gruppe zu beobachten. Ein ähnliches Verhalten sahen Levett et al. [173] nach experimenteller zerebraler Schußverletzung. Dies würde im Großen und Ganzen der These von Overgaard et al. [221] und Obrist et al. [219] entsprechen, die berichteten, daß das Produkt aus $D_{a-v} O_2$ und Durchblutung konstant gehalten werde und deshalb bei abnehmender Durchblutung die $D_{a-v} O_2$ ansteigen müsse. Nicht in dieses Konzept paßt die Beobachtung, daß die mit Kalziumantagonisten behandelte Gruppe die höchsten arteriovenösen Sauerstoffgehaltsdifferenzen aufwies, obwohl bei ihr auch die beste zerebrale Durchblutung verzeichnet werden konnte. Eine Erklärung läßt sich finden, wenn man die Gesamtheit unserer Tiere beobachtet. In der Tat nimmt mit abnehmendem CBF die $D_{a-s} O_2$ zu, aber unterhalb eines CBF-Wertes von 22–23 ml/min/100 g ist ein plötzliches starkes Absinken der $D_{a-s} O_2$ zu verzeichnen. Dies kann einerseits dadurch bedingt sein, daß die Tiere so tief bewußtlos sind, daß nur noch sehr wenig Sauerstoff vom Gehirn verbraucht wird – metabolische Suppression nach Meinung einiger Autoren –, zum anderen könnten aber die Gehirnzellen so schwer geschädigt sein, daß sie überhaupt keinen Sauerstoff mehr verbrauchen können. Analysiert man den ATP-Gehalt des Hirngewebes der Versuchstiere, so zeigt sich, daß bei allen Tieren mit einem CBF unter 22 ml/min/100 g und niedriger $D_{a-s} O_2$ kein ATP mehr gefunden werden konnte.

Im Gegensatz zu den in der Klinik erhobenen Befunden [41, 84, 221, 223] müssen wir somit feststellen, daß zwar für einen gewissen zerebralen Durchblutungsbereich ein inverser Zusammenhang mit der arteriovenösen Sauerstoffausschöpfung besteht, unterhalb einer Grenze von 23 ml/min/100 g – unter dieser Grenze lagen die meisten Tiere der B-Gruppe – dieser Zusammenhang aber verloren geht. In der Frühphase nach einem akuten SHT ist nicht die Entkopplung zwischen Metabolismus und Durchblutung im Sinne einer Luxusperfusion [41, 168] zu beobachten, sondern die Minderperfusion mit fehlender Sauerstoffausschöpfung limitierend.

Eine enge Kopplung unmittelbar nach dem Trauma zwischen zerebraler Durchblutung und Metabolismus spiegelt sich im Sauerstoffangebot an die Gehirnzelle ($O_{2(del)}$), im Sauerstoffverbrauch des Gehirns ($CMRO_2$) und in der Relation des Sauerstoffverbrauches zum übrigen Körper ($CMRO_2\%$) wider. Alle Parameter zeigen ein fast identisches Verhalten zur zerebralen Durchblutung mit weitgehender Normalisierung in der C-Gruppe nach 90 min. Der zerebrale Sauerstoffverbrauch lag mit 2,5 ml/min/100 g in der Kontrollgruppe etwas niedriger als normal für den Menschen angegeben (3,0–3,4 ml/min/100 g) [39]. In der B-Gruppe sank die $CMRO_2$ unter 1 ml/min/100 g ab und lag damit noch unter den Werten, die in der Klinik an nicht überlebenden Patienten erhoben wurden [223]. Allerdings ist die Vergleichbarkeit zwischen Klinik und unseren im Tierexperiment erhobenen Befunden sehr erschwert, da zur Messung völlig verschiedene Methoden verwandt wurden.

Im Gegensatz zum Sauerstoffverbrauch zeigte der zerebrale Glukoseverbrauch (CMR-Glu) weit weniger Schwankungen. Er lag mit 12 µmol/min/100 g im in der Literatur angegebenen Bereich [39]. 5 min nach dem Trauma war zwischen den Gruppen kein Unterschied feststellbar, ebensowenig 30 min später. Erst 90 min nach dem Trauma war in der B- und T-Gruppe ein deutlicher Abfall gegenüber der K- und C-Gruppe feststellbar. Der unveränderte Glukoseverbrauch bei stark reduziertem Sauerstoffverbrauch während der ersten 30 min deutet darauf hin, daß die Energiegewinnung nicht mehr auf aerobem, sondern auf anaerobem Weg erfolgte. Wegen der stark abgesunkenen zerebralen Durchblutung stieg zu diesem Zwecke die arteriovenöse Glukoseausschöpfung gegenüber der Sauerstoffausschöpfung überproportional an. Die höchste Ausschöpfung ließ sich in der B-Gruppe feststellen. Vergleichbare Werte für den Glukoseverbrauch nach einem SHT lassen sich in der Literatur nicht finden, einzig Pappius [226] maß die lokale zerebrale Glukoseutilisation nach Kälte- und Hitzeläsionen. Er fand eine Depression der Glukoseutilisation nicht nur im geschädigten Gebiet, sondern noch weit darüber hinaus, ja sogar in der kontralateralen Hemisphäre. Allerdings wurden die Bestimmungen 4–24 h nach dem Trauma durchgeführt. Eine Übereinstimmung würde sich insofern ergeben, daß auch bei uns in der B-Gruppe nach 90 min ein deutlicher Abfall des Glukoseumsatzes zu beobachten war. Diese Verminderung dürfte allerdings mehr auf der drastischen Reduktion des CBF beruhen, da die arteriovenöse Glukosedifferenz zu diesem Zeitpunkt ebenfalls im Normbereich lag. Man kann hier das gleiche Phänomen wie bei der D_{a-s} O_2 beobachten, das Gehirn braucht keine Glukose mehr – auch nicht zur anaeroben Energiegewinnung – da eine Metabolisierung nicht mehr stattfindet. Der in der C-Gruppe über der Norm liegende Glukoseverbrauch zusammen mit dem über der Norm liegenden Sauerstoffverbrauch signalisiert die Wiederherstellung einer „normalen" Stoffwechselsituation.

Für die zeitliche Abfolge der metabolischen Veränderungen können wir somit folgendes festhalten: Wenige Minuten nach dem Trauma läuft die zerebrale Energiegewinnung in allen Gruppen z.T. anaerob ab, in der B-Gruppe auch weiterhin bis ein Großteil der Tiere dieser Gruppe keinen zerebralen Stoffwechselumsatz mehr aufweist. Durch die Behandlung mit THAM läßt sich diese ungünstige Situation bessern, aber erst die Kombination aus THAM und Kalziumantagonist normalisiert die zerebrale Energiegewinnung.

Das während Phasen der anaeroben Energiegewinnung aus Glukose entstehende Laktat erscheint bei normalen Durchblutungsverhältnissen im venösen Blut und kann über die Durchblutung als Laktatausschwemmung (CMR-Lac) berechnet werden. Unter Zugrundelegung des Glukose- und Sauerstoffverbrauches läßt sich die Laktatproduktion ebenfalls berechnen. Da 5 min nach dem Trauma und auch später die Laktatausschwemmung – vor allem in der B-Gruppe – in keiner Weise der berechenbaren Laktatproduktion entsprach, kann der Schluß gezogen werden, daß das entstehende Laktat im Hirngewebe akkumulierte. Die direkte Bestimmung der Gewebelaktatspiegel sollte dies in vollem Umfange bestätigen.

6.9 Zerebrale Gewebemetabolite

Die Analyse des Hirngewebes auf energiereiche Phosphate, Laktat, Glukose und pH-Werte untermauerte die aus der Bestimmung der zerebralen Durchblutung und den arteriovenösen Gehaltsdifferenzen vermuteten Gegebenheiten. 120 min nach dem Schädel-Hirn-Trauma war in der B-Gruppe ein Abfall der energiereichen Phosphate, ein Abfall des Glukosegehaltes und des Gewebe-pH-Wertes sowie der vermutete Anstieg des Laktatgehaltes zu finden. Die Applikation von THAM verbesserte die deletäre Situation entscheidend, der Gewebe-pH lag zwar noch unter den Werten der K-Gruppe, aber der Abfall der energiereichen Phosphate sowie der Anstieg von AMP und Laktat waren weit weniger ausgeprägt. Trotz etwas niedriger liegender Gewebe-pH-Werte in der C-Gruppe hatte sich die energetische Situation des Hirngewebes vollständig normalisiert: ATP, Kreatinphosphat und AMP unterschieden sich nicht mehr von der Kontrollgruppe, die Laktatwerte waren noch etwas erhöht.

Der ATP-Gehalt in der Kontrollgruppe lag mit im Mittel 2,35 µmol/g Gehirngewebe niedriger als die von Siesjö [282] für Ratten und Mäuse angegebenen Werte, der AMP-Gehalt mit 0,07 µmol/g geringfügig höher. Allerdings räumt Siesjö [282] ein, daß die erhobenen Werte einerseits sehr von der Gewebegewinnung abhängig seien, zum anderen aber auch Speziesunterschiede bestehen würden. So vermutete er, daß größere Tiere wie Katzen, Hunde und Affen einen geringeren Nucleotidpool aufweisen würden und damit auch niedrigere ATP-Werte zu erheben seien. Wagner et al. [312] geben bei Katzen ATP-Werte zwischen 2,08 und 2,64 µmol/g Hirngewebe an. Yang et al. [329] 1,83 bis 2,32 µmol/g und Welsh und Rieder [319] 2,20 bis 2,44 µmol/g. Alle zitierten Werte wurden mit derselben Einfriertechnik, die auch wir verwandten, gewonnen. Die Kreatinphosphatwerte mit im Mittel zwischen 3,02 und 3,70 µmol/g lagen z. T. im angegebenen Bereich, teils niedriger [312, 319, 329].

Auffällig ist, daß die Laktatwerte unserer Kontrolltiere deutlich über den in der Literatur mitgeteilten Befunden liegen. Dem können unterschiedliche Ursachen zugrunde liegen: Bei Schweinen werden im Plasma höhere Laktatwerte gefunden als bei Ratten, Katzen, Hunden und auch beim Menschen. So geben Pond und Houpt [244] 6,0–6,4 mmol/l als Normwert an, unsere Plasmawerte lagen etwas darunter. Laktat diffundiert zwar relativ langsam aus dem Blut ins Hirngewebe [258], aber trotzdem können die Gewebelaktatspiegel nicht niedriger als im Blut liegen. Eine alkalotische Stoffwechsellage erhöht ebenfalls den Gewebelaktatspiegel [283], unsere Kontrolltiere waren leicht hyperventiliert. Allerdings muß man auch diskutieren, daß während des Einfriervorganges akzidentell Laktat entstanden sein könnte. Die von uns verwandte „Funnel-Technik" wurde von Pontén [243] am Rattenhirn beschrieben und von Welsh und Rieder [319] für Katzen evaluiert. Die Autoren konnten zeigen, daß durch das Zusammenwirken der von der Schädelbasis ausgehenden erhaltenen Blutversorgung und dem Eintreffen der von der Hirnoberfläche ankommenden Gefrierfront nur geringe metabolische Veränderungen stattfinden. Lowry et al. stellten fest, daß diese Veränderungen einer kompletten Ischämie von maximal 10 s entsprechen würden (zitiert nach [282]). Allerdings sind die von uns verwandten Schweinegehirne größer als die evaluierten Katzenhirne. Wir untersuchten deshalb mit der

von Welsh und Rieder [319] angegebenen NADH-Fluoreszenztechnik Hirnscheiben und fanden bei Schweinen bis zu einem Körpergewicht von 24 kg keine
signifikante Zunahme des NADH-Gehaltes. Der erhöhte Gewebelaktatspiegel
kann demnach hauptsächlich auf die Tierspezies und die angewandte Hyperventilation zurückgeführt werden. Allerdings läßt sich, zusammen mit den leicht erniedrigten Kreatinphosphatspiegeln, eine begrenzte, kurzfristige Ischämie während des Einfriervorganges letztendlich nicht mit absoluter Sicherheit ausschlie-
ßen [319].

Unter physiologischen Bedingungen ist das Gehirn – im Gegensatz zu anderen Organen – ausschließlich auf die Energiegewinnung aus der Oxydation der
Glukose angewiesen [12, 282]. Bei der Verbrennung von Glukose wird die frei-
werdende Energie in organischer Form als ATP und Kreatinphosphat gespeichert. Wie auch in anderen Organen kann Glukose entweder aerob zu Kohlen-
dioxid und Wasser oder bei Sauerstoffmangel alternativ anaerob zu Laktat abge-
baut werden, jedoch reicht die Energiegewinnung auch bei maximalem anaeroben Durchsatz nicht zur Aufrechterhaltung der Zellintegrität aus [283].

ATP muß als genereller Energielieferant für alle energieverbrauchenden Stoff-
wechselprozesse der neuronalen Zellen angesehen werden. Nach Atkinson [12]
kann der Energiemetabolismus der Zelle als Gleichgewicht zwischen Verbrauch
von ATP und dessen Resynthese angesehen werden, er definierte den Energie-
status als „Energy Charge" (E. C.). Unter physiologischen Bedingungen beläuft
sich dieses als Quotient ausgedrückte Verhältnis auf 0,85 bis 0,91 [12]. Ist das
Energiegleichgewicht zu Ungunsten der Resynthese gestört, so fällt der E. C. ab
[153].

Die kontinuierliche Versorgung der Zelle mit Sauerstoff kann entweder durch
Hypoxie oder Ischämie unterbunden werden, bei letzterer ist neben der Sauer-
stoffzufuhr auch die Versorgung mit anderen überlebenswichtigen Substraten
(Glukose, Aminosäuren etc.) sowie die Elimination von Metaboliten (Laktat,
CO_2) unterbrochen. Die Ischämie kann komplett oder inkomplett sein, wobei
sich grundlegende Unterschiede ergeben. Eine komplette Ischämie führt innerhalb von wenigen Sekunden zum Abbau der energiereichen Phosphate in der
Reihenfolge Kreatinphosphat, ATP, ADP und zuletzt AMP [282–284]. Die Laktatkonzentration steigt unmittelbar nach Beginn der Ischämie an, noch bevor die
ATP-Konzentration abzufallen beginnt [153]. Da keinerlei Zufuhr und auch kein
Metabolitabtransport erfolgt, ergibt sich die maximale Laktatkonzentration aus
der Summe der Glukose- und Glykogenkonzentrationen. Bei normalen Blutzuk-
kerwerten akkumulieren ca. 16 μmol Laktat/g Gehirngewebe [248, 283]. Bei einer inkompletten Ischämie ist dagegen die Glukosezufuhr nicht unterbunden,
somit werden durch anaeroben Abbau exzessive Laktatwerte erreicht. Je nach
Blutzuckerspiegel können 30 μmol/g Gehirngewebe überschritten werden, wobei die Erholungsfähigkeit des Hirngewebes umgekehrt proportional zum Laktatgehalt zu verlaufen scheint [89]. Siesjö [283] gibt eine Grenze von 20 μmol
Laktat/g Hirngewebe als wahrscheinliche Grenze der Erholungsfähigkeit an.

Die in der B-Gruppe gefundene Konstellation der Gewebemetabolite läßt sich
mit einer inkompletten Ischämie vereinbaren. Die bis auf 39 μmol/g Hirngewebe angestiegenen Laktatspiegel, der nicht komplett abgefallene ATP-Gehalt,
der im Normbereich liegende ADP-Spiegel sowie der um 300% erhöhte AMP-

Spiegel sind die Kennzeichen einer inkompletten Ischämie. Sicherlich ist hier, nicht wie bei einem Gefäßverschluß, ein völlig einheitliches Gewebemuster zu erwarten, sondern die in den einzelnen Gewebeproben erhobenen Werte stellen Mittelwerte aus mehr oder minder aerob-anaeroben Substrukturen dar. Wenn man allerdings anhand der Gewebe-pH-Bilder die meist einheitlich stärkste Gewebeazidose berücksichtigt, wird verständlich, daß hier kaum noch enzymatische Reaktionen ablaufen können [258] und eine Spontanerholung somit äußerst unwahrscheinlich ist. Yang et al. [329] und Wagner et al. [312] erzeugten an Katzen ebenfalls ein experimentelles Schädel-Hirn-Trauma und analysierten die Gewebespiegel der energiereichen Phosphate. Erstere Autoren fanden eine Stunde nach einem leichten Schädel-Hirn-Trauma minimale Gewebespiegelveränderungen, einzig Laktat war auf den 3fachen Wert angestiegen und Kreatinphosphat abgefallen. ATP sowie der Glukosespiegel blieben unverändert. Die Autoren schlossen daraus, daß bei diesem milden Trauma der Laktatspiegel nicht durch Ischämie sondern durch das Trauma selbst angestiegen sei. Wagner et al. [312], die 15 min nach dem Trauma einen erhöhten Laktatgehalt, abgefallene Kreatinphosphat- und ATP-Spiegel sowie einen verminderten Glykogengehalt – jedoch normale Glukosespiegel – feststellen konnten, interpretieren diese Befunde in dem Sinne, daß zwar innerhalb der ersten 15 min nach dem Trauma ischämische Vorgänge stattgefunden haben, aber nach 15 min der zerebrale Blutfluß ausreichend sei, um einen normalen Glukosespiegel zu gewährleisten. Da das angewandte Modell aus methodischen Gründen mit unserem nicht vergleichbar ist, kann nur vermutet werden, daß der Schweregrad des Traumas leichter als bei uns war. Zudem konnten wir anhand der evozierten Potentiale bis zur 15. Minute keine generelle Ischämie feststellen, erst danach verschlechterte sich ohne weitergehende Behandlung durch die Erhöhung des zerebrovaskulären Widerstandes die zerebrale Durchblutung.

Daß die in der B-Gruppe und auch teilweise in der T-Gruppe gefundene Konstellation nicht Folge einer direkten Zellschädigung, sondern durch ungenügende Durchblutungsverhältnisse entstanden ist, läßt sich auch aus der Beobachtung von Michenfelder und Sundt [194] folgern. Die Autoren erzeugten an Affen durch einen einseitigen Verschluß der Arteria cerebri media eine inkomplette Ischämie und sahen einen langsamen ATP-Abfall während der 3stündigen Beobachtungsperiode auf 30% des Ausgangswertes sowie einen Laktatanstieg auf das achtfache des Kontrollwertes von 2,32 μmol/g. Der zerebrale Blutfluß war dabei nur auf 20–50% des Normalwertes reduziert. Der enge Zusammenhang zwischen Durchblutung, ATP-Gehalt und Laktatspiegel läßt sich auch aus unseren Untersuchungen ablesen. Unterhalb der schon mehrfach angesprochenen Grenze der zerebralen Durchblutung von 22–23 ml/min/100 g ist ein schlagartiges Abfallen des ATP-Gehaltes zu erkennen, der Laktatgehalt steigt an. Daß der ATP-Gehalt dabei sehr lange relativ konstant bleibt und unterhalb des Grenzwertes sofort gegen Null geht, während das Laktat eine viel breitere Streuung zeigt, läßt sich aus Untersuchungen von Siesjö [282] erklären. Er beschrieb bei progressiver Hypoxie einen Laktatanstieg bei noch normalem ATP-Gehalt, erst unterhalb eines arteriellen pO_2 von 20 mm Hg fällt der ATP-Gehalt plötzlich ab.

In unseren Versuchen bestand zwischen den gefundenen Laktatspiegeln und den mit einem bildgebenden Verfahren bestimmten pH-Werten eine enge Korrelation. Mehrere Autoren berichteten über den Zusammenhang zwischen erhöhten Laktatspiegeln und erniedrigten pH-Werten im Liquor von Patienten nach akutem SHT [69, 152]. Je höher die Laktatspiegel im Liquor waren, umso schlechter gestaltete sich die Prognose der Patienten, ebenso fanden Gulati et al. [110] weit niedrigere pH-Werte im Liquor von Patienten mit schwerem Schädel-Hirn-Trauma gegenüber leichter Traumatisierung. Die Liquor-pH- und Laktatwerte standen jedoch in keinem Zusammenhang zu den arteriellen Blutgasen. Wir selbst konnten sogar im hirnvenösen Blut weder zwischen den Blutlaktatspiegeln noch dem pH-Wert einen Zusammenhang zum Gehalt der Gewebemetabolite erkennen. Auch waren zwar im hirnvenösen Blut nach der THAM-Zufuhr geringgradig erhöhte pH-Werte zu eruieren, sie standen dabei in keinem Verhältnis zur Anhebung des Gehirngewebe-pH-Wertes. Die THAM-Applikation kann somit keinesfalls den Gewebe-pH nur passiv angehoben haben, sondern entweder muß THAM selektiv im traumatisierten Hirngewebe angereichert worden sein, oder durch die alkalisierende Therapie wurden den Gehirnzellen reparative Vorgänge ermöglicht, so daß sie einen adäquaten pH-Wert selbst aufrecht erhalten konnten.

Pulsinelli und Petito [246] zeigten, daß H^+-Ionen per se, wenn ein pH von 6,5–6,0 unterschritten wird, neurotoxisch wirken. Laktat ist zwar eine organische Säure und steigt während einer Ischämie im gleichen Maße an, wie der pH-Wert abfällt, aber beide Phänomene müssen einander nicht bedingen, sondern können Indikatoren für ein und dasselbe Geschehen sein [283]; zumal relativ hohe Laktatspiegel ohne pH-Abfall ohne Schädigungsfolgen bleiben [172]. H^+-Ionen werden transmembranös gegen Natriumionen ausgetauscht, genau wie dies übrigens für Kalziumionen der Fall ist. Die nachgeschaltete Na-K-ATPase schleust unter Energieverbrauch die intrazellulär gelangten Natriumionen wieder nach extrazellulär. Beim Zusammenbruch des Energiepotentials werden somit H^+-Ionen nicht mehr aus der Zelle befördert, der intrazelluläre pH sinkt ab; ebenso akkumulieren Kalziumionen intrazellulär. Da die meisten Enzyme, einschließlich der Membran-ATPasen, unterhalb eines pH-Wertes von 6,5–6,0 ihre Aktivität einstellen, wird ein Circulus vitiosus in Gang gesetzt [258]. Aus diesen Überlegungen ergibt sich die Notwendigkeit, einerseits mit einer leicht in den intrazellulären Raum diffundierenden Base den pH-Wert soweit anzuheben, daß die Zellenzyme wieder zu arbeiten beginnen, zum anderen mit einem Kalziumantagonisten den verhängnisvollen Kalziumeinstrom in die Zellen zu stoppen. Daß dieses Konzept realisierbar ist, zeigen die Gewebemetabolitspiegel in der T- und C-Gruppe.

Nach McIlwain und Bachelard [183] bewirken Anoxie und Hypoglykämie eine Verschiebung des Aminosäurenmusters im Hirngewebe, während die Gesamtkonzentration der freien Aminosäuren relativ konstant bleibt. Kobayashi et al. [157] beobachteten am Katzenhirn nach einstündiger Ischämie einen Anstieg des Alanin, der GABA und des Valin, während die Asparaginsäure abnahm. Auch Folbergrova et al. [75] fanden am Rattenhirn nach 5minütiger Ischämie einen signifikanten Anstieg von Alanin und GABA. Von den 4 Aminosäuren, die von Duffy et al. [66] im Mäusegehirn nach Hypoxie bestimmt wurden, zeigten wiederum Alanin und GABA eine deutliche Erhöhung, während für die Asparaginsäure und in weniger ausgeprägter Form für die Glutaminsäure ein Abfall erkennbar war.

Vergleicht man die unter hypoxischen Bedingungen gefundenen Befunde mit den Veränderungen der Aminosäuren bei unseren traumatisierten Tieren – dies insbesondere in der B-Gruppe – so lassen sich eindeutige Übereinstimmungen feststellen. Es ist dies ein Anstieg von Alanin, GABA und Valin, sowie ein Abfall der Asparaginsäure und eine leichte Erniedrigung der Glutaminsäure. Diese gleichgerichteten Verschiebungen einzelner Aminosäuren bei nicht verändertem Gesamtaminosäurengehalt sowohl unter Ischämie als auch nach einem schweren SHT lassen auf gemeinsame pathobiochemische Vorgänge schließen.

Die Konzentration der freien Aminosäuren im Gehirn wird durch deren Transport über die Blut-Hirn-Schranke, den Einbau in Proteine und der Geschwindigkeit der vielfältigen Stoffwechselvorgänge, denen sie unterliegen, bestimmt [171]. Da die Gesamtkonzentration der freien Aminosäuren um das 6fache höher als im Plasma liegt, wobei die Relation einzelner Aminosäuren noch um ein vielfaches höher sein kann [115, 132, 143, 171], wird für den Transport Energie in Form von ATP verbraucht [283]. Von Bedeutung ist, daß Aminosäuren sowohl durch Desaminierung in den Zitratzyklus eingeschleust werden können, als auch die de novo Synthese bestimmter Aminosäuren im Zitratzyklus durch den sogenannten „GABA-Shunt" [153]. Über einen Nebenschluß im Zitratzyklus werden 2 Aminosäuren synthetisiert, die als exzitatorische (Glutamat) und inhibitorische (GABA) Transmitter eine zentrale Rolle bei der synaptischen Erregungsweiterleitung spielen und deren Bestand insbesondere während einer Ischämie – wie geschildert – charakteristische Veränderungen zeigt.

Vor allem die Akkumulation von Pyruvat bei einem exzessiven Laktatstau führt unter einem vermehrten Angebot an $NADH_2$ zu typischen Transaminierungsmechanismen [66]. Demzufolge ist ein Anstieg des Alanin durch die Verschiebung der Alaninaminotransferasereaktion sowie ein Abfall von Aspartat und ein unverändertes Glutamat zu finden. Das Verhältnis von Alanin zu Glutaminsäure ist nach Conger [44, 45] ein pathognomonischer Wert für die Regenerationsfähigkeit ischämischer Gewebe. Im GABA-Shunt führt die anaerobe Dekarboxylierung von Glutamat zu GABA zu einer Anhäufung letzterer [153]. Weniger leicht sind die anderen feststellbaren Veränderungen deutbar. Allenfalls kann die Zunahme essentieller Aminosäuren wie Valin, Leucin, Isoleucin und Lysin auf einen geänderten Proteinstoffwechsel entweder im Sinne eines gesteigerten Proteinabbaus oder auf eine verminderte Proteinsynthese hinweisen [64]. Dienel et al. [58] konnten unter ischämischen Bedingungen eine Hemmung des Einbaus von Valin in Proteine nachweisen.

Bei der Gegenüberstellung der freien Aminosäuren im Gehirn zwischen der Kontrollgruppe und den 3 Traumagruppen läßt sich für die meisten Aminosäuren ein ganz charakteristisches Profil erkennen. Ausgehend von der K-Gruppe ist für alle „ischämiecharakteristischen" Aminosäuren in der B-Gruppe die größte Verschiebung zu erkennen, die sich unter Applikation von THAM oder THAM mit Kalziumantagonist wieder dem Wert der K-Gruppe nähert. Dies trifft ebenfalls für die errechneten Aminosäurequotienten zu.

Ischämische Veränderungen – gemessen am Quotienten Alanin-Glutamat – lassen wiederum einen eindeutigen Zusammenhang mit der zerebralen Durchblutung erkennen. Ab einer kritischen Minderdurchblutung des Hirngewebes unter 20–25 ml/min/100 g ist eine exponentielle Zunahme des Quotienten zu verzeichnen. Dies unterstreicht einmal mehr die Notwendigkeit, eine ausreichende zerebrale Durchblutung nach einem SHT aufrecht zu erhalten.

Aber aus der Konzentration der freien Aminosäuren läßt sich noch ein anderer enorm wichtiger Tatbestand ableiten. Im Gegensatz zur Normalisierung der energiereichen Phosphate und des Gewebelaktatspiegels nach einer Ischämie unter der Rezirkulation ist an den freien Aminosäuren ein davon abweichendes Verhalten feststellbar. So stieg nach der Aufhebung ischämischer Bedingungen am Katzenhirn der Alaninspiegel weiter an [157] und erreicht erst nach 5 h denjenigen Wert, den er am Ende der Ischämieperiode hatte. Valin und Asparagin stiegen ebenfalls weiter an, die Asparaginsäure fiel ab. Dasselbe Verhalten wird von Duffy et al. [66] für Alanin, Glutaminsäure und Asparaginsäure festgestellt.

Da in der C-Gruppe die genannten Aminosäuren 120 min nach dem Trauma keine Abweichungen von der K-Gruppe zeigten, ist damit der eindeutige Beweis erbracht, daß unter der Kombinationstherapie Beatmung, THAM-Gabe und Kalziumantagonistinfusion zu keinem Zeitpunkt eine Ischämie stattgefunden hatte. Es konnten durch diese Therapie nicht etwa ischämiebedingte Veränderungen repariert werden, sondern eine Ischämie wurde a priori verhindert.

7 Schlußfolgerungen

- Pathophysiologisch ist nach einem schweren Schädel-Hirn-Trauma als erste Reaktion des Körpers eine exzessive Katecholaminausschüttung feststellbar. Dies führt zu kurzfristigen, aber umso gravierenderen Alterationen des großen und kleinen Kreislaufes. Sowohl der arterielle Druck als auch der pulmonalarterielle Druck steigen innerhalb weniger Sekunden um 50–100% an, der Anstieg ist nach 2 min nicht mehr nachweisbar. Trotzdem genügt diese kurze Zeitspanne, um weitere tiefgreifende Schädigungsmechanismen in Gang zu setzen.
- Durch die direkte Gewalteinwirkung auf das Gehirn sind die zerebralen Gefäße vorübergehend auf Blutdruckschwankungen nicht reagibel, der katecholaminbedingte Blutdruckanstieg führt bei aufgehobener Autoregulation zur Blutüberschwemmung des Gehirns. Als Folge steigt der intrakranielle Druck sehr stark an, die abrupte passive Aufdehnung der Zerebralgefäße führt zu Wandschädigungen. Nach der Normalisierung des arteriellen Blutdruckes sinkt der intrakranielle Druck jedoch nicht ab, sondern die zunehmende vasale Kongestion läßt ihn weiter ansteigen, ein Abfall des zerebralen Perfusionsdruckes ist die Folge.
- Pulmonal bewirkt die kurzfristige Druckerhöhung ebenfalls eine Kapillarschädigung mit dem Austritt von proteinreicher Flüssigkeit. Das Gesamtlungenwasser sowie das extravaskuläre Lungenwasser steigen an. Durch die beschriebenen pulmonalen Veränderungen ist der Patient jedoch nicht unmittelbar gefährdet, sondern mehr durch zerebral ausgelöste Atemstörungen. So sind unmittelbar nach dem Trauma zentral bedingte schwerste Alterationen der Atmung im Sinne von Hypoxie und Hyperkapnie anzutreffen. Hyperkapnie und Hypoxie korrelieren dabei mit dem nach dem Glasgow-Coma-Scale erhobenen Bewußtseinszustand, dies gilt auch für die respiratorische Azidose. Die unmittelbare primäre Gefährdung des Patienten ist somit relativ einfach an der erreichten Punktezahl im Glasgow-Coma-Scale ablesbar.
- Als unmittelbare lebensrettende Maßnahme ist die Aufrechterhaltung einer adäquaten Ventilation anzusehen, die – abhängig vom Bewußtseinszustand – in Intubation und Beatmung besteht. Intubation, Beatmung und Hyperventilation können zwar das primäre Überleben des Patienten sichern und vermögen in leichteren Traumafällen durch die Senkung des intrakraniellen Druckes sowie die damit verbundene Anhebung des zerebralen Perfusionsdruckes eine weitere Schädigung des Zerebrums vermeiden, aber in schwereren Fällen kann diese Maßnahme nicht das Fortschreiten zerebraler pathophysiologischer Alterationen verhindern, die im Sinne eines circulus vitiosus ablaufen.

- Erhöhter intrakranieller Druck und abgefallener zerebraler Perfusionsdruck lassen die zerebrale Durchblutung nach wenigen Minuten auf ca. 50% des Ausgangswertes absinken. Verursacht durch eine zunehmende zerebrale Vasokonstriktion tritt eine inkomplette zerebrale Ischämie auf. Die ersten ischämischen Zeichen, erkenntlich an der verlängerten Überleitungszeit somatosensorisch evozierter Potentiale, sind 15 min nach dem Trauma zu finden.
- Die inkomplette Ischämie ist gekennzeichnet durch einen stark verminderten zerebralen Sauerstoffverbrauch bei fast unverändertem Glukoseumsatz. Als Folge dieser anaeroben Energiegewinnung kommt es im zerebralen Gewebe zu einem exzessiven Laktatanstieg mit entsprechendem Abfall des Gewebe-pH. Der ATP-Gehalt des Gehirns ist 2 h nach dem Trauma auf ca. 30% des Ausgangswertes abgesunken, der AMP-Gehalt um 300% angestiegen. Die Zusammensetzung der freien Aminosäuren im Hirngewebe zeigt ischämietypische Veränderungen.
- Die nach einem schweren Schädel-Hirn-Trauma unter alleiniger Beatmungstherapie zu findenden intrazerebralen ischämischen Veränderungen sind so schwerwiegend, daß eine spontane Erholung nahezu ausgeschlossen ist. Es gilt deshalb, die Zeit bis zum Auftritt von ischämischen Schäden zu nutzen, und innerhalb der zur Verfügung stehenden Zeit entsprechende therapeutische Maßnahmen einzuleiten.
- THAM, eine intrazellulär penetrierende Base, vermag durch die Verbesserung der zerebralen Autoregulation den intrakraniellen Druck zu senken und damit die zerebrale Perfusion anzuheben. Durch diese Maßnahme sowie die Optimierung des intrazellulären pHs gelingt nicht nur eine Verbesserung der zerebralen Durchblutung sowie eine gewisse Erholung des Sauerstoffverbrauchs, sondern durch die bessere aerobe Energiegewinnung stellt sich die energetische Situation – gemessen an den energiereichen Phosphaten sowie dem Laktatgehalt im Hirngewebe – weit besser als unter alleiniger Beatmungstherapie dar. Ischämische Schäden können längere Zeit in Grenzen gehalten werden, lassen sich aber letztendlich doch nicht ganz vermeiden.
- Erst eine Kombination aus kontrollierter Hyperventilation, THAM-Applikation sowie die frühzeitige kontinuierliche Kalziumantagonistengabe ist in der Lage, ischämische Vorgänge nach einem schweren Schädel-Hirn-Trauma zu verhindern. Gemessen am Verhalten der freien Aminosäuren im Hirngewebe bewirkt diese Therapiekombination nicht etwa die Normalisierung eines stattgefundenen ischämischen Geschehens, sondern rechtzeitig angewandt ist das Entstehen ischämischer Alterationen a priori vermeidbar. Da der verwandte Kalziumantagonist Diltiazem außer der „zerebralen Protektion" zur systemischen Hypotension führen kann, sollte die Anwendung von selektiv-zerebral wirkenden Kalziumantagonisten erwogen werden.
- Inwieweit die im Tierexperiment gewonnenen Erkenntnisse auf den Menschen übertragbar sind und ob die in einem relativ kurzen Zeitraum von 2 h gefundenen Ergebnisse auch den Gegebenheiten einer sich über Tage erstreckenden Intensivtherapie standhalten können, muß durch weitere Untersuchungen geklärt werden. Da wir jedoch mit unseren Ergebnissen die Feststellung von Pontén (1974)

„Das Gehirngewebe selbst ist wahrscheinlich relativ resistent gegenüber einwirkenden Kräf-
ten ..., aber frühe sekundäre zirkulatorische und respiratorische Faktoren mögen manche der
Läsionen erklären ..., die schon bei Klinikaufnahme gefunden werden"

untermauern und präzisieren können, lohnt es sich, auf dem eingeschlagenen
Weg weiter zu gehen.

8 Zusammenfassung

Trotz erheblich verbesserter intensivtherapeutischer Möglichkeiten ist in den letzten 25 Jahren die Prognose der Schädel-Hirn-Verletzung bezüglich Morbidität und Mortalität fast unverändert geblieben. Primäre Substanzschäden am Zerebrum nach einem Trauma sind und bleiben irreparabel, aber das Überleben und die Qualität des Überlebens hängen ganz entscheidend von sekundären, meist ischämisch bedingten zerebralen Schädigungen ab. Nach Meinung namhafter Autoren ist die Genese sekundärer zerebraler Schädigungen oftmals in der Prähospitalphase zu suchen.

Mit dem Aufbau eines modernen Rettungswesens wurde zwar die taktische Voraussetzung zur frühzeitigen therapeutischen Intervention bei Patienten mit akutem Schädel-Hirn-Trauma geschaffen, jedoch liegen für die Frühphase nach einer Gehirnverletzung kaum Erkenntnisse über die pathophysiologischen und pathobiochemischen Abläufe vor, so daß die eventuell notwendigen therapeutischen Maßnahmen bis jetzt nicht bekannt sind.

Ziel dieser Studie war es deshalb, eine Statusdefinition des akuten Schädel-Hirn-Traumas für die Zeit unmittelbar nach dem Trauma zu erstellen sowie aus dieser Statusdefinition Ansatzpunkte für therapeutische Möglichkeiten aufzuzeigen.

Bei der Statusdefinition interessierten insbesondere folgende Fragen:

- Sind bisher im Tierexperiment nachgewiesene Störungen der Atmung und des Stoffwechsels auch in der Prähospitalphase am Patienten zu finden? Welche Wechselwirkungen bestehen zwischen kardiovaskulären, pulmonalen und zerebralen Störungen?
- Wie verhält sich im standardisierten Tierexperiment der intrakranielle Druck und der zerebrale Perfusionsdruck in der Frühphase nach einem akuten Schädel-Hirn-Trauma und durch welche Faktoren von seiten des Kreislaufes werden beide Größen beeinflußt?
- Welche Charakteristik weist der zerebrale Blutfluß auf und welchen Veränderungen ist der zerebrale Metabolismus im Vergleich zum zerebralen Blutfluß unterworfen?

Zur Evaluierung neuer Therapieansätze erfolgten Untersuchungen mit den Fragestellungen:

- Gibt es neue therapeutische Ansatzpunkte, die in der Frühphase nach einem Schädel-Hirn-Trauma einen intrakraniellen Druckanstieg reduzieren oder gar verhindern können?

- Mit welchen therapeutischen Prinzipien lassen sich Alterationen des zerebralen Blutflusses so früh wie möglich normalisieren und gibt es Möglichkeiten einer Reduktion des Blutflusses entgegenzuwirken, die ansonsten zur ischämischen Schädigung führt?
- Nachdem sich im Tierexperiment Hinweise finden, daß THAM – eine intrazellulär penetrierende Base – den intrakraniellen Druck zu senken vermag, sollte überprüft werden, ob THAM in der Frühphase nach einem akuten Schädel-Hirn-Trauma zerebrale metabolische, biochemische und elektrophysiologische Parameter günstig zu beeinflussen vermag, und ob durch die zusätzliche Applikation eines Kalziumantagonisten sekundär bedingten ischämischen Schädigungen entgegengewirkt werden kann.

Zur Klärung der gestellten Fragen wurden folgende Untersuchungen durchgeführt:

Klinische Untersuchungen

- An 33 Patienten mit akutem Schädel-Hirn-Trauma (SHT) – mit und ohne Polytraumatisierung – wurde sowohl am Notfallort als auch bei Klinikaufnahme Blut aus einem arteriellen Gefäß entnommen zur Bestimmung der Blutgase sowie zur Bestimmung metabolischer Parameter, der Bewußtseinszustand und einfache Kreislaufgrößen wurden dokumentiert.
- Bei 72 Patienten mit schwerem SHT erfolgte nach Klinikaufnahme so früh wie möglich die Messung des intrakraniellen Druckes.
- 10 Schädel-Hirn-traumatisierte Patienten, bei denen es im Verlaufe der Intensivtherapie nach erfolgloser Ausschöpfung aller bekannter Maßnahmen wie Hyperventilation, Sedierung, Eu- oder leichter Hypothermie sowie großzügiger Barbituratapplikation zu einem bedrohlichen Anstieg des intrakraniellen Druckes kam, erhielten notfallmäßig THAM in einer Dosierung von 1 mmol/ kg KG.

Tierexperimentelle Untersuchungen

- In einem standardisierten Tiermodell traumatisierten wir 40 spontanatmende Jungschweine mit dem „Fluid-Percussion"-Gerät nach Sullivan und beatmeten 30 Tiere ab der 5. Minute nach dem schweren Schädel-Hirn-Trauma. 10 Tiere erhielten keinerlei Therapie. 10 der 30 beatmeten Tiere applizierten wir von der 6. bis zur 45. Minute nach dem Trauma 3 mmol/kg THAM intravenös, 10 weiteren Tieren zusätzlich von der 10. Minute nach dem Trauma bis zum Beobachtungsende 120 min posttraumal 20 µg/min/kg Diltiazem i.v.. 10 nichttraumatisierte Tiere dienten als Kontrollgruppe.
- In einem weiteren tierexperimentellen Versuchsansatz wurde an 20 Jungschweinen die Wirksamkeit von THAM gegenüber Bikarbonat abgegrenzt sowie der Wirkmechanismus von THAM evaluiert.

Ergebnisse

- Unmittelbar nach einem Schädel-Hirn-Trauma kommt es innerhalb von Sekunden nach dem Trauma zu kurzfristigen, aber tiefgreifenden Veränderungen des kardiozirkulatorischen Systems. Sowohl der arterielle Blutdruck als auch der pulmonal-arterielle Druck zeigen einen weniger als 2 min andauernden sehr starken Anstieg.
- Der intrakranielle Druck steigt unmittelbar nach dem Trauma proportional zum arteriellen Druck an, ohne jedoch wie dieser nach 1 min wieder abzufallen, sondern nach der Normalisierung des Blutdruckes ist ein weiterer Anstieg zu beobachten. Die Drücke liegen in einem Bereich, der schwere Folgeschäden, vor allem ischämischer Natur, erwarten läßt. Als Resultante aus arteriellem und intrakraniellem Druck führt der zerebrale Perfusionsdruck eine biphasische Bewegung durch. Nach einer einminütigen Erhöhung folgt eine tiefe, langandauernde Depression.
- Die grundlegendste Störung der Atmung ist ein durch Hypoventilation hervorgerufener starker Anstieg des arteriellen und gehirn-venösen pCO_2, der beim Spontanverlauf, d.h. ohne Therapie im Sinne einer Beatmung, bis zur CO_2-Narkose führen kann. Der arterielle pO_2 sowie die pH-Werte fallen entsprechend ab. Die Atemdepression ist beim Patienten proportional der Bewußtseinseinschränkung gemessen mit dem Glasgow-Coma-Scale. Im Tierexperiment zeigen spontanatmende Tiere eine Erhöhung des extravaskulären Lungenwassers, das histologisch nicht nur als interstitielles, sondern auch als alveoläres Lungenödem imponiert.
- Während im Tierversuch nach frühzeitig einsetzender kontrollierter Hyperventilation alle Versuchstiere die Frühphase nach dem Trauma überlebten, verstarben bei dem von uns gewählten Schweregrad des Traumas 70% der Tiere unter Spontanatmung innerhalb von 2 h. Der Exitus letalis tritt mit initialem Atemstillstand und daraus folgendem Kreislaufzusammenbruch ein.
- Metabolisch ist unmittelbar nach dem Trauma ein exzessiver Katecholaminanstieg zu verzeichnen, der nach relativ kurzer Zeit eine rückläufige Tendenz zeigt, jedoch unter dem Streß der Spontanatmung weiterhin erhöht bleibt. Unter kontrollierter Beatmung normalisieren sich die Katecholaminwerte restlos. Katecholamininduziert läßt der Plasma-Kalium-Spiegel einen biphasischen Verlauf erkennen. Nach einem initialen kurzfristigen Anstieg ist eine Hypokaliämie zu beobachten, die beim Patienten wiederum mit der Punktezahl im Glasgow-Coma-Scale korreliert.
- Alle Tiere sind nach der zerebralen Gewalteinwirkung tief bewußtlos, das EEG fällt sowohl in seiner Gesamtleistung als auch im Frequenzbereich stark ab. Die evozierten Potentiale lassen innerhalb der ersten 15 min nach dem Trauma keine Verlängerung der Nervenleitungszeit erkennen, die „Central-Conduction-Time", die als ein empfindlicher Indikator für eine zerebrale Hypoxie oder Ischämie gilt, nimmt ab der 15. Minute nach dem Trauma stark zu.
- Der zerebrale Blutfluß fällt wenige Minuten nach einem akuten Schädel-Hirn-Trauma durch einen deutlich erhöhten zerebrovaskulären Widerstand verbunden mit einem abgesunkenen zerebralen Perfusionsdruck drastisch ab. Unter

alleiniger Beatmungstherapie verschlechtert sich die zerebrale Durchblutung
in den ersten 120 min nach dem Trauma weiterhin.

- Ebenso wie bei der zerebralen Durchblutung ist eine starke Reduktion des
  zerebralen Sauerstoffverbrauches innerhalb 5 min nach dem Trauma zu verzeichnen, wobei der angebotene Sauerstoff zur oxydativen Energiegewinnung
  nicht mehr genutzt werden kann. Stattdessen versucht das Gehirn bei fast unverändertem Glukoseverbrauch durch anaerobe Glykolyse den Energiebedarf
  zu decken. Dies hat eine exzessive Laktatproduktion zur Folge.
- Als Folge der unzureichenden zerebralen Durchblutung, des damit verbundenen verminderten Sauerstoffverbrauches sowie der erhöhten Laktatproduktion werden im Hirngewebe ein extrem abgefallener Gewebe-pH, fast aufgebrauchte energiereiche Phosphate, ein abgesunkener Gewebe-Glukose-Spiegel
  sowie extrem angestiegene Gewebe-Laktat-Konzentrationen gefunden. Die
  Zusammensetzung der freien Aminosäuren im Hirngewebe entspricht Veränderungen, wie sie nach experimenteller Ischämie bekannt sind.
- THAM vermag sowohl im Tierexperiment als auch bei der notfallmäßigen
  Applikation am Menschen den intrakraniellen Druck suffizient zu senken und
  bewirkt damit bei unveränderten Kreislaufverhältnissen einen Anstieg des zerebralen Perfusionsdruckes. Außerdem wird der pH des Hirngewebes deutlich
  angehoben, ohne daß relevante Änderungen im Säuren-Basen-Haushalt des
  Gesamtkörpers zu finden wären.
- Durch die Optimierung des Gewebe-pH-Wertes sowie dem deutlich verbesserten zerebralen Perfusionsdruck steigt der zerebrale Blutfluß an. Über einen
  erhöhten Sauerstoffverbrauch, eine geringere Laktatproduktion und ein günstigeres Verhältnis aerober zu anaerober Stoffwechselvorgänge beläuft sich
  der Gehalt an energiereichen Phosphaten höher. Allerdings vermag die Applikation von THAM alleine letztendlich ischämische Schäden nicht ganz zu vermeiden.
- Erst eine Kombination aus kontrollierter Beatmung, THAM-Applikation und
  kontinuierlicher Kalziumantagonistengabe ist in der Lage, die meisten nach
  einem schweren Schädel-Hirn-Trauma zu beobachtenden Veränderungen reversibel zu gestalten oder erst gar nicht entstehen zu lassen. Die zerebrale
  Durchblutung unterscheidet sich, bedingt durch eine Normalisierung des zerebrovaskulären Widerstandes, nicht mehr von der Kontrollgruppe, der Gewe-
  be-Laktat-Gehalt ist zwar noch leicht erhöht, aber der zerebrale Sauerstoffverbrauch sowie die energiereichen Phosphate haben die Normwerte nicht nur
  erreicht, sondern liegen sogar gering darüber. Eine Veränderung der als
  „Ischämie-Indikator" geltenden Central-Conduction-Time der somatosensorisch evozierten Potentiale ist nicht feststellbar.

Klinische Schlußfolgerungen

- Nach einem schweren Schädel-Hirn-Trauma sind die Patienten durch profunde Alterationen der Atmung im Sinne von Hypoxie und Hyperkapnie unmittelbar vital gefährdet. Da durch die abrupte Depolarisation der zerebralen
  Neurone apnoische Phasen bis zu mehreren Minuten auftreten können, be-

wahrt eine Atemspende durch Laien den Verunfallten vor eventuell bleibenden hypoxischen Schäden. Die Ausbildung der Laien als sogenannte „Bystander" in diesem Sinne müßte forciert werden.

- Aber nicht nur während der ersten 5 min, sondern auch weiterhin ist als unmittelbar lebensrettende Maßnahme die Aufrechterhaltung einer adäquaten Ventilation anzusehen, die – abhängig vom Bewußtseinszustand – in Intubation und Beatmung besteht. Unsere Untersuchungen belegen, daß der Glasgow-Coma-Scale (GCS) einen guten Parameter darstellt, um schon am Unfallort – wenige Minuten nach dem Trauma – eine arterielle Hyperkapnie und in gewissem Maße eine Hypoxie zu erkennen. Bei polytraumatisierten Patienten muß das Ausmaß der Hypoxie eher schwerer eingeschätzt werden, als nach dem GCS zu erwarten wäre. Um eine Hypoventilation und damit einen möglichen intrakraniellen Druckanstieg zu vermeiden, sollten, abhängig von der Punktezahl im GCS, Patienten mit schwerem SHT möglichst früh intubiert und kontrolliert beatmet werden.

- Eine Azidosekorrektur am Unfallort, auch bei niedriger Punktezahl im GCS, ist nicht notwendig, da die pH-Verschiebung nicht metabolisch bedingt ist und durch eine adäquate Therapie, z. B. Intubation und Beatmung, ausgeglichen wird.

- Der katecholaminbedingte extra-intrazelluläre Kaliumshift kann in seiner Wertigkeit noch nicht genügend eingeschätzt werden und bedarf weiterer Untersuchungen. Zumindest muß jedoch auf eine mögliche Gefährdung des Patienten durch eine Hypokaliämie geachtet werden.

- Die nach einem schweren Schädel-Hirn-Trauma unter alleiniger Beatmungstherapie zu findenden intrazerebralen ischämischen Veränderungen sind so schwerwiegend, daß eine spontane Erholung nahezu ausgeschlossen ist. Es gilt deshalb, die Zeit bis zum Auftritt von ischämischen Schäden zu nutzen, und innerhalb der zur Verfügung stehenden Zeit entsprechende therapeutische Maßnahmen einzuleiten. THAM, eine intrazellulär penetrierende Base, vermag durch die Verbesserung der zerebralen Autoregulation den intrakraniellen Druck zu senken und damit die zerebrale Perfusion anzuheben. Da sich nach THAM-Applikation die energetische Situation des Zerebrums weit besser als unter alleiniger Beatmungstherapie darstellt, könnte die notfallmäßige Applikation von THAM zur Senkung des intrakraniellen Druckes nicht nur eine symptomatische, sondern eine kausal angreifende Therapie darstellen.

- Darüber hinaus muß in klinischen Studien evaluiert werden, ob THAM – eventuell in Kombination mit einem Kalziumantagonisten – nicht nur zur „notfallmäßigen" Anwendung geeignet ist, sondern durch einen frühzeitigen „prophylaktischen" Einsatz das Entstehen ischämischer Alterationen des Zerebrums a priori verhindern kann.

Anhang

I Beschreibung der Meßwerterfassung zum Kapitel 4.2.1

*I.1 Intrakranieller Druck, zerebraler Perfusionsdruck und Kenngrößen
der Hämodynamik*

Kontinuierlich Computer-gesteuerte „Online"-Aufzeichnung: Die Herzfrequenz
(HR), der mittlere arterielle Druck (MAP), der mittlere pulmonal-arterielle
Druck (MPAP) und der intrakranielle Druck (ICP) wurden kontinuierlich on-
line erfaßt.

Der MAP, der MPAP und der ICP wurden mit elektromagnetischen Druck-
wandlern (Statham-Element, Typ P23 PB, Fa. Godart, Bremen) über die entsprechenden Katheter elektronisch gemessen. Die Anzeige der Mitteldrücke erfolgte
durch zwei Monitore (Modell 78342 A, Fa. Hewlett-Packard), ebenso die Herzfrequenz, die aus den R-Zacken-Abständen des EKGs elektronisch ermittelt
wurde.

Während des Versuches zeichneten wir den Verlauf der vier genannten Parameter über ein Mikrocomputersystem kontinuierlich auf. Bei diesem Mikrocomputersystem werden die Meßwerte vom Monitor auf einen zwischengeschalteten
4-Kanal-Schreiber mit integriertem Analog-Digital-Wandler (LRS 4 R Penless,
Fa. Linseis, BRD) und weiter auf einen Computer (HP 85, Fa. Hewlett-Packard)
übertragen. Die Speicherung auf Mikrocomputerdiskette erfolgte über ein Dis-
kettenlaufwerk. Während der ersten 15 min wurden pro Parameter jeweils 43
Werte/min erfaßt und gespeichert, d. h. alle 1,4 s wurde ein Meßwert aufgezeich-
net. Von der 16. bis zur 120. Minute zeichneten wir nur noch alle 30 s einen
Meßwert auf. Der zerebrale Perfusionsdruck (CPP) als Differenz aus dem mittleren arteriellen Druck und dem mittleren intrakraniellen Druck wurde kontinuierlich berechnet und ebenfalls abgespeichert. Abbildung 86 vermittelt einen
Überblick über das Mikrocomputersystem und seine Arbeitsweise, Aufbau und
benötigte Software wurden von uns selbst entwickelt.

Diskontinuierlich erfaßte Parameter der Hämodynamik: Die Messung des *Herzzeitvolumens (HZV)* erfolgte nach dem Thermodilutionsprinzip mit einem HZV-
Computer (HMV 7905, Fa. Hoyer, Bremen). 10 ml auf 5°C abgekühlte physiologische Kochsalzlösung wurden als Kältebolus in den rechten Vorhof injiziert.
Die aufzeichnende Temperatursonde lag im Aortenbogen.

Zur Messung des pulmonal-kapillären *Verschlußdruckes (PCWP)* wurde der
Ballon des Swan-Ganz-Katheters geblockt, bis der Druckkurvenverlauf die typi-

VERSUCHSABLAUF

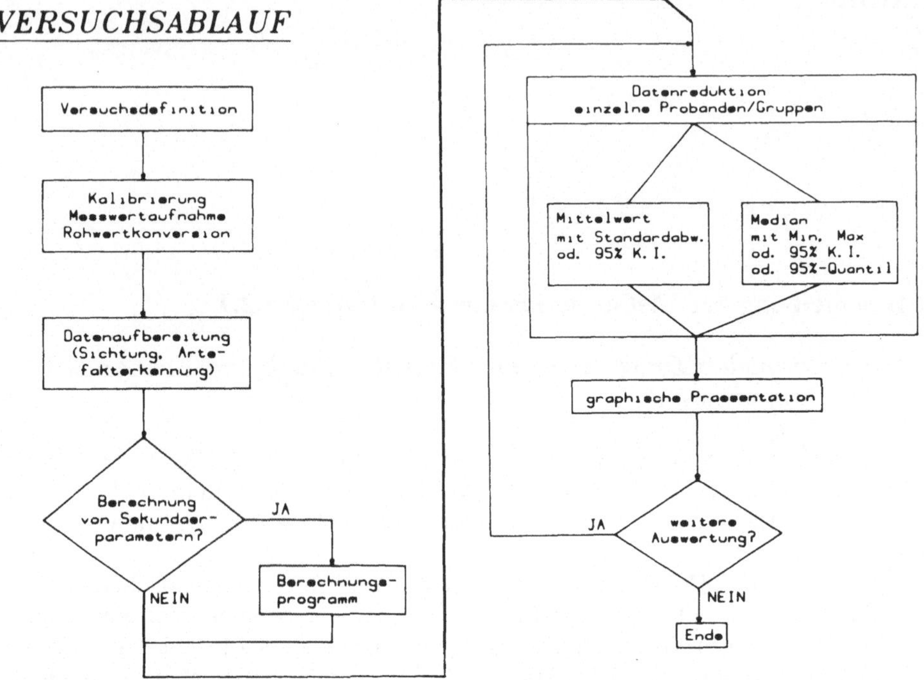

Abb. 86

sche „Wedge-Kurve" zeigte. Den *zentral-venösen Druck (CVP)* und die *Körpertemperatur (B_T)* erfaßten wir über den zentral-venösen Katheter bzw. eine rektal eingeführte Temperatursonde.

Berechnete Größen: Aus den gemessenen Parametern Herzzeitvolumen (HZV), Körpergewicht (KG), Herzfrequenz (HR), mittlerer arterieller Druck (MAP), mittlerer Pulmonalarteriendruck (MPAP), zentral-venöser Druck (CVP) und pulmonal-kapillärer Verschlußdruck (PCWP) berechneten wir die in den nachstehenden Formeln [213] angegebenen Größen. Da zur Ermittlung der Körperoberfläche der Versuchstiere keine plausiblen Formeln zur Verfügung stehen, verwendeten wir zur Berechnung der indizierten Größen anstelle der Körperoberfläche das Körpergewicht der Tiere.

Herzzeitvolumenindex (CI)

$$CI = \frac{HZV}{KG} \cdot 1000 \qquad (ml/min/kg)$$

Pulmonal-vaskulärer Widerstand (PVR)

$$PVR = \frac{MPAP - PCWP}{HZV} \cdot 79{,}92 \qquad (dyn \cdot s \cdot cm^{-5})$$

Systemisch-vaskulärer Widerstand (SVR)

$$SVR = \frac{MAP - CVP}{HZV} \cdot 79{,}92 \qquad (dyn \cdot s \cdot cm^{-5})$$

Rechtsventrikulärer Minutenarbeitsindex (RVMWI)

$$RVMWI = CI \cdot (MPAP - CVP) \cdot 0{,}0136 \qquad (g \cdot m/min/kg)$$

Linksventrikulärer Minutenarbeitsindex (LVMWI)

$$LVMWI = CI \cdot (MAP - PCWP) \cdot 0{,}0136 \qquad (g \cdot m/min/kg)$$

I.2 Respiratorische Meßgrößen

Die Meßwerterfassung zur Bestimmung respiratorischer Kenngrößen erfolgte zu denselben Zeitpunkten wie die der Hämodynamik.

Blutgasbestimmung: Blut zur Bestimmung von *arteriellen und gemischt-venösen Blutgasen* (pO_2, pCO_2, pH) entnahmen wir aus dem in der Aorta abdominalis liegenden Katheter bzw. aus der Arteria pulmonalis über den Swan-Ganz-Katheter. Die Proben wurden anaerob in heparinisierten Spritzen aufgezogen und sofort eiswassergekühlt. Innerhalb von 10 min erfolgte die Aufarbeitung mit einem Blutgasanalysator (IL 1302, Fa. Instrumentation Labaratory, Bornheim). Die vom Gerät bei 37 °C gemessenen Werte wurden automatisch nach der Methode von Severinghous [278] auf die aktuellen Hb- und Körpertemperaturwerte korrigiert und daraus das Standardbikarbonat sowie der Basenüberschuß errechnet.

Gasstoffwechsel: Die *Atemfrequenz (AF)* wurde durch Auszählen der Atemzüge über 1 min ermittelt, zur Bestimmung des *Atemminutenvolumens (AMV)* die Ex-

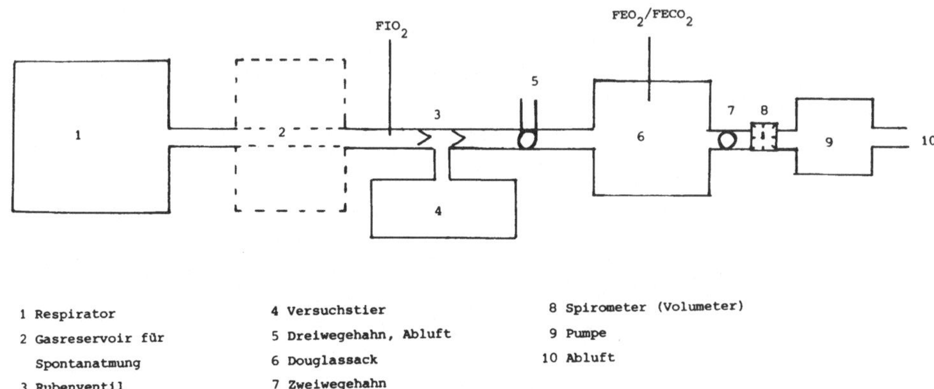

1 Respirator	4 Versuchstier	8 Spirometer (Volumeter)
2 Gasreservoir für	5 Dreiwegehahn, Abluft	9 Pumpe
Spontanatmung	6 Douglassack	10 Abluft
3 Rubenventil	7 Zweiwegehahn	

Abb. 87. Schematische Darstellung der Gasstoffwechselmessung

spirationsluft über 2 min in einem Douglas-Sack [61] gesammelt und daraus sowohl Volumen- als auch Gaskonzentrationen (O_2, CO_2) bestimmt (Abb. 87). Die Bestimmung der *in- bzw. gemischt-exspiratorischen O_2-Konzentration* erfolgte paramagnetisch, mit dem Gerät Oxytest S (Fa. Hartmann & Braun, Frankfurt), die der *gemischt-exspiratorischen CO_2-Konzentration* mittels Infrarotabsorption mit dem Gerät Datex Normocap (Fa. Datex, Finnland).

Berechnete Parameter: Die Berechnung der *arteriellen und gemischt-venösen Sauerstoffsättigung (SaO_2, S_vO_2)* erfolgte nach der von Kelman [150] angegebenen Methode unter Berücksichtigung von Körpertemperatur, Blut-pH und CO_2-Partialdruck.

Der *Sauerstoffgehalt* im arteriellen (C_aO_2) wie im gemischt-venösen Blut (C_vO_2) errechnete sich als Summe des chemisch gebundenen und des physikalisch gelösten Sauerstoffs aus der Sauerstoffsättigung (SO_2), der Hämoglobinkonzentration (Hb) und dem O_2-Partialdruck (pO_2).

$$C(O_2) = \frac{SO_2 \cdot Hb \cdot 1{,}37}{100} + pO_2 \cdot a \qquad (ml/dl)$$

$$\text{mit} \quad a = 0{,}1235 \times T^2 - \frac{10{,}45}{T^3}$$

wobei T = Körpertemperatur

Arteriovenöse Sauerstoffdifferenz ($D_{a-v}O_2$)

$$D_{a-v}O_2 = C_aO_2 - C_vO_2 \qquad (ml/dl)$$

Sauerstoffextraktionsrate ($O_{2(er)}$)

$$O_{2(er)} = \frac{D_{a-v}O_2}{C_aO_2} \cdot 100 \qquad (\%)$$

Sauerstoffverfügbarkeit ($O_{2(del)}$)

$$O_{2(del)} = C_aO_2 \cdot HZV \cdot 10 \qquad (ml/min)$$

Sauerstoffverfügbarkeitsindex ($O_{2(del-i)}$)

$$O_{2(del-i)} = \frac{O_{2(del)}}{KG} \qquad (ml/min/kg)$$

Sauerstoffverbrauch ($\dot{V}O_2$): Die Berechnung des Sauerstoffverbrauchs ($\dot{V}O_2$) erfolgt nach dem Fick'schen Prinzip [213].

$$\dot{V}O_2 = D_{a-v}O_2 \cdot HZV \cdot 10 \qquad (ml/min)$$

Venoarterieller Shunt ($\dot{Q}_s/\dot{Q}_T$): Das Verhältnis des intrapulmonalen Rechts-Links-Shunts wird als Verhältnis von „geshuntetem" Herzzeitvolumen (Q_s) zu totalem Herzzeitvolumen (Q_T) angegeben. Es wird nach folgender Gleichung errechnet:

$$\frac{\dot{Q}_s}{\dot{Q}_T} = \frac{C_aO_2 - (S_c'O_2 \cdot Hb \cdot 1{,}37/100 + p_aO_2 \cdot a)}{C_vO_2 - (S_c'O_2 \cdot Hb \cdot 1{,}37/100 + p_aO_2 \cdot a)} \qquad (\%)$$

Zur Herleitung sei auf die Literatur [213] verwiesen.

Kohlendioxydabgabe ($\dot{V}CO_2$): Die Kohlendioxydabgabe wurde unter Vernachlässigung des extrem geringen inspiratorischen CO_2-Gehaltes nach folgender einfacher Formel ermittelt:

$$\dot{V}CO_2 = AMV \cdot F_ECO_2 \qquad (ml/min)$$

Auf Standardbedingungen (0 °C, 1 bar, Trockenheit) wurde mit den bei [179, 209] angegebenen Formeln umgerechnet.

Alveoläre Ventilation (V_A): Die alveoläre Ventilation entspricht dem Anteil des Atemminutenvolumens, der bei der Inspiration in die Alveolen gelangt [43].

$$\dot{V}_A = \frac{\dot{V}CO_2}{p_aCO_2} \qquad (ml/min)$$

Totraumfraktion (V_D/V_T): Nach [330] zeigt der Quotient Funktioneller Totraum (V_D) zu Atemzugvolumen (V_T) den Anteil des Atemzugvolumens an, der nicht mit dem Lungenkapillarblut in Kontakt kommt. Bei Störungen des Ventilations-Perfusions-Verhältnisses wird der Quotient größer.

$$\frac{V_D}{V_T} = \frac{(AMV - V_A)}{AF \cdot V_T}$$

Gravimetrische Bestimmung des extravaskulären Lungenwassers: In einer Vielzahl von Publikationen wird über eine Erhöhung des extravaskulären Lungenwassers nach akutem Schädel-Hirn-Trauma berichtet. Nach dem Ende der Beobachtungszeit entnahmen wir deshalb nach einer Thorakotomie die Lunge, entfernten soviel wie möglich Blut durch Schwerkraftdrainage, wogen die Lunge (Lungennaßgewicht) und froren sie bis zur weiteren Verarbeitung bei -20 °C ein.

Die gravimetrische Bestimmung des extravaskulären Lungenwassers erfolgte mit einer modifizierten Methode nach Pearse [87, 131, 185, 228, 308]. Bei der Aufarbeitung wurde die Lunge mit destilliertem Wasser versetzt, homogenisiert und scharf zentrifugiert. Aus Proben des Überstandes, des Homogenats und aus vorher entnommenem Blut wurde nach vollständigem Trocknen (Heraeus-Ofen, 105 °C, 36 h) das Trockengewicht bestimmt und somit der prozentuale Wassergehalt errechenbar. Mit diesen Parametern sowie der Hämoglobinkonzentration im Überstand und im arteriellen Blut konnten nun folgende Größen berechnet werden:

$$Lungenblutgewicht = \frac{Hb\ \ddot{U}berstand}{Hb\ Blut} \cdot \frac{\%\ H_2O\ Homogenat}{\%\ H_2O\ \ddot{U}berstand} \cdot Homogenatgewicht$$
(% des Lungengewichtes)

$$Gesamtlungenwasser = \%\ H_2O\ Homogenatgewicht$$
$$- H_2O\ destillata\ (\%\ des\ Lungengewichtes)$$

$$Extravaskul\ddot{a}res\ Lungenwasser\ (EVLW) = Gesamtlungenwasser - Lungen-$$
$$blut - H_2O(g\ EVLW/gEVDW)$$

Histologische Aufarbeitung des Lungengewebes: Zur Beurteilung evtl. Einblutungen sowie eines interstitiellen oder alveolären Lungenödems entnahmen wir kleine Gewebeteilchen für eine histologische Aufarbeitung unmittelbar nach dem Tod der Tiere aus dem apikalen Bereich der rechten Lunge. Nach Formalinfixierung und Paraffineinbettung wurden entsprechende Schnitte mit Hämatoxylin-Eosin gefärbt.

I.3 Kenngrößen des Stoffwechsels

Probenentnahme und Materialgewinnung: Korrespondierend zur Erfassung der hämodynamischen und respiratorischen Kenngrößen erfolgten Blutentnahmen über den in der Aorta abdominalis liegenden Katheter. Dazu wurden jeweils einmal 10 und einmal 5 ml Blut in Lithium-Heparinat-Monovetten (Fa. Sarstedt) entnommen. Die Abnahmezeitpunkte waren 1 min vor dem Trauma sowie 2, 5, 10, 15, 30, 45, 60, 90 und 120 min nach dem Trauma. Zur Bestimmung von freien Aminosäuren im arteriellen Plasma wurden vor dem Trauma und 30 sowie 120 min danach 5 ml Blut in Lithium-Heparinat-Monovetten entnommen.

Materialverarbeitung: Zur Gewinnung von Plasma wurde das Blut 10 min bei 3 000 Umdrehungen pro Minute zentrifugiert und der Überstand abpipettiert. Nach Abteilung von je 1 ml Plasma zur Bestimmung von Katecholaminen und freien Fettsäuren bestimmten wir aus dem Rest die Osmolalität, den kolloidosmotischen Druck, das Gesamteiweiß, Natrium, Kalium, Kalzium, Chlorid, Glukose und Laktat.

Zur Messung der freien Aminosäuren wurden 2 ml Plasma mit 100 mg Sulfosalicylsäure gut durchmischt, und nach 10 min für 10 min bei 3 000 Umdrehungen pro Minute zentrifugiert. Der so enteiweißte Überstand wurde abpipettiert und bei $-21°\,C$ eingefroren.

Das Plasma zur Bestimmung von Katecholaminen und freien Fettsäuren lagerten wir ebenfalls bei $-21°\,C$ bis zur weiteren Aufarbeitung.

Der Hämatokrit sowie der Hämoglobingehalt wurden zu jedem Zeitpunkt direkt aus heparinisiertem Vollblut bestimmt, das auch zur Blutgasanalyse Verwendung fand.

Die Meßmethoden der biochemischen Kenngrößen sind in Tabelle 46 zusammengefaßt.

Tabelle 46

Substrat	Methode	Referenz-bereich	VK [%]	Richtig-keit	Präzision VK [%]
Osmolalität [mosmol/kg]	Gefrierpunktmessung	291,28–303,94	2,13	–	0,92
Natrium [mmol/l]	Flammenphotometrie	139,99–145,27	1,85	0,71	1,64
Kalium [mmol/l]	Flammenphotometrie	3,24– 3,88	9,08	0,64	2,00
Chlorid [mmol/l]	coulorimetrische Messung	97,85–102,45	2,29	2,16	1,43
Kalzium [mmol/l]	Atomabsorption	2,17– 2,49	6,87	–	–
Gesamteiweiß [g/l]	Biuretreaktion Fa. Bohringer Mannheim	50,04– 61,35	10,16	2,23	3,04
Laktat [mmol/l]	Lactat-Analyzer Fa. Roche	2,24– 5,41	41,53	–	4,81
Glukose [mmol/l]	GOD – Perid Fa. Boehringer Mannheim	5,67– 9,31	24,32	0,59	3,38
Hämoglobin [g/l]	Hämiglobin-Cyanid-Meth Fa. Boehringer Mannheim	8,45– 11,12	13,64	–	–
Hämatokrit [l/l]	HK-Zentrifuge Fa. Adams	0,28– 0,38	15,15	–	–
pH	pH-Elektrode, 37°C	–	–	–	0,091
pO_2 [mmHg]	pO_2-Elektrode, 37°C	–	–	–	2,94
pCO_2 [mmHg]	pCO_2-Elektrode, 37°C	–	–	–	1,93
Kolloid-osmot. Druck [mmHg]	Onkometrie	–	–	–	1,45

Da in der Literatur für Schweine sehr divergierende Referenzwerte für die Kenngrößen des Stoffwechsels angegeben sind und die Werte nicht nur von der Bestimmungsmethode, sondern auch von der Rasse sowie dem Alter der Tiere mit beeinflußt werden, erstellten wir eigene Referenzbereiche, in dem wir Blut noch vor der Narkoseeinleitung aus einer Ohrvene entnahmen. Mittelwerte und Standardabweichungen der Referenzwerte werden in Tabelle 46 angegeben.

Analyse der freien Fettsäuren im Plasma: Da die Analyse der freien Fettsäuren (FFA) nicht als klinische Routinemethode anzusehen ist, soll eingehender darauf eingegangen werden.

Die gaschromatographische Trennung zur Differenzierung der einzelnen freien Fettsäuren stellt heute das Verfahren der Wahl dar [107]. Da die FFAs im

Serum zum Großteil an Albumin gebunden vorliegen, ist zur Analyse nicht nur eine Extraktion aus dieser Bindung notwendig, sondern es muß auch durch geeignete pH-Einstellung darauf geachtet werden, daß keine Säurehydrolyse stattfindet [269].

Nach Zugabe von Heptadeconsäure (C17:0) als innerer Standard werden die FFAs nach Zugabe von Aceton an der festen Phase von Kaliumkarbonat mit Methyljodid verestert. Die Veresterung zu Fettsäure-Methylestern ist notwendig, um die FFA's in dieser leicht flüchtigen Form der Gaschromatographie besser zugänglich zu machen. Nach Extraktion mit Chloroform erfolgt die gaschromatographische Trennung mit dem Chromatographen HP 5830 A, die Steuerung erfolgt über ein angeschlossenes Terminal HP 5880 AGC, Fa. Hewlett-Packard. Die Referenzwerte der freien Fettsäuren vor Versuchsbeginn können Tabelle 47 entnommen werden.

Analyse der Aminosäuren im Plasma: Ebenso wie die Bestimmung der freien Fettsäuren stellt auch die Analyse der Aminosäuren kein klinikübliches Verfahren dar und soll deshalb kurz skizziert werden. Die heutzutage meist angewandte Methode zur Trennung und quantitativen Bestimmung von Aminosäuren ist die Ionenaustauschchchromatographie [117, 149].

Das hier beschriebene Verfahren zur Trennung und Quantifizierung von freien Aminosäuren im Plasma wird mit dem vollautomatischen Analysegerät Biotronik-Aminosäureanalysator LC 6000 E, Fa. Biotronik, München, durchgeführt [324].

Für die Trennung der Aminosäuren (AS) verwendet man eine Glassäule mit sphärischem Polystyrolharz, dessen SO_3^--Gruppen mit Lithiumionen äquilibriert sind. Nach Absättigung aller SO_3^--Gruppen mit Li^+ wird das AS-Gemisch unter Verwendung eines niedrigen pH aufgetragen. Da AS sowohl in Säure-, Ampholyt- oder Basenform vorliegen können, werden sie bei saurem pH in Kationenform gegen die Li^+-Ionen ausgetauscht und an die Harzoberfläche gebunden. Bei Elution durch Fließmittel mit ansteigendem pH gehen die AS, entsprechend ihrem pK, in die Ampholytform über und fließen durch die Veränderung des pH's in bestimmter Reihenfolge aus der Säule. Da die Trennung des Gemisches auf den unterschiedlichen Dissoziations-Konstanten der Säuren- und Basen-

Tabelle 47. Referenzwerte der freien Fettsäuren im Plasma, abgenommen vor Versuchsbeginn; VK = Variationskoeffizient der Bestimmungsmethode

Fettsäure	Referenzbereich [mmol/l]	VK [%]
C 16:0	30,2– 82,7	–
C 16:1	0,6– 13,6	–
C 18:0	14,9– 42,5	–
C 18:1	25,2–115,0	–
C 18:2	7,7– 32,3	–
C 20:4	2,4– 6,8	–
C Rest	4,4– 12,2	–
C Gesamt	88,9–302,9	3,35

gruppen einzelner Aminosäuren beruht, erscheinen Aminosäuren, die besonders leicht in die Zwitter-Form übergehen (Asparaginsäure, Glutaminsäure) schon bei niedrigem pH. Zum Eluat wird Ninhydrinreagens kontinuierlich zugemischt und durch die charakteristische Ninhydrinreaktion [269], bei der ein blau-violetter Farbstoff entsteht, lassen sich die Konzentrationen der nacheinander erschei-

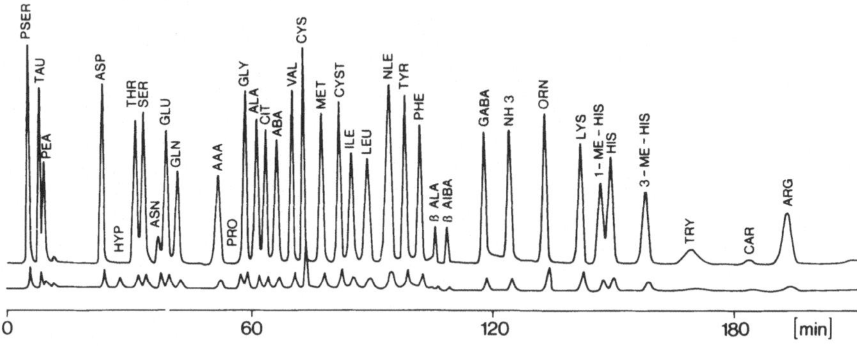

Abb. 88. Standardaminogramm (Einzelheiten s. Text)

Tabelle 48. Aminosäuren – Referenzwerte im Plasma (n = 50)

Aminosäure $[\mu\mathrm{mol} \cdot \mathrm{l}^{-1}]$	Abkürzung	Referenzbereich	VK [%]	Präzision VK [%]
Glycin	GLY	507,1–765,1	20,28	7,02
Alanin	ALA	327,3–549,9	25,38	5,15
Glutamin	GLN	275,6–403,6	18,85	5,66
Prolin	PRO	200,5–376,1	30,45	5,40
Valin	VAL	242,5–324,7	14,49	5,70
Glutaminsäure	GLU	171,5–291,3	25,89	9,35
Leucin	LEU	123,5–184,9	19,91	6,24
Isoleucin	ILE	113,0–177,0	22,07	11,58
Threonin	THR	82,0–179,8	37,36	7,14
Serin	SER	94,2–161,8	26,41	5,53
Taurin	TAU	65,2–154,2	40,57	–
Tyrosin	TYR	73,3–119,1	23,80	10,70
Arginin	ARG	64,6–108,6	25,40	9,15
Histidin	HIS	64,1–109,1	25,98	7,69
Ornithin	ORN	44,7–113,7	43,56	7,65
Hydroxiprolin	HYP	51,6– 94,8	29,51	–
Citrullin	CIT	53,3– 87,3	24,18	22,41
Phenylalanin	PHE	49,2– 83,0	25,57	8,91
Asparagin	ASN	30,5– 86,5	47,86	–
a-Amino-Adipins.	AAA	36,3– 66,5	29,38	–
Cystin	CYS	39,2– 60,4	21,29	10,46
Lysin	LYS	22,7– 72,5	52,31	6,76
Tryptophan	TRY	20,9– 43,9	35,49	–
Methionin	MET	17,5– 46,5	45,31	14,57
Asparaginsäure	ASP	12,3– 24,5	33,15	12,72
Cystationin	CYSTA	2,2– 9,6	62,71	–

nenden Aminosäuren photometrisch bestimmen. Die Extinktionsmessung erfolgt bei 2 verschiedenen Wellenlängen, da Prolin und Hydroxyprolin ihr Extinktionsmaximum bei 440 nm haben (gelber Farbstoff mit Ninhydrin), während die übrigen Aminosäuren Maxima bei 570 nm aufweisen [269].

Als Standardgemisch zur Zuordnung der Extinktions-Peaks zu den einzelnen Aminosäuren wird ein Gemisch aus 40 ninhydrinpositiven Substanzen verwendet, von dem pro Einzelkomponente 10 nmol aufgetragen werden. Als interner

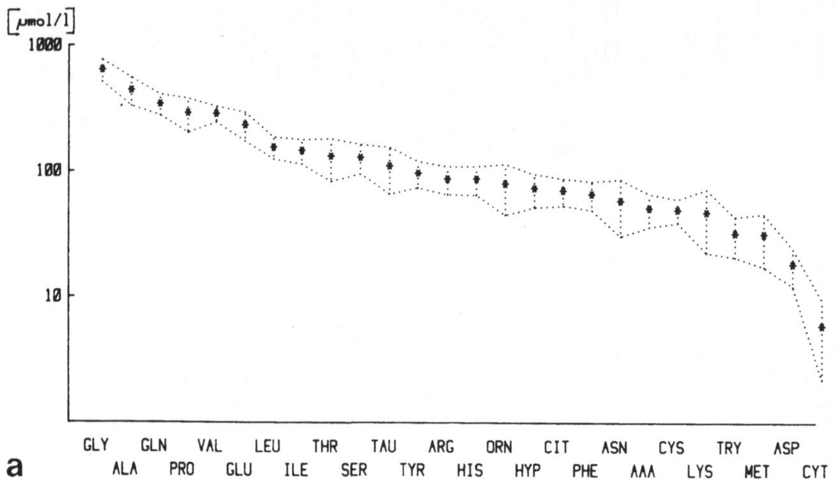

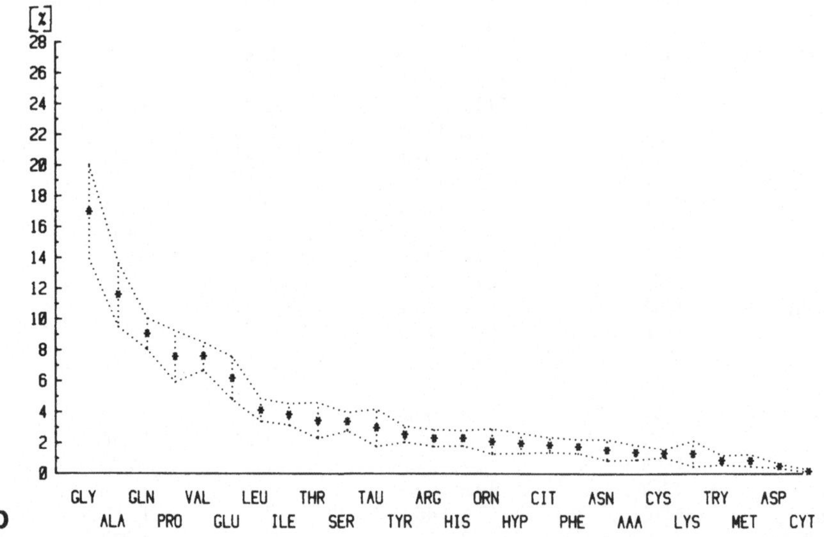

Abb. 89a, b. Referenzbereich der Plasmaaminosäurenkonzentrationen; **a** Absolutdarstellung, **b** Relativdarstellung

Standard wird bei allen Bestimmungen Norleucin zugesetzt. Abbildung 88 zeigt ein typisches Aminogramm.

In der Literatur existieren für Schweine keine physiologischen Referenzbereiche für die freien Aminosäuren. Es wurde deshalb, ebenso wie für alle anderen biologischen Kenngrößen, ein eigener Referenzbereich erstellt, das Plasma wurde vor Narkoseeinleitung gewonnen (Tabelle 48).

Es ist heute zumeist üblich, Aminosäuren ihren absoluten Konzentrationen entsprechend in absteigender Reihenfolge aufzutragen. Da sich jedoch gezeigt hat, daß die eigentliche geregelte Größe nicht die absolute Konzentration im Plasma darstellt, sondern das Verhältnis der einzelnen Aminosäuren zueinander in sehr engen Grenzen konstant gehalten wird, empfiehlt Grünert [108, 109] die relative Konzentration, ebenfalls in absteigender Reihenfolge, als graphische Darstellungsform. Abbildung 89 zeigt den Referenzbereich in beiden Darstellungsweisen.

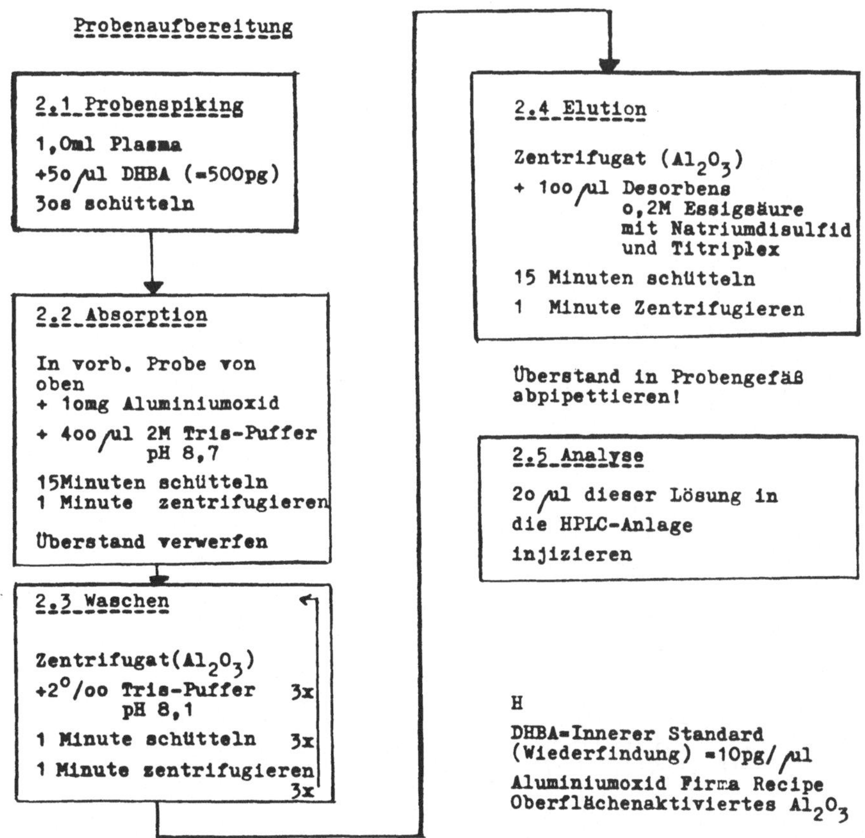

Abb. 90. Probenaufbereitung zur Analyse von Katecholaminen im Plasma

Analyse der Katecholamine im Plasma: Frisch gewonnenes Serum wurde mit einem Stabilisator (Antioxidansmittel) versetzt und bis zur Analyse bei $-76°$ C eingefroren.

Das Prinzip der quantitativen Bestimmung von Katecholaminspiegeln im Plasma besteht in der selektiven Isolation der Katecholamine vom Plasma durch Absorption an oberflächenaktiviertem Aluminiumoxid bei einem definierten pH-Wert, und anschließender Trennung und Bestimmung durch Hochdruckflüssigkeitschromatographie (HPLC) mit nachfolgender elektrochemischer Detektion (Fa. Waters, GB), [130].

Die Katecholamine werden dabei aus der Plasmaprobe durch Zugabe von aktiviertem Aluminiumoxid und 2 M-Tris-Puffer bei pH 8,7 extrahiert. Der ge-

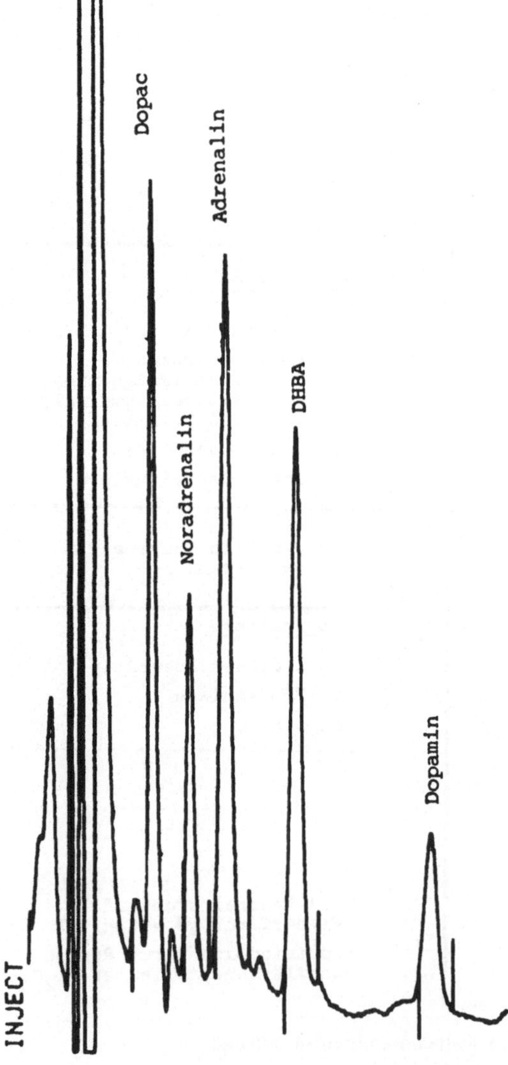

Abb. 91. Hochdruckflüssigkeitschromatogramm einer Katecholaminprobe aus dem Plasma eines Versuchstieres

wählte pH-Wert garantiert eine optimale Absorption der Katecholamine an Aluminiumoxid. Der Überstand, katecholaminfreies Plasma, wird verworfen, und das Aluminiumoxid zur Reinigung mit 2‰ Tris-Puffer mehrmals gewaschen. Die Resorption geschieht anschließend durch Elution mit 0,2 M-Essigsäure. Weitere Details der Probenaufarbeitung können Abbildung 90 entnommen werden.

Bestimmt wurden Adrenalin, Noradrenalin, Dopamin und das Dopaminabbauprodukt Dopac. Als innerer Standard diente zugegebenes DHBA (Dihydroxbenzamin). Abbildung 91 zeigt ein typisches Chromatogramm der Plasmakatecholamine.

1.4 Elektrische Hirnfunktion

Spontanes EEG und evozierte Potentiale: Obwohl es bis zum heutigen Tage keine restlose Aufklärung der Entstehungsmechanismen, Ausbreitung und Bedeutung des Spontan-EEGs gibt, ist die Registrierung der am Kopf ableitbaren elektrischen Potentialschwankungen seit der Entdeckung durch Caton 1875 [241] in der klinischen Routine weit verbreitet. In den letzten Jahren fand die EEG-Registrierung zunehmend auch Eingang in Anästhesie und Intensivmedizin [32, 33, 166, 170, 245, 314]. Zur besseren Interpretation empfahlen Bickford et al. (zitiert nach [32, 33]) die Transformation von einzelnen Zeitintervallen in den Frequenzbereich mit Hilfe der schnellen Fourieranalyse, ein Verfahren, das bei kontinuierlicher Durchführung eine „pseudo-dreidimensionale" Darstellungsweise [170] erlaubt (Abb. 92).

Nach gezielter Reizung an Sinnesorganen entstehen in den spezifischen Sinnesrezeptoren generierte Potentiale, die in entsprechenden Nervensträngen bis zum Hirnmantel geleitet werden [292]. Die Potentialschwankungen können dort und auf dem Wege dorthin als evozierte Potentiale abgeleitet werden. Da über dem Cortex eine spezifische Reizantwort im Verhältnis zum Spontan-EEG sehr klein ausfällt, gelingt eine befriedigende Registrierung nur durch elektronische, zeitsynchronisierte Aufaddierung vieler Einzelreize, die zufallsverteilte Spontan-EEG-Aktivität mittelt sich dabei gegen Null. Bei der elektrischen Stimulation peripherer sensorischer Nerven und Ableitung der so generierten Potentiale entweder im Nackenbereich oder über dem Gyrus postcentralis spricht man von somatosensorisch evozierten Potentialen (SSEP), wobei den abgeleiteten positiven und negativen Spikes Bezeichnungen zugeordnet werden, die ganz bestimmte, anatomisch lokalisierbare, neuronale Umschaltstellen charakterisieren. Die Zeit, die von der Stimulation des peripheren Reizes bis zum Auftreten einer Potentialantwort am Ableitort verstreicht, wird als Latenzzeit bezeichnet. Bei einer Schädigung der zugeordneten Nervenbahn können die so registrierbaren Potentialschwankungen entweder verzögert auftreten – verlängerte Latenzzeit – oder ganz verschwunden sein. Der Grad einer Schädigung läßt sich somit näherungsweise charakterisieren.

Für schwere Schädel-Hirn-Traumen sind in der Literatur sowohl schwerste Allgemeinveränderungen des Spontan-EEGs im Sinne einer Verschiebung zu niedrigen Frequenzen bishin zu einem sogenannten „Null-Linien-EEG" be-

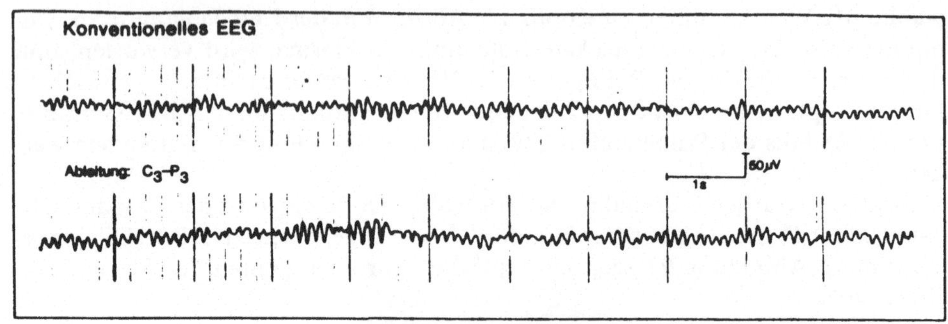

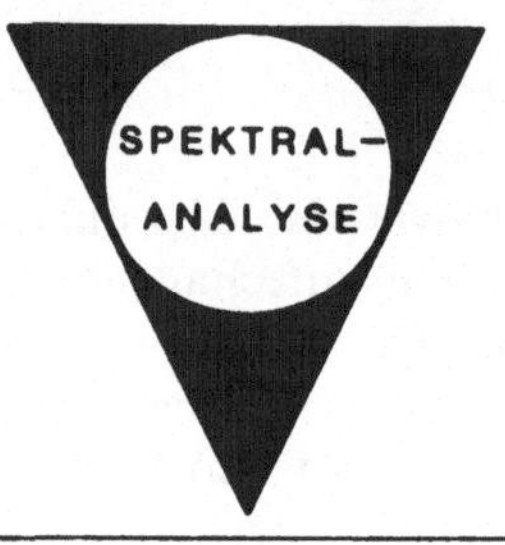

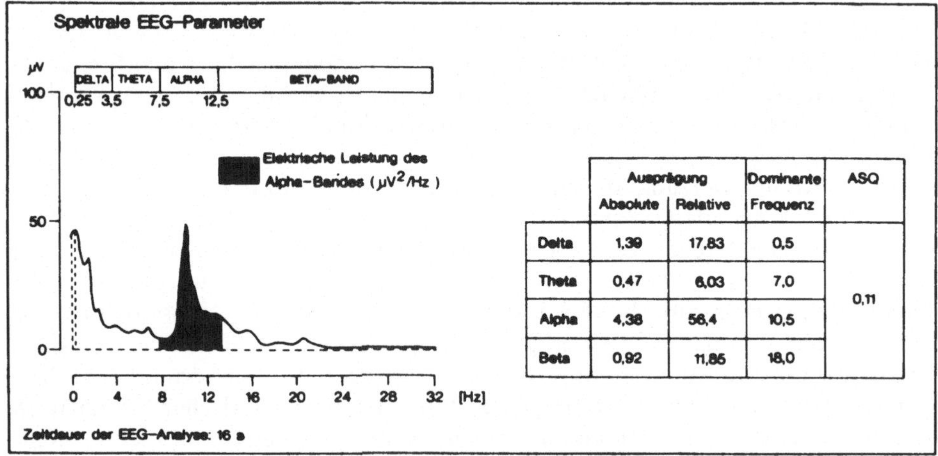

| | Ausprägung | | Dominante | ASQ |
	Absolute	Relative	Frequenz	
Delta	1,39	17,83	0,5	
Theta	0,47	6,03	7,0	0,11
Alpha	4,38	56,4	10,5	
Beta	0,92	11,85	18,0	

Abb. 92

schrieben [166, 240] als auch typische Potentialabschwächungen und Latenzzeit-
verlängerungen bei der Registrierung evozierter Potentiale. Insbesondere die
Central Conduction Time (CCT), das Zeitintervall, das bei der Ableitung somatosensorisch evozierter Potentiale zwischen dem Durchgang des Potentials durch
Hirnstammstrukturen und der Ankunft im Gyrus postcentralis vergeht, kann zur
prognostischen Beurteilung eines Schädel-Hirn-traumatisierten Patienten benutzt werden [137–139, 256, 264, 292, 313].

In unserem Tierversuch registrierten wir sowohl das Spontan-EEG als auch
die nach Stimulation des Nervus medianus ableitbaren evozierten Potentiale.
Die Ableitelektroden – in die Schädelkalotte eindrückbare Stahlstifte – wurden

zum einen am Os frontale in der Mittellinie 2 cm kranial des Os nasale (Fz) und am rechten Os temporale über dem Gyrus suprasylvius posterior plaziert, zum anderen eine weitere Elektrode im Nackenbereich auf Höhe des 2. Halswirbelkörpers. Zur Generierung somatosensorisch evozierter Potentiale wurde die linke Vorderextremität der Tiere medial enthaart und etwa 3 cm proximal der Klaue über dem Verlauf des Nervus medianus eine Reizelektrode angelegt. Das Elektrodenschaltschema kann Abbildung 93 entnommen werden.

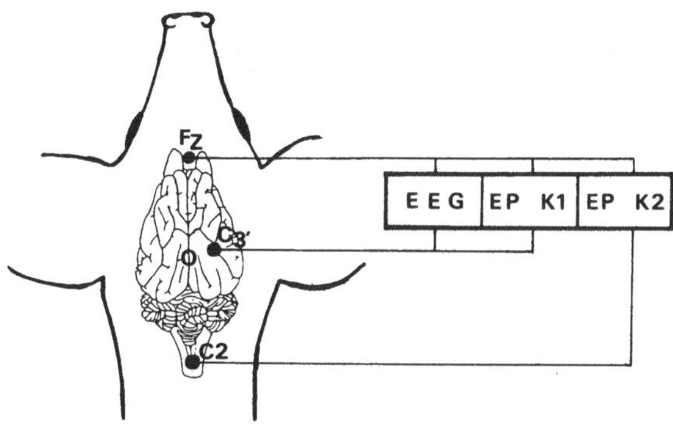

Abb. 93

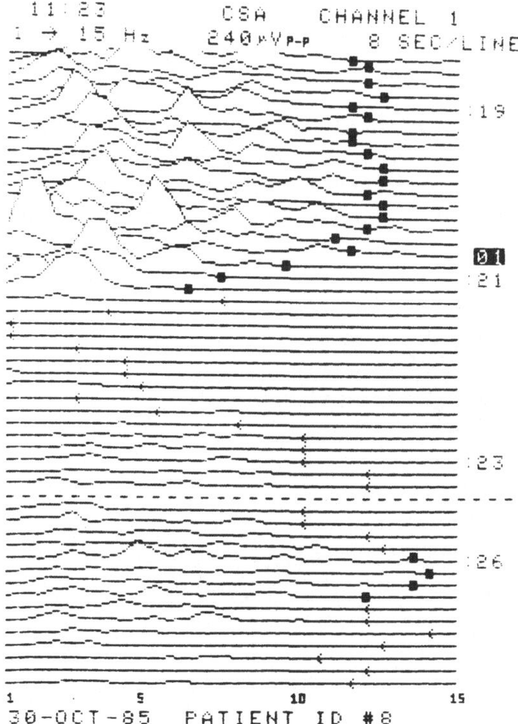

Abb. 94. Compressed Spectral Array (CSA) eines Versuchstieres, wobei bei der Markierung 01 das Gehirn traumatisiert wurde. Man sieht deutlich die sofortige „Linksverschiebung" der EEG-Frequenz mit anschließender Erholung auf deutlich niedrigerem Niveau

Zur Registrierung des EEGs und der evozierten Potentiale verwendeten wir einen zweikanaligen mikroprozessorgesteuerten EEG-Computer (Neurotrac, Fa. Interspec medical, USA), der sowohl die schnelle Fouriertransformation zur Konvertierung des EEGs vornahm, als auch Generierung, Aufnahme und Auswertung der somatosensorisch evozierten Potentiale steuerte. Das transformierte EEG, in seiner bildlichen Darstellung als Compressed Spectral Array (CSA) bezeichnet, wurde jeweils in 8-Sekunden-Abständen analysiert (Abb. 94).

Zur Quantifizierung der so gewonnenen Kurven läßt sich eine Markierung (Spectral Edge Frequency, SEF) so setzen, daß 95% der Kurvenanteile und damit des Frequenzspektrums links davon liegen (Abb. 94). Stellt man die ableitbare elektrische Leistung über bestimmten Frequenzbereichen als Säulendiagramme dar, so erhält man sogenannte „Power-Spektren".

Zur Gewinnung der medianusstimulierten SSEP wurden 528 Reize (Reizfrequenz 5/s) aufsummiert und ein Zeitintervall von 200 ms nach Setzen des Reizes analysiert. Traditionsgemäß werden negative Potentiale unter der Ableitelektrode nach oben dargestellt und mit einem „N" bezeichnet, positive Potentiale dagegen mit einem „P" gekennzeichnet und nach unten aufgetragen [292]. Zur Unterscheidung der einzelnen Potentialspitzen wird die Latenzzeit als Index angegeben. Abbildung 95 zeigt die Reproduzierbarkeit abgeleiteter SSEP über einen Zeitraum von 5¼ h an einem unserer Versuchstiere.

Die Meßzeitpunkte zur Ableitung des EEGs entsprachen den Zeitpunkten anderer gemessener Parameter, evozierte Potentiale zum Zeitpunkt 5 und 10 min nach dem Trauma mußten aus technischen Gründen entfallen.

I.5 Kenngrößen des Gehirnstoffwechsels

Hirnvenöse Blutwerte: Zu allen Meßzeitpunkten wurden aus dem Sinus sagittalis 5 ml Blut in eine Lithium-Heparinat-Monovette sowie 1 ml Blut in eine heparinisierte Spritze zur Analyse gehirnvenöser Blutgase abgenommen. Aus dem Blut der Lithium-Heparinat-Monovette bestimmten wir nach entsprechender Aufar-

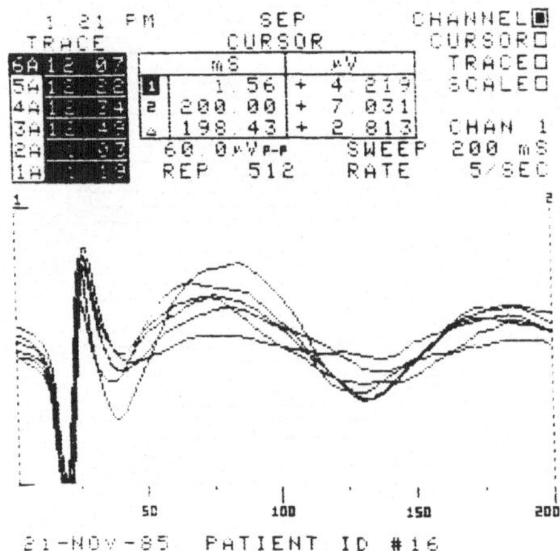

Abb. 95

beitung (s. Kapitel Kenngrößen des Stoffwechsels) Osmolalität, Gesamteiweiß, Natrium, Kalium, Chlorid, Glukose und Laktat.

Da in der Aorta abdominalis Blut zur Bestimmung derselben Kenngrößen abgenommen worden war, konnten für das Gehirn zu jedem Meßzeitpunkt die arteriovenösen Differenzen berechnet werden.

Hirngewebeaufarbeitung: Der bei −76°C tiefgekühlte Restkopf wurde mit einer Bandsäge in frontaler Richtung in 1 cm dicke Scheiben geschnitten, wobei darauf geachtet wurde, daß ein Schnitt genau durch die Traumastelle verlief (Abb. 96). Der Schneidevorgang geschah in einem auf −20°C gekühlten Raum, die Gehirnscheiben selbst wurden zwischen den einzelnen Arbeitsgängen auf Trockeneis (−80°C) gelagert. Diese strikte Einhaltung einer Temperatur unter −50°C ist notwendig, da Welsh und Rieder [319] zeigten, daß es bei Temperaturen oberhalb davon schon zu enzymatischen Veränderungen vor allem der labilen energiereichen Phosphorverbindungen kommen kann.

Nach einem festgelegten Schema wurden die Gehirnscheiben in weitere Teile für die jeweiligen analytischen Bestimmungen aufgeteilt (Abb. 96), bis zur endgültigen analytischen Verarbeitung lagerten wir die Teilchen vakuumverpackt bei −76°C zwischen.

Bestimmung biochemischer Parameter im Hirngewebe

Energiereiche Phosphate, Glukose und Laktat: Zur Bestimmung der energiereichen Phosphate sowie des Gehaltes an Gewebeglukose und -laktat wurden Hirngewebestücke von ca. 1 g Gewicht in flüssigem Stickstoff gemörsert, das Pulver gewogen und mit eisgekühlter Perchlorsäure im Verhältnis 1:7 versetzt. Nach einminütiger Homogenisierung (Ultra-Turrax, Fa. Janke & Kunkel, IKA-Werke) wurde 20 min bei 4000 U/min zentrifugiert, der Überstand abpipettiert und mit

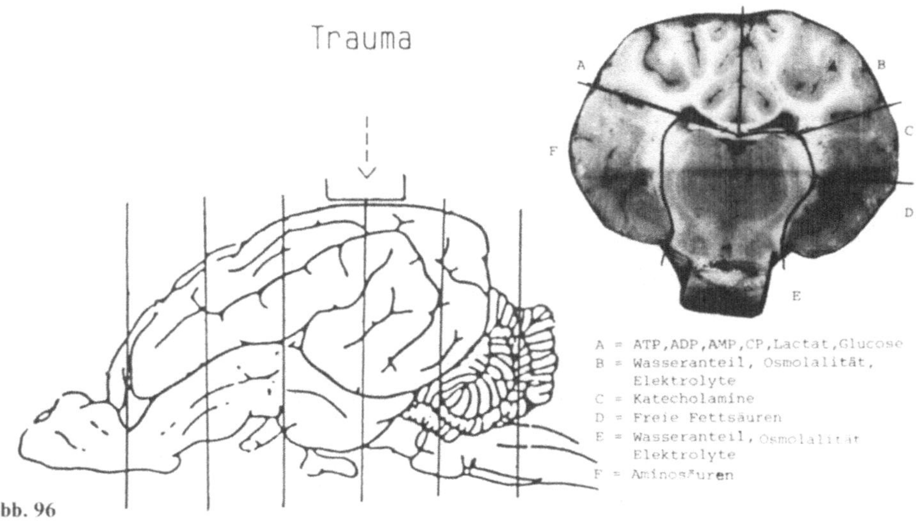

Abb. 96

5 M Kaliumkarbonatlösung neutralisiert. Nach erneuter 10minütiger Zentrifugation bei 4000 U/min reinigten wir den Überstand weiter mit einem Mikrofilter
(Porengröße 0,2 μm) und führten die Bestimmungen von ATP, ADP, AMP,
Kreatinphosphat, Laktat und Glukose nach den bei Bergmeyer [16] angegebenen
enzymatischen Verfahren durch. Eine Zusammenstellung der Methoden sowie
die von uns ermittelten Normwerte können Tabelle 49 entnommen werden.

Gewebeosmolalität, Elektrolytgehalt, Gewebewassergehalt und Trockengewicht:
Die Aufarbeitung zur Bestimmung von Gewebeosmolalität und Gewebewassergehalt erfolgte nach modifizierten, von Appelboom et al. [7] sowie Arieff et al. [8]
angegebenen Methoden. Dazu wurden ca. 0,5 g tiefgefrorenes Hirngewebe gewogen und in Hochdruckreagenzgefäße mit 2 ml kochendem Aqua bidestillata
versetzt und 60 min bei 105°C inkubiert. Die Osmolalität des Überstandes bestimmten wir durch Messung der Gefrierpunkterniedrigung (Osmometer OM
801, Fa. Vogel, BRD). Die zur Messung benötigte Menge wurde anschließend in
die Gefäße zurückgegeben und der Inhalt 36 h bei 110°C im Trockenschrank
eingetrocknet. Durch Subtraktion des so ermittelten Trockengewichtes vom
Frischgewicht läßt sich der Wassergehalt errechnen. Die Osmolalität des Gewebes errechnet sich nach Appelboom et al. [7] mit folgender Formel:

$$Osm_G = Osm_U \cdot \frac{H_2O_d + H_2O_G}{H_2O_G} \quad (mosm/kg\ GW)$$

Osm_G = Gewebeosmolalität; Osm_U = Osmolalität des Überstandes; H_2O_d =
Aqua bidestillata; H_2O_G = Gewebewasser

Dabei ist zu beachten, daß die Menge des zugesetzten Aqua bidestillata erst aus
der Differenz von Frischgewicht und Gesamtgewicht nach Kochen ermittelt werden darf, da ansonsten eventuelle Verluste durch Verdampfen als Fehler einge-
hen würden [7].

Tabelle 49. Biochemische Kenngrößen des Hirnstoffwechsels. Kontrolltiere als Referenzwerte

Parameter [μmol/g]	Methode	Referenz- bereich	VK [%]	Präzision VK [%]
Osmolalität	Gefrierpunktsmessung	303,0 –327,0	3,75	0,44
Laktat	Lactat-Analyzer 640 Fa. Roche	4,71– 8,05	26,18	4,17
Glukose	Hexokinase-Methode Fa. Boehringer	1,05– 3,01	48,28	2,99
Natrium	Flammenphotometrie	55,2 – 61,8	5,62	1,30
Kalium	Flammenphotometrie	103,1 –111,7	3,97	2,06
Chlorid	coulorimetrische Messung	39,1 – 51,5	13,71	2,16
Kalzium	Atomabsorption	1,00– 2,24	38,40	–
ATP	enzymat. UV-Test	2,17– 2,57	8,44	1,97
ADP	enzymat. UV-Test	0,33– 0,49	19,51	4,36
AMP	enzymat. UV-Test	0,06– 0,12	33,33	3,28
Kreatinphosphat	enzymat. UV-Test	2,69– 3,85	17,74	4,16

Bestimmung von Natrium, Kalium, Kalzium und Chlorid im Hirngewebe: Dazu
wurde der zur Trockengewichtsbestimmung eingedampfte Geweberückstand mit
3 ml 0,75 M Salpetersäure versetzt und zur Gewinnung eines Totalaufschlusses
diese 1 Woche einwirken lassen. Aus dem Aufschluß kann flammenphotometrisch (KliNa-Flamme, Fa. Beckman) die Konzentration an Natrium und Kalium, nach dem Prinzip der Coulometrie mit einem Chloridmeter (Fa. Corning)
die Chloridkonzentration und durch Atomabsorption (Atomabsorptionsspektro-
meter, Fa. Perkin Elmer) die Gesamtkalziumkonzentration bestimmt werden.
Nach Berücksichtigung der sich ergebenden Verdünnungsfaktoren lassen sich so
die entsprechenden Konzentrationen bezogen auf den Gewebewasseranteil errechnen.

Freie Aminosäuren im Hirngewebe: Die freien Aminosäuren im Hirngewebe bestimmten wir unter Modifikation eines von Sperling [288] und Vickopf [321] an-
gebenen Verfahrens. Dazu wurden tiefgefrorene Hirngewebeproben in flüssigem
Stickstoff mechanisch zerkleinert, auf vorgekühltem Wägepapier gewogen und
unter Zugabe von 5 ml eisgekühlter Sulfosalicylsäure homogenisiert (Ultra-Turrax nach Willems, Fa. Janke und Kunkel KG, BRD). Das Homogenat wird nach
10minütigem Stehen 10 min bei 3 000 U/min zentrifugiert, der Überstand deka-
niert und erneut 10 min zentrifugiert. Nach Reinigung mit einem 450 µm Milli-
pore-Filter letztmalige 6minütige Zentrifugation bei 12 000 U/min (Mikrozentri-
fuge, Eppendorf).
    Die weitere Verarbeitung erfolgt dann analog den freien Aminosäuren im
Plasma.

I.6 Bildgebendes Verfahren zur Darstellung des Gewebe-pH an Gehirnschnitten

Fink und Koehler [72] sowie Sundt und Anderson [294] beschrieben das Prinzip
zur Ermittlung von pH-Werten mit Umbilliferon, einem lipidlöslichen Fluores-
zenzfarbstoff. Darauf basierend publizierten Csiba et al. [53] eine Methode zur
Gewebe-pH-Messung an Cryostatschnitten. Bei Exposition von mit Umbilliferon inkubierten 20 µ dicken Cryostatschnitten fluoreszieren diese pH-abhängig
während des Auftauvorgangs, wenn sie mit ultraviolettem Licht (370 nm, Queck-
silberhöchstdrucklampe HBO 100 W/2, Fa. Osram) bestrahlt werden. Die Messung bei 450 nm ergibt die pH-abhängige spezifische Fluoreszenz; korrigierend
muß davon eine unspezifische Fluoreszenz – Exzitation mit 340 nm – subtrahiert
werden.
    Wir fotografierten die Umbilliferon-präparierten Cryostatschnitte (Umbillife-
ron reinst, Fa. Serva, BRD) sowohl spezifisch als auch unspezifisch fluoreszie-
rend zusammen mit pH-Standards [53] und subtrahierten die nach Einlesen der
Schwarz/Weiß-Negative in einen Bildanalysencomputer (IBAS, Fa. Kontron,
BRD) digitalisierten Bilder. Die nach der Subtraktion gewonnenen Grauwerte
wurden in „Falschfarben" umgesetzt. Über den visuellen Vergleich hinaus können die digital speicherbaren pH-Bilder untereinander durch Mittelung der
Bildpunkte verglichen werden. Die Bildausschnitte sind dabei frei wählbar. Wir

fertigten Cryostatschnitte durch das Gehirn auf Höhe des Gyrus suprasylvius posterior sowie durch das Frontalhirn an.

I.7 Die Bestimmung der zerebralen Durchblutung

Seit Kety und Schmidt 1945 durch Lachgasinhalation die zerebrale Durchblutung bestimmten [151], wurden vielfache Versuche mit den verschiedensten Methoden unternommen, die Messung der zerebralen Durchblutung zu optimieren und im Sinne immer kleinerer Bezirke zu regionalisieren. Während am Patienten ein möglichst nichtinvasives Verfahren angestrebt wird (Übersicht bei [85]), sind im Tierexperiment die verschiedensten Techniken beschrieben worden, die sich von der Kanülierung des Sinus sagittalis dorsalis [198], der Messung der regionalen Wärmeleitung [128] über die Wasserstoff-Clearance-Technik [175, 176] bis zu der auch von uns verwendeten Markierung von intravasal eingebrachten Plastikpartikeln (Microspheres) mit radioaktiven Isotopen [127, 280] erstrecken.

Durch die rechte Arteria femoralis hatten wir einen 5 F-Katheter in den linken Ventrikel eingeführt, über den 5 min, 30 min sowie 90 min nach dem Trauma je 7 μC ^{95}Nb (Niobium), ^{141}CE (Cereum) oder ^{103}Ru (Ruthenium) injiziert wurden. Die radioaktiven Isotope waren an Microspheres ($15\pm1,5\ \mu\varnothing$) gebunden (Bezug: NEN Chemicals GmbH, Dreieich, BRD). Die Größe der Plastikpartikel gewährleistete, daß sie bei der ersten Kapillarpassage nahezu vollständig im Kapillarstromgebiet verblieben und eine Rezirkulation somit ausgeschlossen war. Wegen der leichten Aggregierbarkeit der Microspheres müssen diese unmittelbar vor Applikation einem Ultraschallbad entnommen werden. Zubereitung, Kalibrierung sowie Applikation der Microspheres-Suspension führten wir in Anlehnung an die von Heymann et al. [127] beschriebene Technik durch. Gleichzeitig mit der Injektion wurde kontinuierlich arterielles Blut mit einer konstanten Geschwindigkeit (10 ml/min) für 2 min über einen Katheter aus der Aorta abdominalis entnommen. Dieses kontinuierlich „gesampelte" Blut dient als definierter Referenzblutfluß in ein sogenanntes „Kunstorgan". Da die Isotopen proportional dem Blutfluß auf die einzelnen Organe des Körpers verteilt werden und dort auch verbleiben, läßt sich durch die Messung der Radioaktivität in einem bekannten Blutfluß sehr einfach auf die Durchblutung eines Gewebekompartiments mit unbekanntem Blutfluß schließen. Notwendig hierzu ist die Messung der Radioaktivität des im „Kunstorgan" mit einem konstanten Blutzufluß gesammelten Blutes, sowie die Bestimmung der Radioaktivität in einem Gewebestückchen des zu untersuchenden Organs. Wir entnahmen dazu aus den tiefgefrorenen Hirnscheiben je links und rechts parietal sowie links und rechts frontal aus dem Cortex, diencephal und mesencephal aus dem Hirnstamm, dem Kleinhirn und der Medulla oblongata Gewebeproben. Die Radioaktivität sowohl im Blut als auch im Gewebe wurde szintigraphisch mit einem Na-Jodid-Detektor (Gamma-Counter, Fa. Berthold) bestimmt. Nach Korrektur der Überlagerungen der einzelnen Energiespektren sowie der spezifischen Empfindlichkeit des Detektors für die einzelnen Isotope [30, 127, 225] läßt sich die zerebrale Durchblutung mit folgender Formel berechnen [127]:

$$rCBF = \frac{rBF \cdot Counts/g\ Gehirn \cdot 100}{Counts_{Blut}} \quad (ml/min/100\ g)$$

$rCBF$ = regionaler zerebraler Blutfluß; rBF = Blutfluß zum Kunstorgan/min; $Counts_{Blut}$ = Counts im gesamten abgezogenen Blut

In Vorversuchen hatte sich ergeben, daß, obwohl die gemessenen Hirnanteile nur ca. 55% der Gesamthirnmasse erfaßten, nach Gewichtung der Aktivität in den einzelnen Regionen mit hinreichender Genauigkeit auf die Gesamtdurchblutung des Gehirns geschlossen werden kann.

$$CBF = \sum_{1}^{n} rCBF(n) \cdot G(n) / \sum_{1}^{n} G(n) \quad (ml/min/100\ g)$$

CBF = zerebrale Durchblutung; $G(n)$ = Gewicht der einzelnen gemessenen Gehirnanteile; $n = 8$

I.8 Berechnete Kenngrößen des Hirnstoffwechsels

Zerebraler Perfusionsdruck: Auf die Berechnung des zerebralen Perfusionsdruckes wurde schon hingewiesen.

$$CPP = MAP - ICP \quad (mm\,Hg)$$

Zerebraler Gefäßwiderstand

$$CVR = \frac{CPP}{CBF} \cdot 0{,}7992 \quad (dyn \cdot s \cdot cm^{-5}/100\ g) \quad (CBF\ in\ ml/min/100\ g)$$

Prozentuale Hirndurchblutung: Die prozentuale Hirndurchblutung veranschaulicht das Verhältnis von Hirndurchblutung zur Durchblutung des übrigen Körpers, wobei beide Größen auf Gewichtseinheiten bezogen werden.

$$CBF\% = \frac{CBF}{CI} \cdot 1000 \quad (\%) \quad (CI\ in\ ml/min)$$

Arteriovenöse Sauerstoffgehaltsdifferenz: Wie im übrigen Körper errechnet sich auch am Gehirn die arteriovenöse Sauerstoffgehaltsdifferenz aus dem Sauerstoffgehalt im arteriellen zufließenden Blut abzüglich des Sauerstoffgehaltes im venösen Blut. Der venöse Sauerstoffgehalt wurde im Sinus sagittalis dorsalis (C_sO_2) gemessen.

$$D_{a-s}O_2 = C_aO_2 - C_sO_2 \quad (ml/dl)$$

Sauerstoffextraktionsrate ($O_{2(er)}$)

$$O_{2(er)} = \frac{D_{a-s}O_2}{C_aO_2} \cdot 100 \quad (\%)$$

Sauerstoffangebot ($O_{2(del)}$)

$$O_{2(del)} = \frac{C_aO_2 \cdot CBF}{100} \qquad (ml/min/100\,g)$$

Zerebraler Sauerstoffverbrauch

$$CMRO_2 = \frac{D_{a-s}O_2 \cdot CBF}{100} \qquad (ml/min/100\,g)$$

Prozentualer zerebraler Sauerstoffverbrauch: Der prozentuale zerebrale Sauerstoffverbrauch zeigt pro Gewebegewichtseinheit an, um wieviel mal mehr Sauerstoff das Gehirngewebe gegenüber dem übrigen Körper pro Zeiteinheit verbraucht.

$$CMRO_2\% = \frac{CMRO_2}{VO_2} \cdot 1000 \qquad (\%)$$

$$(CMRO_2 \text{ in } ml/min/100\,g;\ \dot{V}O_2 \text{ in } ml/min/kg)$$

Arteriovenöse Glukosedifferenz: Analog den Berechnungen aus dem arteriellen und dem sinuidalen Sauerstoffgehalt läßt sich aus der Betrachtung des Glukosegehaltes die energetische Versorgung des Gehirns abschätzen, sowie dessen Glukoseumsatz berechnen.

$$D_{a-s}Glu = aGlu - sGlu \qquad (\mu mol/min)$$

Zerebrale Glukoseextraktionsrate

$$Glu_{(er)} = \frac{D_{a-s}Glu}{aGlu} \cdot 100 \qquad (\%)$$

Glukoseangebot an das Gehirngewebe

$$Glu_{(del)} = aGlu \cdot CBF \qquad (\mu mol/min/100\,g)$$

Zerebraler Glukoseverbrauch

$$CMR - Glu = D_{a-s}Glu \cdot CBF \qquad (\mu mol/min/100\,g)$$

Zerebrale Laktatausschwemmung: Entstehendes Laktat im Gewebe wird bei erniedrigter Durchblutung nicht vollständig ausgeschwemmt sondern akkumuliert, deshalb muß man die Laktatausschwemmung, die über die arteriovenöse Laktatdifferenz erfaßt werden kann, von der Laktatakkumulation unterscheiden. Letztere kann nur durch direkte Gewebsmessung erfaßt werden. Die Laktatausschwemmung dient als Hinweis für anaerobe Stoffwechselvorgänge in einem Organ bei noch erhaltener Durchblutung.

$$CMR - Lac = D_{a-s}Lac \cdot CBF \qquad (\mu mol/min/100\,g)$$

Literaturverzeichnis

1. Abrahamson NS, Safar P, Detre K (1983) Results of a randomized clinical trial of brain resuscitation with Thiopental. Anesthesiology 59:A 101
2. Abrams JS, Deane RS, Davis JH (1976) Pulmonary function in patients with multiple trauma and associated severe head injury. J Trauma 16:543
3. Ahnefeld FW (1980) Die Aufgabe des Arztes im Rettungswesen. Anaesth Intensivmed 21:233
4. Akioka T, Ota K, Matsumoto A, Iwatsuki K, Doi A, Okao S, Ninomiya K, Nishimoto A (1976) The effect of THAM on acute intracranial hypertension. An experimental and clinical study. In: Becks JWF, Besch DA, Brock M (eds) Intracranial pressure III. Springer, Berlin Heidelberg New York
5. Allison T, Goff WR, Williamson PD, VanGilder JC (1980) On the neural origin of early components of the human somatosensory evoked potentials. In: Desmedt JE (ed) Prog clin Neurophysiol 7. Clinical uses of cerebral, brainstem and spinal somatosensory evoked potentials. Karger, Basel
6. Altemayer KH, Seeling W, Schmitz JE, Koßmann B (1984) Posttraumatischer Stoffwechsel – Grundlagen und klinische Aspekte. Anaesthesist 33:4
7. Appelboom JWT, Brodsky WA, Tuttle WS, Diamond I (1958) The freezing point depression of mammalian tissues after sudden heating in boiling distilled water. J Gen Physiol 41:1153
8. Arieff AI, Kleeman CR, Keushkerian A, Bagdoyan H (1972) Brain tissue osmolality: Method of determination and variations in hyper- and hypo-osmolar states. J Lab Clin 79:334
9. Astrup J, Symon L, Branston NM, Lassen NA (1977) Cortical evoked potential and extracellular K and H at critical levels of brain ischemia. Stroke 8:51
10. Astrup J, Siesjö BK, Symon L (1981) Thresholds in cerebral ischemia. The ischemic penumbra. Stroke 12:723
11. Astrup J, Sørensen PM, Sørensen HR (1981) Inhibition of cerebral oxygen and glucose consumption in the dog by hypothermia, pentobarbital, and lidocaine. Anesthesiology 55:263
12. Atkinson DE (1968) The energy charge of the adenylate pool as a regulator parameter. Interaction with a feedback modifiers. Biochemistry 7:4030
13. Bar ZG, Davidson JT (1985) An investigation of the role of lactic acid production in the causation of metabolic acidosis resulting from raised intracranial pressure in rabbits. Intensive Care Med 11:199
14. Barzaghi F, Dragonetti M, Formento ML, Boissier JR (1985) Effects of the new eburnamenine derivative RU 24722 on EEG recovery and cerebral energy metabolism after complete ischemia. Arzneimittelforschung 35:472
15. Beckman DL, Iams SG (1979) Circulating catecholamines in cats before and after lethal head injury. Proc Soc Exp Biol Med 160:200
16. Bergmeyer HU, Bergmeyer J, Graßl M (1985) Methods of encymatic analysis vol 7. CVC Verlagsgesellschaft, Weinheim, p 340
17. Bergofsky EH (1980) Humoral control of the pulmonary circulation. Ann Rev Physiol 42:221
18. Birke G, Carlson LA, Liljedahl SO (1965) Lipid metabolism and trauma. 3. Plasma lipids and lipoproteins in burns. Acta Med Scand 178:337

19. Bowers RE, McKeen CR, Park BE, Brigham KL (1979) Increased pulmonary vascular permeability follows intracaranial hypertension in sheep. Am Rev Resp Dis 119:637
20. Bowers SA, Marshall LF (1980) Outcome in 200 consecutive cases of severe head injury treated in San Diego Country: a prospective analysis. Neurosurg 6:237
21. Braakman R, Schouten HJA, Minderhoud JM (1982) Megadose steroids in comatose head injured patients – a prospective double-blind trial. International Conference on Recent Advances in Neurotraumatology, Edinburgh, 20.–22. September
22. Brennan RW (1978) Resuscitation from metabolic coma and encephalitis. Crit Care Med 6:277
23. Brock M (1983) Pathophysiology und Behandlung des erhöhten intrakraniellen Druckes. In: Ahnefeld FW, Bergmann H, Burri C et al (Hrsg) Anästhesie in der Neurochirurgie. Springer, Berlin Heidelberg New York Tokyo, S 34
24. Brown RS, Mohr PA, Carey JS, Shoemaker WC (1967) Cardiovascular changes after cranial cerebral injury and increased intracranial pressure. Surg Gyn Obst 125:1205
25. Brown FD, Jafar JF, Krieger K, Johns L, Leipzig TJ, Mullan S (1982) Cardiac and cerebral changes following experimental head injury. In: Grossman RG, Gildenberg PL (eds) Head injury: Basis and clinical aspects. Raven Press, New York, p 151
26. Bruce DA, Vapalahti M, Schutz H, Langfitt TW (1972) rCBF, $CMRO_2$ and intracranial pressure following a local cold injury of the cortex. In: Brock M, Dietz H (eds) Intracranial Pressure. Springer, Berlin Heidelberg New York
27. Bruce DA, Langfitt TW, Miller JD (1973) Regional cerebral blood flow, intracranial pressure and brain metabolism in comatose patients. J Neurosurg 38:131
28. Bruce DA, Langfitt TW (1976) The prognostic value of ICP, CPP, CBF, and $CMRO_2$ in head injury. In: Head injuries. Second Chicago Symposium in Neural Trauma. McLaurin RL (ed) Grune and Stratton, New York San Francisco London, p 23
29. Bruce DA, Alavi A, Bilaniuk L, Dolinskas C, Obrist W, Uzzel B (1981) Diffuse cerebral swelling following head injuries in children: the syndrome of „malignant brain edema". J Neurosurg 54:170
30. Buckberg GD, Luck JC, Payne DB (1971) Some sources of error in measuring regional flow with radioactive microshares. J Appl Physiol 31:598
31. Buddecke E (1980) Grundriß der Biochemie. de Gruyter Verlag, 6. Aufl
32. Cant BR, Shaw NA (1979) Electroencephalography and compressed spectral array in severe intracranial disease. Int Anesthesiol Clin 17:343
33. Cant BR, Shaw NA (1984) Monitoring by compressed spectral array in prolonged coma. Neurology 34:35
34. Carlson LA (1970) Mobilisation and utilisation of lipids after trauma: Relation to caloric homeostasis. In: Porter R, Knight J (eds) Energy metabolism in trauma. Churchill, London, p 155
35. Carlson RW, Schaeffer RC, Michaels SG, Weil MH (1979) Pulmonary edema following intracranial hemorrhage. Chest 75:731
36. Casteels R, Droogmans G (1983) The role of calcium in contraction of vascular smooth muscle. In: Stone PHJ, Antman EM (eds) Calcium channel blocking agents in the treatment of cardiovascular disorders. Futura Press Mount Cisco New York, p 59
37. Chiappa KH, Ropper AH (1982) Evoked potentials in clinical medicine. N Engl J Med 306:1205
38. Clifton GL, Ziegler MG, Grossman RG (1981) Circulating catecholamines and sympathetic activity after head injury. Neurosurgery 8:10
39. Cohen PJ, Alexander SC, Smith TC, Reivich M, Wollman H (1967) Effects of hypoxia and normocarbia on cerebral blood flow and metabolism in conscious man. J Appl Physiol 23:183
40. Cold GE (1978) Cerebral metabolic rate of oxygen ($CMRO_2$) in the acute phase of brain injury. Acta Anaesth Scand 22:249
41. Cold GE (1986) The relationship between cerebral metabolic rate of oxygen and cerebral blood flow in the acute phase of head injury. Acta Anaesth Scand 30:453
42. Colice GL, Matthay MA, Bass E, Matthay RA (1984) Neurogenic pulmonary edema. Am Rev Respir Dis 130:941

43. Comroe JH, Forster RE, Dubois AB, Briscoe WA, Carlsen E (1964) Die Lunge. Klinische Physiologie und Lungenfunktionsprüfungen. Schattauer, Stuttgart

44. Conger KA, Garcia JH (1979) Alanine and glutamate concentrations as indicators of post-ischemic survival. J Neuropathol Exp Neurol 38:308

45. Conger KA, Garcia JH, Kauffman FC, Lust WD, Murakami N, Passeneau JV (1981) Alanine: glutamate rations as an index of reversibility of cerebral ischemia in gerbils. Exp Neurol 71:370

46. Corror RCR (1969) Myocardial damage secondary to brain lesions. Am Heart J 78:145

47. Corales RL, Miller JD, Becker DP (1980) Intracranial pressure and brain water content in acute graded experimental cerebral trauma. In: Shulman K et al (eds) Intracranial pressure IV. Springer, Berlin Heidelberg New York, p 280

48. Crane PJ, Braun LD, Cornford EM (1978) Dose dependent reduction of glucose utilisation by pentobarbital in rat brain. Stroke 9:12

49. Crittenden DJ, Beckman DL (1982) Traumatic head injury and pulmonary damage. J Trauma 22:766

50. Crockard HA, Brown FD, Calica AB, Johns LM, Mullan S (1977) Physiological consequences of experimental cerebral missile injury and use of data analysis to predict survival. J Neurosurg 46:784

51. Crockard HA, Brown FD, Johns LM, Mullan S (1977) An experimental cerebral mussile injury model in primates. J Neurosurg 46:776

52. Cross CE, Hyde RW (1978) Treatment of pulmonary edema. In: Staub NC (ed) Lung water and solute exchange. Dekker, New York p 471

53. Csiba L, Paschen W, Hossmann K-A (1983) A topographic quantitative method for measuring brain tissue pH under physiological and pathophysiological conditions. Brain Research 289:334

54. Dahn MS, Lange P (1982) Hormonal changes and their influence on metabolism and nutrition in the critically ill. Intens Care Med 8:209

55. Dampney RAL, Kumada M, Reis DJ (1979) Central neural mechanisms of the cerebral ischemic response. Circ Res 44:48

56. David A, Biesing Ch, Knuth P (1986) Ergebnisse von Blutgasanalysen bei Verletzungen am Notfallort. Notfallmed 12:738

57. De Witt DS, Jenkins LW, Lutz H, Wei EP, Kantos HA, Miller JD, Becker DP (1981) Regional cerebral blood flow following fluid percussion injury. J Cereb Blood Flow Metab 1:579

58. Dienel GA, Pulsinelli WA, Duffy TE (1980) Regional protein synthesis in rat brain following acute hemispheric ischemia. J Neurochem 35:1216

59. Doba N, Reis DJ (1974) Role of central and peripheral adrenergic mechanisms in neurogenic hypertension produced by brainstem lesions in rat. Circ Res 34:293

60. Dölp R, Gollwitzer M, Ahnefeld FW, Grünert A, Schmitz E (1978) Klinische Untersuchungen über die Konzentration freier Aminosäuren im Plasma und Urin im Postaggrassionsstoffwechsel. II. Mitteilung. Infusionstherapie 5:309

61. Dougals CG (1911) A method for determining the total respiratory exchange in man. J Physiol 42:17

62. Dos SJ, Nahas GG, Pappen EM (1962) Experimental correction of hypercapnic intracranial hypertension. Anesthesiology 23:46

63. Dragomir CT, Alexianu D, Ungureanu D, et al (1978) Biochemical changes in the rat brain associated with Dinitrophenol-induced brain edema. Path Res Pract 163:353

64. Drews LR, Conway WP, Gilboe DD (1977) Blood-brain amino acid transport and content during anoxia and reoxigenation. Am J Physiol 233:326

65. Ducker TB, Simmons RL (1968) Increased intracranial pressure and pulmonary edema. Part 2: The hemodynamic response of dogs and monkeys to increased intracranial pressure. J Neurosurg 28:118

66. Duffy TE, Nelson SR, Lowry OH (1972) Cerebral carbohydrate metabolism during acute hypoxia and recovery. J Neurochem 19:959

67. Dunnett CW (1964) New tables for multiple comparisons with a control. Biometrics 20:482

68. Ellis EF, Wright KF, Wei EP, Kontos HA (1981) Cyclooxygenase products of arachidonic acid metabolism in cat cerebral cortex after experimental consussive brain injury. J Neurochem 37:892

69. Enevoldsen EM, Cold G, Jensen FT, Malmros R (1976) Dynamic changes in regional CBF, intraventricular pressure, CSF pH and lactate levels during the acute phase of head injury. J Neurosurg 44:191

70. Evans DE, Alter WA, Shatshy SA, Gunbay EN (1976) Cardiac arrhythmias resulting from experimental head injury. J Neurosurg 45:609

71. Faulhauer K, Herrmann HD, Harbauer G (1971) Cardiovascular response to slowly increased intracranial pressure. Acta Neurochir 24:63

72. Fink DW, Koehler WR (1970) pH effects on fluorescence of umbelliferone. Analyt Chem 42:990

73. Fieschi C, Batistini N, Bedushi A, Boselli L, Rossanda M (1974) Regional cerebral blood flow and intraventricular pressure in acute head injuries. J Neurol Neurosurg Psychiatr 37:1378

74. Fisher MA, Perlik SJ (1985) N_{20} and P_{20} somatosensory evoked potentials: thalamic lesions and subcortical origin. Acta Neurol Scand 71:25

75. Folbergrova J, Ljunggren B, Norberg K, Siesjö BK (1974) Influence of complete ischemia on glycolytic metabolites, citric acid cycle intermediates, and associated amino acids in the rat cerebral cortex. Brain Res 80:265

76. Freye E, Dehnen-Seipel H, Rohner D (1985) Somatosensorisch-evozierte Potentiale (SEP) unter Isofluran und Enfluran bei kardiochirurgischen Eingriffen. Anaesthesist 34:670

77. Froman C (1968) Alterations of respiratory function in patients with severe head injuries. Brit J Anaesth 40:354

78. Frost EAM (1977) Respiratory problems associated with head trauma. Neurosurgery 1:300

79. Frost EAM, Aranciba CU, Shulman K (1979) Pulmonary shunt as a prognostic indication in head injury. J Neurosurg 50:768

80. Frowein RA, Reichmann W, Terhaag D, Rosenberger J (1978) Die Schädel-Hirnverletzung beim Polytraumatisierten. Chirurg 49:663

81. Gaab M, Herrmann F, Kerscher J, Rausch K, Lochner J, Pflughaupt KW (1979) Comparison of the effects of dexamethasone, barbiturate, and THAM on experimental brain edemy. Acta Neurochir Suppl 28:493

82. Gaab M, Knoblich OE, Fuhrmeister U (1979) Effect of THAM on tissue edema parameters, EEG and ICP in brain edema: An experimental and clinical study. Acta Neurol Scand Suppl 60:400

83. Gaab MR, Bushe KA (1981) Die Behandlung der intrakraniellen Drucksteigerung. Intensivbehandlung 6:34

84. Gaab MR (1982) Schädel-Hirn-Trauma und intrakranieller Druck. In: Bushe KA, Weis KH (Hrsg) Bibliomed, Melsungen, S 17

85. Gaab MR, Plendl U, Brawanski A, Haubitz I, Wiedemann W, Wodarz R, Bockhorn J (1982) Atraumatische Messung der Hirndurchblutung. Klinikarzt 11:971

86. Gaab MR, Haubitz I, Brawanski A, Korn A, Czeck Th (1985) Acute effects of nimodipine on the cerebral blood flow and intracranial pressure. Neurochirurgia 28:93

87. Garcia-Uria J, Hoff JT, Miranda S, Nishimura M (1981) Experimental neurogenic pulmonary edema. Part 2: the role of cardiopulmonary pressure change. J Neurosurg 54:632

88. Genarelli TA, Czernicki Z, Segawa H, Wiser R, Marsh K, Wald U, Adams H, Graham D (1980) ICP in experimental head injury. In: Shulman K (ed) Intracranial pressure IV. Springer, Berlin Heidelberg New York, p 28

89. Gardiner M, Smith ML, Kagström E (1982) Influence of blood glucose concentration on brain lactate accumulation during severe hypoxia and subsequent recovery of brain energy metabolism. J Cereb Blood Flow Metab 2:429

90. Gibson GE, Shimade M, Blass JP (1979) Protection by Tris (hydroxymethyl) aminomethane against behavioral and neurochemical effects of hypoxia. Biochem Pharmacol 28:747

91. Gibson TJ, Me Lean AJ, Mc Caul KA (1984) Investigation of head injury mechanisms. Austral Phys Eng Sci Med 7:153

92. Gobiet W, Bock WJ (1974) Der cerebrale Perfusionsdruck. Anaesthesist 23:253

93. Gobiet W, Grote W, Bock WJ (1975) The relation between intracranial pressure, mean arterial pressure and cerebral blood flow in patients with severe head injury. Acta Neurochir 32:13

94. Gobiet W (1978) Diagnostik und Therapie der akuten Hirnschwellung. Intensivbehandlung 3:121

95. Gobiet W (1984) Intensivtherapie nach Schädel-Hirn-Trauma. Springer, Berlin Heidelberg New York Tokyo

96. Goerke H (1984) Arzt und Heilkunde. Callwey, München

97. Gordon E (1979) Non-operative treatment of acute head injuries: The Karolinska experience. Int Anesthesiol Clin 17:181

98. Gordon E (1981) The management of acute head injuries. In: Gordon E (ed) A basis and practice of neurosurgery. Biomedical Press, Elvesier, North-Holland

99. Graf CJ, Rossi NP (1978) Catecholamine response to intracranial hypertension. J Neurosurg 49:862

100. Graham DI, Adams H (1972) The pathology of blunt head injuries. In: Critchley M, O'Leary JL, Jennet B (eds) Scientific foundation of neurology. Heinemann, London, p 478

101. Graham DI, Adams JH, Doyle D (1978) Ischaemic brain damage in fatal non-missile head injuries. J Neurol Sci 39:213

102. Graham DI (1985) The pathology of brain ischaemia and possibilities for therapeutic intervention. Br J Anaesth 57:3

103. Granholm L, Kaasik AE, Nilsson L, Siesjö BK (1968) The lactate/pyruvate ratios of cerebrospinal fluid of rats and cats related to the lactate/pyruvate, the ATP/ADP, and the phosphocreatine/creatine ratios of brain tissue. Acta Physiol Scand 74:398

104. Greenberg RP, Mayer DJ, Becker DP, Miller JD (1977) Evaluation of brain function in severe human head trauma with multimodality evoked potentials. Part 1: Evoked brain injury potentail, methods, and analysis. J Neurosurg 47:150

105. Grote W (1980) Schädel-Hirn-Verletzungen. In: Streicher HJ, Rolle J (Hrsg) Mehrfachverletzungen. Springer, Berlin Heidelberg New York, S 156

106. Grubb RL, Raichle ME, Eichling JO, Ter-Pogossion MM (1974) The effects of changes in $PaCO_2$ on cerebral blood volume, blood flow, and vascular mean transmit time. Stroke 5:630

107. Grünert A (1975) Die mikroanalytische, selektive Bestimmung der unveresterten langkettigen Fettsäuren im Serum. Z Klin Chem Biochem 13:407

108. Grünert A, Engels J, Ahnefeld FW (1981) Analytical investigation to physiological reference range of amino acid concentrations in plasma, in healthy persons under defined conditions. Third European Congress on Parenteral and Enteral Nutrition, ESPAN, Maastricht

109. Grünert A (1982) Hormonelle Regulation bei Sepsis. Intensivmedizin, Notfallmedizin, Anästhesiologie 37:210

110. Gulati SC, Sood SC, Bali M (1980) Cerebral metabolism following brain injury. I. Acid-base and pO_2 changes. Acta Neurochir 53:39

111. Guggiari M, Guillaume A, Dagreou F, Philippon J, Viars P (1983) Intracranial pressure (ICP) and hemodynamical effects of a new calcium blocking agent: Nimodipine. Anesthesiology 59:A 357

112. Gurdjian ES, Webster JE, Stone WE (1944) Experimental head injury with special reference to certain chemical factors in acute trauma. Surg Gynecol Obstet 78:618

113. Gurdjian ES, Lissner HR, Webster JE, Latimer FR, Haddord BF (1954) Studies on experimental concussion: relation of physiologic effects to time duration of intracranial pressure increase at impact. Neurology 4:674

114. Gurdjian ES, Gurdjian EM (1978) Acute head injuries. Surg Gynecol Obstet 146:805

115. Guroff G (1980) Molecular neurobiology. Dekker, New York Basel

116. Halves E (1982) Morbidität und Letalität beim Schädel-Hirn-Trauma. In: Bushe KA, Weis KH (Hrsg) Schädel-Hirn-Trauma. Bibliomed, Melsungen

117. Hamilton PB (1969) Ion exchange chromatography of amino acids. Analyt Chem 35:2055

118. Harris J, Simon L, Brandstron M, Bayhan M (1981) Changes in the cellular calcium activity in cerebral ischemia. J Cerebr Blood Flow Metabol 1:203

119. Hayer RL, Galinat BJ, Kulkarne P, Becker DP (1983) Effects of naloxone in systemic and cerebral responses to experimental concussive brain injury in cats. J Neurosurg 58:720

120. Heiss WD, Rosner G (1983) Functional recovery of cortical neurons are related to degree and duration of ischemia. Ann Neurol 14:294

121. Hemmer M (1985) Ventilatory support for pulmonary failure of the head trauma patient. Bull Eur Physiolpathol Respir 21:287

122. Hempelmann G, Lüben V, Klug N (1982) Möglichkeiten der Hirnprotektion unter besonderer Berücksichtigung von Etomidate (Hypnomidate). Notfallmed 8:83

123. Henschler D, Meyer W (1962) Hemmung toxischer Lungenödeme und des Verbrennungsödems durch Trishydroxymethylaminomethan. Klin Wschr 40:264

124. Henschler D (1963) Trispuffer (THAM) als Therapeutikum. Dtsch Med Wschr 26:1328

125. Hensell V, Müller N (1979) Elektroenzephalographische Befunde bei tierexperimenteller Gehirnerschütterung mit zusätzlicher mechanischer Atembehinderung. Dtsch Z Nervenheilk 179:575

126. Herrmann F, Gaab M, Pflughaupt K-W, Gruß P (1981) Medikamentöse Therapie beim experimentellen Hirnödem. Neurochirurgia 24:39

127. Heymann MA, Payne DB, Hoffman JE (1977) Blood flow measurement with radionuclide labeled particles. Proc Cardiovasc Dis 20:55

128. Hoehner PJ, Krause GS, White BL, Gadzinsky DS (1983) Determination of cerebral cortical blood flow: a thermal technique. Ann Emerg Med 12:19

129. Hoff JT, Schmith AL, Hankinson HL, Nielsen SL (1975) Barbiturate protection from cerebral infarction in primates. Stroke 6:28

130. Hjemdahl P (1984) Catecholamine measurement by high-performance liquid chromatography. Am J Physiol 247:E 13

131. Hoff JT, Nishimure M, Garcia-Uria J, Miranda S (1981) Experimental neurogenic pulmonary edema. Part 1: The role of systemic hypertension. J Neurosurg 54:627

132. Hofman E (1985) Funktionelle Biochemie des Menschen, B 2. Akademieverlag, Berlin

133. Hossmann V (1985) Vorwort. Kalziumantagonisten und zerebrale Erkrankungen. In: Hossmann V, Grötz J, Schrör K (Hrsg) Springer, Berlin Heidelberg New York Tokyo

134. Hossmann V (1985) Zerebrale Ischämie. In: Hossmann V, Grötze J, Schrör K (Hrsg) Kalziumantagonisten und zerebrale Erkrankungen. Springer, Berlin Heidelberg New York Tokyo

135. Hubschmann OR, Kornhauser D (1982) Effect of subrachnoid hemorrhage on the extracellular microenvironment. J Neurosurg 56:216

136. Hubschmann OR, Nathanson DC (1985) The role of calcium and cellular membrane dysfunction in experimental trauma and subarachnoid hemorrhage. J Neurosurg 62:698

137. Hume AL, Cant BR (1978) Conduction time in somatosensory pathways in man. Electroenceph Clin Neurophysiol 45:361

138. Hume AL, Cant BR, Shaw NA (1979) Central somatosensory conduction time in comatose patients. Ann Neurol 5:379

139. Hume AL, Cant BR (1981) Central somatosensory conduction after head injury. Ann Neurol 10:411

140. Immich H (1974) Medizinische Statistik. Schattauer, Berlin

141. Ito U, Ohno K, Nakamura R, Suganuma F, Inaba Y (1979) Brain edema during ischemia and after restoration of blood flow. Stroke 10:542

142. Jäättelä A, Alho A, Avikainen V, Karaharju E, Kataja J, Lähdensuu M, Lepistö P, Rokkanen P, Tervo T (1975) Plasma catecholamines in severly injured patients: a prospective study on 45 patients with multiple injuries. Br J Surg 62:177

143. Jatzkewitz H (1978) Neurochemie. Thieme, Stuttgart

144. Jennett B, Teasdale G, Galbraith J, Picard J, Grant H, Braakman R, Avezaat C, Maas A, Minderhoud J, Vecht CJ, Heiden J, Small R, Caton W, Kurze T (1977) Severe head injuries in three countries. J Neurol Neurosurg Psychiatr 40:291

145. Jone TH, Morawetz RB, Cronwell RM (1981) Thresholds of focal cerebral ischemia in awake monkeys. J Neurosurg 54:773

146. Jones TA, Townsley MI, Weidner WJ (1982) Effects of intracranial and left atrial hypertension on lung fluid balance in sheep. J Appl Physiol 52:1324

147. Kalmin Nejad A (1972) Advantages and limitation of long-time ventilation. Acta Neurochir 26:364
148. Katsurada K, Yamada R, Sugimoto T (1973) Respiratory insufficiency in patients with severe head injury. Surgery 73:191
149. Kedenburg CP (1971) A lithium buffer system for accelerated single-column amino acid analysis in physiological fluids. Analyt Biochem 40:35
150. Kelman GR (1966) Digital computer subroutine for the conversion of oxygen tension into saturation. J Appl Physiol 21:1375
151. Kety S, Schmidt CF (1945) The determination of cerebral blood flow in man by the use of nitrous oxide in low concentrations. Am J Physiol 143:53
152. King LR, McLaurin RL, Knowles HC (1974) Acid-base balance and arterial and CSF lactate levels following human head injury. J Neurosurg 40:617
153. Kleinhues P (1982) Hirnstoffwechsel. In: Dietz H, Umbach W, Wüllweber R (Hrsg) Klinische Neurologie. Thieme, Stuttgart New York, S 49
154. Knitza R, Clasen R, Kunz C (1978) Serumkonzentrationen der einzelnen Nichtesterfettsäuren unter operativem Streß und Betarezeptorenblockade. Klin Wochenschr 56:1085
155. Knoblich OE, Gaab M, Fuhrmeister U, Herrmann F, Dietrich K, Gruss P (1978) A comparison of the effects of osmotherapeutic agents, hyperventilation, and tromethamine (THAM) on intracranial pressure and on the electrical activity of the brain in experimental and clinical brain edema. Acta Neurochirurg 43:139
156. Knoblich OE, Gaab M, Schupp J, Dietrich K, Fuhrmeister U, Griß P (1978) Wirkung von Hyperventilation und Tham-Behandlung auf Hirndruck und elektrische Hirnaktivität im experimentellen Hirnödem. Neurochirurgia 21:109
157. Kobayashi K, Kawakimi S, Hossmann KA, Kleinhues P (1975) Free amino acids in the cat brain during cerebral ischemia and subsequent recirculation. In: Harper, Jennet (eds) Blood flow and metabolism in brain. Churchill, Edinburgh, p 10.3
158. Kohi YM, Mendelow AD, Teasdale GM, Allardice GM (1984) Extracranial insults and outcome in patients with acute head injury – relationship to the Glasgow Coma Scale. Injury 16:25
159. Kolbow H, Winkelmüller W, Hüsch M (1978) Der hirnverletzte Polytraumatisierte – Probleme der Indikation, Diagnostik und Therapie. Hefte Unfallheilkd 132:223
160. Kontos HA, Wei EP, Povlishock JT, Dietrich WD (1980) Cerebral arteriolar damage by arachidonic acid and prostaglandin G_2. Science 209:1242
161. Kontos HA, Wei EP, Ellis EF, Dietrich WD, Povlishock JT (1981) Prostaglandins in physiological and in certain pathological responses of the cerebral circulation. Fed Proc 40:2326
162. Kontos HA, Hess MI (1983) Oxygen radicals and vascular damage. Adv Exp Med Biol 161:365
163. Kostron H, Rumpl E, Stampfl G, Russegger L, Grunert V (1985) Treatment of cerebral vasospasm following severe head injury with the calcium influx blocker nimodipine. Neurochirurgia 28:103
164. Kretschmer H (1985) Kortikoidtherapie. In: Schürmann K (Hrsg) Der zerebrale Notfall. Urban und Schwarzenberg, München Wien Baltimore, S 123
165. Krüger J (1983) Elektroencephalographische und Computer-tomographische Befunde bei komatösen Patienten nach Schädel-Hirn-Trauma. Fortschr Med 26:1253
166. Krüger J, Streudel WI (1983) Korrelation zw. EEG (FFT) und Bewußtseinsgrad bei Patienten in der frühen posttraumatischen Phase. EEG – EMG 14:128
167. Larson PS (1940) On the mechanism of depression of serum potassium level by epinephrine. Am J Physiol 130:562
168. Lassen NA (1966) The luxury-perfusion syndrom and its possible relation to acute metabolic acidosis localised within the brain. Lancet 2:1113
169. Lassen NA, Christensen MS (1976) Physiology of cerebral blood flow. Br J Anaesth 48:719
170. Lehmkuhl P, Lips U, Pichlmyr I (1985) EEG-Parameter in der Überwachung beatmeter Intensivpatienten unter verschiedenen Sedierungsstrategien. Anästh Intensivther Notfallmed 20:6

171. Letendre CH, Nagaiah K, Guroff G (1980) Brain amino acids. In: Kumar S (ed) Biochemistry of the brain. Pergamon Press, Oxford New York Toronto Sydney Paris Frankfurt, p 343

172. Ljunggen B, Norberg K, Siesjo BK (1975) Influence of tissue acidosis upon postischaemic restitution of cerebral energy metabolism. Acta Neurochir 31:265

173. Levett JM, Johns LM, Replogle RL, Mullan S (1980) Cardiovascular effects of experimental cerebral missile injury in primates. Surg Neurol 13:59

174. Levine OR, Mellins RB, Fishman AP (1965) Quantitative assessment of pulmonary edema. Circ Rest 17:414

175. Lewelt W, Jenkins LW, Miller JD (1980) Autoregulation of cerebral blood flow after experimental fluid-percussion injury of the brain. J Neurosurg 53:500

176. Lewelt W, Jenkins LW, Miller JD (1982) Effects of experimental fluid-percussion injury of the brain on cerebrovascular reactivity to hypoxia and to hypercapnia. J Neurosurg 56:332

177. Lindner KH (1982) Linkskardiale EKG-Ableitung (V_5) bei Patienten mit koronarer Herzkrankheit. Anaesthesist 31:129

178. Lorenz R (1977) Die Schädel-Hirn-Verletzung als respiratorischer Notfall. Notfallmed 3:461

179. Lotz P (1986) Diskontinuierliche Energieumsatzmessungen mittels indirekter Kalorimetrie und Fickschem Prinzip. Beitr Intensiv-Notfallmed 4:42–67

180. Loughnan PM, Brown TCK, Edis B, Klug GL (1980) Neurogenic pulmonary edema in man: aetiology and management with vasodilators based on haemodynamic studies. Anaesth Intens Care 8:65

181. Lüben V, Hempelman G, Schloman U, Klug N (1981) Hämodynamische Wirkung hoher Dosen Etomidat zur zerebralen Protektion. Intensivmed Praxis 4:67

182. Luisada AA (1978) Heart failure and hemodynamic pulmonary edema. In: Staub NC (ed) Lung water and solute exchange. Dekker, New York, p 377

183. MacIlwain H, Bachelard HS (1971) Biochemistry and the central nervous system. Churchill Livingstone, Edinburgh London, p 171

184. MacIver IN, Frev JCS, Matheson JG (1958) The role of respiratory insufficiency in the mortality of severe head injury. Lancet 1:390

185. MacKersie RC, Christensen JM, Pitts LA, Lewis FR (1983) Pulmonary extravascular fluid accumulation following intracranial injury. J Trauma 23:968

186. Maire FW, Patton HD (1956) Role of the splanchnic nerve and the adrenal medulla in the genesis of „preoptic pulmonary edema". Am J Physiol 184:351

187. Malik AB (1985) Mechanisms of neurogenic pulmonary edema. Circ Res 57:1

188. Maron MB, Dawson CA (1979) Adrenal component to pulmonary hypertension induced by elevated cerebrospinal fluid pressure. J Appl Physiol 47:153

189. Maron MB, Hakim TS, Dawson CA (1979) Pulmonary hemodynamic responses to elevated cerebral spinal fluid pressure in the dog. J Appl Physiol 46:84

190. Maron MB, Dawson CA (1980) Pulmonary venoconstriction caused by elevated cerebrospinal fluid pressure in the dog. J Appl Physiol 49:73

191. Marshall LF, Smith RW et al (1979) The outcome with aggressive treatment in severe head injuries. Part I: The significance of intracranial pressure monitoring. J Neurosurg 50:20

192. Melon E, Bonnet F, Lepresle E, Fevrier MJ, Diindjian M, Francois Y, Gray F, Debras C (1985) Altered capillary permeability in neurogenic pulmonary edema. Intensive Care Med 11:323

193. Michenfelder JD, Theye RA (1970) Cerebral protection by Thiopental during hypoxia. Anesthesiology 33:430

194. Michenfelder JD, Sundt TM (1971) Cerebral ATP and lactate levels in the squirrel monkey following occlusion of the middle cerebral artery. Stroke 2:319

195. Millen JE, Glauser FL, Zimmerman M (1980) Physiological effects of controlled concussive brain trauma. J Appl Physiol 49:856

196. Millen JE, Glauser FL (1983) Low levels of concussive brain trauma and pulmonary edema. J Appl Physiol 54:666

197. Millen JE, Glauser FL, Fairman RP (1985) A comparison of physiological responses to percussive brain trauma in dogs and sheep. J Neurosurg 62:587

198. Miller JD, Stanek AE, Langfitt TW (1973) Cerebral blood flow regulation during experimental brain compression. J Neurosurg 39:186

199. Miller JD, Becker DP, Ward JD, Sullivan HG, Adams WE, Rosner MJ (1977) Significance of intracranial hypertension in severe head injury. J Neurosurg 47:503

200. Miller JD, Butterworth JF, Gudeman SK, Faulkner JE, Choi SC, Selhorst JB, Harbison JW, Lutz HA, Young HF, Becker DP (1981) Further experience in the management of severe head injury. J Neurosurg 54:289

201. Miller JD (1985) Head injury and brain ischaemia – implications for therapy. Br J Anaesth 57:120

202. Minnear FL, Malik AB (1982) Mechanisms of neurogenic pulmonary edema. Ann NY Acad Sci 384:169

203. Muller GE (1975) Classification of head injuries. In: Vinken PJ, Bruyn GW (eds) Handbook of clinical neurology, Part I. Elsevier, Amsterdam, p 1

204. Naeraa N (1983) Blood-gas analyses in unconscious neurosurgical patients on admission to hospital. Acta Anaesth Scand 7:191

205. Nahas GG (1961) In vitro and in vivo effects of amino buffers. Ann N Y Acad Sci 335

206. Nahas GG (1959) Use of an organic carbon dioxide buffer in vivo. Science 129:782

207. Nahas GG (1962) The pharmacology of TRIS (Hydroxymethyl) Aminomethane (THAM). Pharmacol Rev 14:447

208. Narayan RK, Kishore PRS, Becker DP, et al (1982) Intracranial pressure to monitor or not to monitor? A review of our experience with severe head injury. J Neurosurg 56:650

209. Neuhof H (1982) Herzzeitvolumen-Bestimmung nach der Methode von Fick. In: Jesch F, Peter K (Hrsg) Hämodynamisches Monitoring. Springer, Berlin Heidelberg New York, S 67

210. Newberg LA (1984) Cerebral resuscitation: advances and controversies. Ann Emerg Med 13:853

211. Newlon PG, Greenberg RP, Hyatt MS, Enas GG, Becker DP (1982) The dynamics of neuronal dysfunction and recovery following severe head injury assessed with serial multimodality evoked potentials. J Neurosurg 57:168

212. Newlon PG, Greenberg RP (1984) Evoked potentials in severe head injury. J Trauma 24:61

213. Niemer M, Nemes C (1979) Datenbuch Intensivmedizin. Fischer, Stuttgart New York

214. Nilsson B, Pontén U, Voigt G (1977) Experimental head injury in the rat. Part 1: Mechanics, pathophysiology, and morphology in an impact acceleration trauma model. J Neurosurg 47:241

215. Nilsson B, Pontén U (1977) Experimental head injury in the rat. Part 2. Regional brain energy metabolism in concussive trauma. J Neurosurg 47:252

216. Noel P, Desmedt JE (1975) Somatosensory cerebral evoked potentials after vascular lesions of the brain-stem and diencephalon. Brain 98:113

217. North JB, Jennett S (1974) Abnormal breathing patterns associated with acute brain damage. Arch Neurol 13:338

218. NN (1984) Straßenverkehrsunfälle. Bundesamt für Statistik, Fachserie 8, Reihe 3.3. Kohlhammer, Stuttgart Berlin Köln Mainz

219. Obrist WD, Langfitt TW, Jaggi JL, Gruz J, Genarelli TA (1984) Cerebral blood flow and metabolism in comatose patients with acute head injury. J Neurosurg 61:241

220. Overgaard J, Tweed WA (1974) Cerebral circulation after head injury. Part 1: Cerebral blood flow and its regulation after closed head injury with emphasis on clinical correlations. J Neurosurg 41:531

221. Overgaard J, Mosdal C, Tweed WA (1981) Cerebral circulation after head injury. Part 3: Does reduced regional cerebral blood flow determine recovery of brain after blunt head injury? J Neurosurg 55:63

222. Overgaard J (1983) CBF-modifications in contused brain hemispheres. In: Villani R, Papo I, Giovanelli M, Gaini SM, Tomei G (eds) Advances in neurotraumatology. Excerpta Medica, Amsterdam Oxford Princeton, p 117

223. Overgaard J, Tweed WA (1983) Cerebral circulation after head injury. Part 4: Functional anatomy and boundery-zone flow deprivation in the first week of traumatic coma. J Neurosurg 59:439

224. Pace NL (1977) Fluctuating hypoxemia and pulmonary shunting following fatal head trauma. Anaesth Analg 56:129
225. Pannier JL, Demeester G, Leusen I (1974) The measurement of cerebral blood flow in the rat with radioactive microspheres. Soc Belg Physiol Pharmacol 82:416
226. Pappius HM (1980) Mapping of cerebral functional activity with radioactive deoxyglucose: Application in studies of traumatized brain. In: Cervos-Navarro J, Ferszet R (eds) Brain edema. Raven Press, New York, p 271
227. Paulson OB, Olesen J, Christensen MS (1972) Restoration of autoregulation of cerebral blood flow by hypercapnia. Neurology 22:286
228. Pearce MI, Yamashita J, Beazell J (1985) Measurement of pulmonary edema. Circ Res 16:482
229. Pfeifer G, Schulte am Esch J (1975) Die tracheobronchiale Aspiration bei Bewußtlosen. Prakt Anästh 10:152
230. Pfenninger E, Dick W, Ohmann C (1982) Akutes Schädel-Hirn-Trauma: Pathophysiologie weist zum richtigen Handgriff. Notfallmed 8:296
231. Pfenninger E, Ahnefeld FW (1983) Narkoseführung beim polytraumatisierten Patienten mit assoziiertem Schädel-Hirn-Trauma. Anaesthesist 32:191
232. Pfenninger E, Mehrkens HH, Lindner K-H. (1984) Akutes Schädel-Hirn-Trauma: Möglichkeiten und Grenzen der Oberkörper-Hochlagerung. Notfallmed 10:1061
233. Pfenninger E, Grünert A, Bowdler I, Kilian J (1985) The effect of ketamine on intracranial pressure during haemorrhagic shock under the conditions of both spontaneous breathing and controlled ventilation. Acta Neurochirurgica 78:113
234. Pfenninger E, Neugebauer R, Kilian J, Dell U (1985) Die Frühmessung des intrakraniellen Drucks beim Polytrauma mit assoziiertem Schädel-Hirn-Trauma. Akt Traumatol 15:243
235. Pfenninger E (1986) Untersuchung zum Verhalten der Blutgase beim Schädel-Hirn-Trauma am Notfallort. Vortrag: VII. Europäischer Kongreß für Anästhesiologie, Wien, 07.–13.09.
236. Pfenninger E (1986) Gibt es Neues bei der Erstversorgung des akuten Schädel-Hirn-Traumas? Notfallmed 12:14
237. Pfenninger E (1986) Beurteilung der Bewußtlosigkeit am Notfallort. Notfallmed 12:794
238. Pfenninger E, Dell U, Kilian J, Neugebauer R (1986) Die Frühmessung des intrakraniellen Druckes beim Polytrauma mit assoziiertem Schädel-Hirn-Trauma. Akt Traumatol 16:1
239. Pfurtscheller G, Schwarz G, Pfurtscheller B, List W (1983) Computergestützte Analyse von EEG-evozierten Potentialen, EEG-Reaktivität und Herzfrequenzvariabilität. EEG – EMG 14:66
240. Pfurtscheller G, Schwarz G, List W (1985) Brain death and bioelectrical brain activity. Int Care Med 11:149
241. Pichlmayr I, Lips U, Künkel H (1983) Das Elektroencephalogramm in der Anästhesie. Springer, Berlin Heidelberg New York Tokyo
242. Plum F, Posner JB (1972) Diagnosis of stupor and coma. Davis, Philadelphia
243. Pontén U, Putcheson RA, Salford LG, Siesjö BK (1973) Optimal freesing conditions for cerebral metabolities in rats. J Neurochem 21:1127
244. Pond WG, Houpt KA (1978) The biology of the pig. Cornwell University Press Ltd, London, p 246
245. Prior PF (1985) EEG monitoring and evoked potentials in brain ischemia. Br J Anaesth 57:63
246. Pulsinelli WA, Petito CK (1983) The neurotoxicity of hydrogen ions. Stroke 14:130
247. Rappaport M, Hall K, Hopkins HK, Belleze T (1981) Evoked potentials and head injury. 1. Rating of evoked potential abnormality. Clin Electroencephalogr 12:154
248. Rehncrona S, Kagström E (1983) Tissue lactic acidosis and ischemic brain damage. Am J Emerg Med 2:168
249. Reivich M (1964) Arterial pCO_2 and cerebral hemodynamics. Am J Physiol 206:25
250. Reulen HJ (1982) Hirnödem. In: Dietz H, Umbach W, Wüllenweber R (Hrsg) Klinische Neurochirurgie. I. Grundlagen und Diagnostik Thieme, Stuttgart New York, S 88
251. Rinder L (1969) „Concussive response" and intracranial pressure changes at sudden extradural fluid volume input in rabbits. Acta Physiol Scand 76:352

252. Rimmel R, Jane JA, Edlich RF (1979) An injury severity scale for comprehensive management of central nervous system trauma. JACEP 8:64

253. Robert JR (1979) Pathophysiology, diagnosis and treatment of head trauma. TEM 1:41

254. Robin ED (1979) Permeability pulmonary edema. In: Fishman AP, Renking EM (eds) Pulmonary edema. American physiological society, Bethesda, p 217

255. Rosenblum WI, Greenberg RP, Seelig JM, Becker DP (1981) Midbrain lesions: frequent and significant prognostic feature in closed head injury. Neurosurgery 9:613

256. Rosenstein J, Dah-Jium Wang, Symon L, Suzuki M (1985) Relationship between hemispheric cerebral blood flow, central conduction time, and clinical grad in aneurysmal subarachnoid hemorrhage. J Neurosurg 62:25

257. Rosner MJ, Bennett MD, Becker DP (1982) The clinical relevance of laboratory head injury models: prerequesites of therapeutic testing. In: Grossman RG, Gildenberg PL (eds) Head injury: basic and clinical aspects. Raven Press, New York, p 103

258. Rosner MJ, Becker DP (1984) Experimental brain injury: successful therapy with the weak base, tromethamine. With an overview of CNS acidosis. J Neurosurg 60:961

259. Rosner MJ, Newsome HH, Becker DP (1984) Mechanical brain injury: the sympathoadrenal response. J Neurosurg 61:76

260. Rothe KF (1984) Der Einfluß von respiratorischen und nichtrespiratorischen (metabolischen) Veränderungen des extrazellulären pH-Wertes auf den intrazellulären pH-Wert verschiedener Rattengewebe in vivo. Beziehungen zwischen extra- und intrazellulärem Säuren-Basen-Haushalt in klinisch relevanten Normal- und Extrembereichen, Teil I. Anästh Intensivther Notfallmed 19:184

261. Rothe KF (1984) Tierexperimentelle Untersuchungen zur Wirkung von Trispuffer (THAM) und Natriumbikarbonat, Einflüsse auf die intrazelluläre Bikarbonatkonzentration in vivo. Teil II. Anästh Intensivther Notfallmed 19:191

262. Rothe KF, Heisler N (1981) Intracellular tissue pH following correction of metabolic acidosis. Acta Anaesth Acand (Suppl) 72:39

263. Rothe KF, Diedler J (1982) Comparison of intra- and extracellular buffering of clinically used buffer substances: Tris and Bicarbonate. Acta Anaesth Scand 26:194

264. Rumpl E, Prugger M, Gerstenbrand F, Hackl JM, Pallua A (1983) Central somatosensory conduction time and short latency somatosensory evoked potentials in posttraumatic coma. Electroenceph Clin Neurophysiol 56:583

265. Sadoshima S, Thames M, Heistad D (1981) Cerebral blood flow during elevation of intracranial pressure: role of sympathetic nerves. Am J Physiol Soc 241:H 78

266. Safar P, Bleyaert A, Nemeto EM (1978) Resuscitation after global brain ischemia-anoxia. Crit Care Med 4:215

267. Schiefer W (1979) Maßnahmen bei Schädel-Hirn-Traumen am Notfallort und während des Transportes. Leben Retten 3:31

268. Schmitz JE, Ahnefeld FW, Grünert A, Kilian J, Dick W (1982) Verringert frühzeitige Intubation am Unfallort posttraumatische respiratorische Komplikationen? Notfallmed 8:892

269. Schmitz JE (1983) Klinische Untersuchungen zur Statusdefinition sowie zur Substrat- und Energieversorgung polytraumatisierter Beatmungspatienten. Habilitationsschrift, Ulm

270. Schroeder JS, McAuley B, Ginsberg R (1983) Diltiazem: a clinical and pharmacologic profile. J Cardiovasc Med 8:41

271. Schrör K (1985) Kalziumantagonisten – Physiologische Grundlagen, allgemeine und spezielle Pharmakologie und Prinzipien der klinischen Anwendung unter besonderer Berücksichtigung des Gefäßssystems. In: Kalziumantagonisten und zerebrale Erkrankungen. Hossmann V, Grötz J, Schrör K (Hrsg) Springer, Berlin Heidelberg New York Tokyo

272. Schulte am Esch J, Murday H, Pfeifer G (1980) Haemodynamic changes in patients with severe head injury. Acta Neurochir 54:243

273. Sefrin P (1982) Erste Hilfe bei polytraumatisierten Verletzten. In: Streicher HJ, Rolle J (Hrsg) Mehrfachverletzungen. Springer, Berlin Heidelberg New York

274. Sefrin P (1982) Pathophysiologie des Polytraumas. In: Streicher HJ, Rolle J (Hrsg) Mehrfachverletzungen. Springer, Berlin Heidelberg New York

275. Sefrin P (1985) Narkose im Rahmen der präklinischen Versorgung. Act Traumatol 15:275

276. Seitz HD, Köhnlein HE, Zimmermann WE (1975) Störungen des Gasaustausches und des Säure-Basen-Haushaltes beim schweren Schädel-Hirn-Trauma. In: Buff HU, Glinz W (Hrsg) Respiratorische Insuffizienz beim Mehrfachverletzten. Bd 2,2. Symposium am 2. Internationalen Kongreß für Notfallchirurgie, Zürich, 19.–21.06, S 57

277. Seitz HD, Ocker K (1977) The prognostic and therapeutic importance of changes in the CSF during the acute stage of brain injury. Acta Neurochir 38:211

278. Severinghaus JW (1966) Blood gas calculator. J Appl Physiol 21:1108

279. Shibata S, Hodge CP, Pappius HM (1974) Effect of experimental ischemia on cerebral water and electrolytes. J Neurosurg 41:146

280. Shigeno T, Fritschka E, Shigeno S, Brock M (1982) Neurogenic shock syndrom after experimental subarachnoid hemorrhage in cats. Adv Shock Res 8:135

281. Shimizu K, Ohta T, Toda N (1980) Evidence for greater susceptibility of isolated dog cerebral arteries to Ca antagonists than peripheral arteries. Stroke 11:261

282. Siesjö BK (1978) Brain energy metabolism. Wiley, Chichester New York Brisbane Toronto

283. Siesjö BK (1984) Cerebral circulation and metabolism. J Neurosurg 60:883

284. Siesjö BK, Wieloch T (1985) Cerebral metabolism in ischaemia: neurochemical basis for therapy. Br J Anaesth 57:47

285. Singbartl G (1981) Schädel-Hirn-Trauma und Lungenfunktion. Anaesthesist 30:431

286. Singbartl G, Junker C (1983) Analyse der ärztlichen Notfallversorgung neurotraumatisierter Patienten. In: De Pay AW, Dageförde J, Neundörfer B, Sciba PC (Hrsg) Die unklare Bewußtlosigkeit – interdisziplinäre Aspekte. Zuckschwerdt, München Bern Wien, S 169

287. Smith A, Marque JJ (1976) Anesthetics and cerebral edema. Anesthesiology 45:64

288. Sperling G (1980) Über den Einfluß von Pharmaka auf den zerebralen Energiestoffwechsel der Ratte und die dadurch bedingten Auswirkungen auf den Aminosäurenstoffwechsel. Inauguraldissertation, Marburg

289. Steen PA, Michenfelder JD (1980) Mechanisms of barbiturate protection. Anesthesiology 53:183

290. Steen PA, Newberg LA, Milder JH, Michenfelder JD (1984) Cerebral blood flow and neurologic outcome when nimodipine is given after complete cerebral ischemia in the dog. J Cereb Blood Flow Metab 4:82

291. Steinbereithner K, Bergmann H (1984) Schädel-Hirn-Trauma – Hirnödem. In: Steinbereithner K, Bergmann H (Hrsg) Intensivstation/ -pflege/ -therapie. Thieme, Stuttgart New York, S 486

292. Stöhr M, Dichgans J, Diener HC, Buettner UW (1982) Evozierte Potentiale. Springer, Berlin Heidelberg New York

293. Sullivan HG, Martinez H, Becker DP, Miller JD, Griffith R, Wist AO (1976) Fluid-percussion model of mechanical brain injury in the cat. J Neurosurg 45:520

294. Sundt T, Anderson RE (1980) Unbelliferone as an intracellular pH-sensitive fluorescent indicator and blood-brain barrier probe: instrumentation, calibration, and analysis. J Neurophysiol 44:60

295. Symon L, Hargadine J, Zawirski M, Branston N (1979) Central conduction time as an index of ischemia in subarachnoid haemorrhage. J Neurol Sc 44:95

296. Takahashi H, Manaka S, Sano K (1981) Changes in extracellular potassium concentration in cortex and brain stem during the acute phase of experimental closed head injury. J Neurosurg 55:708

297. Teasdale G, Jennett B (1974) Assessment of coma and impaired consciousness. Lancet II:81

298. Teasdale G (1976) Assessment of head injuries. Br J Anaesth 48:761

299. Todd EP, Vick RL (1971) Kalemotropic effect of epinephrine: analysis with adrenergic agonists and antagonists. Am J Physiol 220:1964

300. Todorow S, Oldenkott P (1984) Praktische Hirntraumatologie. Deutscher-Ärzte-Verlag, Köln

301. Tönnis W, Loew F (1953) Einteilung der gedeckten Hirnschädigungen. Ärztl Praxis 36:13

302. Tornheim PA, Liwnicz BH, Hirsch CS, Brown DL, McLaurin RL (1983) Acute responses to blunt head trauma. J Neurosurg 59:431

303. Torre de la JC, Trimble JL, Beard RT, Hanlon K, Surgeon JW (1978) Somatosensory evoked potentials for the prognosis of coma in humans. Exp Neurol 60:304
304. Thorwald J (1985) Macht und Geheimnis der frühen Ärzte. Droemer Knauer, München
305. Tranquilli WJ, Thurmon JC, Benson GJ (1983) Organ blood flow and distribution of cardiac output in hypocapnic ketamine-anesthetized swine. Am J Vet Res 44:1579
306. Tryba M, Brüggemann H, Echtermeyer V (1980) Klassifizierung von Erkrankungen und Verletzungen im Notarztrettungssystem. Notfallmed 6:725
307. Van der Zee H, Auen EL, Minnear FL, Malik AB (1980) Effect of a rapid and transient increase in intracranial pressure on lung fluid and protein exchange. Am Rev Resp Dis 121 (Suppl) 1:446
308. Van der Zee H, Malik AB, Lee BC, Halim TS (1980) Lung fluid and protein exchange during intracranial hypertension and role of sympathetic mechanisms. J Appl Physiol 48:273
309. Van Nueten JM, Vanhoutte PM (1980) Improvement of tissue perfusion with inhibitors of calcium ion influx. Biochem Pharmacol 29:479
310. Vicario SJ, Coleman P, Cooper MA, Thomas DM (1983) Ventilatory status early after head injury. Ann Emerg Med 12:145
311. Vincent HH, Oosma F, Man in 't Veld AJ, Derkx FHM, Wanting GJ, Schalekamp MADH (1984) Effects of selective and nonselective β-agonists on plasma potassium and norepinephrin. J Cardiovasc Pharmacol 6:107
312. Wagner KR, Tornheim PA, Eichhold MK (1985) Acute changes in regional cerebral metabolite values following experimental blunt head trauma. J Neurosurg 63:88
313. Welser H, Aebersold H, Glinz W (1983) Die Prognose des schweren Schädelhirntraumas mit Hilfe von neurophysiologischen Parametern. EEC–EMG 13:79
314. Walser H, Dumermuth G (1983) Elektroencephalographie in der Intensivstation. Biomed Techn 28:145
315. Walser H, Mattler H, Keller HM (1983) Komabeurteilung mit Hilfe evozierter Hirnpotentiale. Schweiz Med Wochenschr 113:1757
316. Wauchob TD, Brooks RJ, Harrison KM (1984) Neurogenic pulmonary edema. Anaesthesia 39:529
317. Wei EP, Dietrich WD, Povlishock JT, Navari RM, Kontos HA (1980) Functional, morphological and metabolic abnormalities of the cerebral microcirculation after consussive brain injury in cats. Circ Res 46:37
318. Wei EP, Lamb RG, Kontos HA (1982) Increased phospholipase C activity after experimental brain injury. J Neurosurg 56:695
319. Welsh FA, Rieder W (1978) Evaluation of in situ freezing of cat brain by NADH fluorescence. J Neurochem 31:299
320. White BC, Gadzinski DS, Hoehner PJ, Krome C, Hoehner T, White JD, Trombley JH (1982) Effect of flunarizine on canine cerebral cortical blood flow and vascular resistance post cardiac arrest. Ann Emerg Med 11:119
321. Wickop G (1980) Beeinflussung des Energie- und Aminosäurenstoffwechsels durch das Narkotikum Thiopental und durch Glukoseentzug im zerebralen Cortex und in Kulturzellen des Nervensystems. Inauguraldissertation, Marburg
322. Wiedemann K, Hamer J, Weinhardt F, Just OH (1980) Barbituratinfusion bei schweren Schädelhirntrauma. Anästh Intensivther Notfallmed 15:303
323. Wiedemann K, Hamer J (1982) Zur Behandlung des Schädel-Hirn-Traumas. Anästh Intensivmed 23:15
324. Wiedemann K (1985) Barbiturattherapie bei schwerem Schädel-Hirn-Trauma. In: Schürmann K (Hrsg) Der zerebrale Notfall. Urban & Schwarzenberg, München Wien Baltimore, S 128
325. Wilmore DW, Long JM, Mason AD, Pruit BA (1976) Stress in surgical patients as a neurophysiologic reflex response. Surg Gynecol Obstet 142:257
326. Wollinsky KH, Mehrkens HH, Haas S (1984) Der traumatologische Notfall im Rettungsdienst. Anasethetist 33:47
327. Wray NP, Nicotra MB (1978) Pathogenesis of neurogenic pulmonary edema. Am Rev Resp Dis 118:783

328. Yamada T, Kimura J, Nitz DM (1980) Short latency somatosensory evoked potentials following median nerve stimulation in man. Electroenceph Clin Neurophysiol 48:367
329. Yang MS, Dewitt DS, Becker DP, Hayes RL (1985) Regional brain metabolite levels following mild experimental head injury in the cat. J Neurosurg 63:617
330. Zimmermann WE, Maurath J (1977) Die Lungenfunktionsdiagnostik. In: Benzer H, Frey R, Hügin W, Mayrhofer O (Hrsg) Lehrbuch der Anaesthesiologie, Reanimation und Intensivtherapie. Springer, Berlin Heidelberg New York, S 247

Sachverzeichnis